JN327792

ここから始める！

人工呼吸ケア

編著 磨田 裕

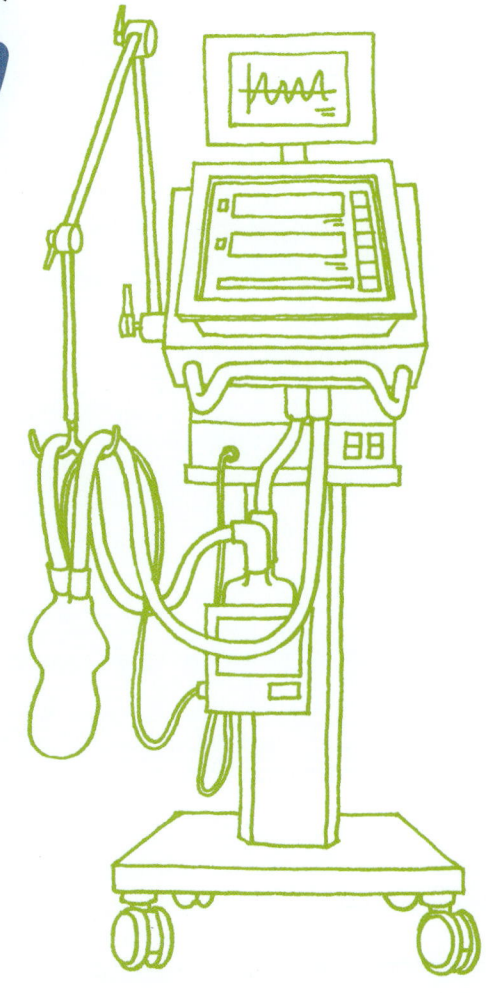

はじめに

　今日のような人工呼吸管理の基礎ができてきたのは1950年前後です。その後、人工呼吸器はハード面の改良が進み、また呼吸不全の病態についての新しい知見も積み重ねられてきました。その結果、このような人工呼吸療法の進歩により多くの患者さんが恩恵を受けることができるようになりました。これらの治療法や技術は日進月歩です。したがって、私たち臨床に携わるものは新しい知識や技術を常に更新していかなければなりません。

　ところで、人工呼吸管理は本来ならICUなどの重症系病棟で実施されるべきものです。しかし、実際には一般病棟で人工呼吸管理が行われている状況も多数存在します。ICU系と一般病棟では、いくつかの相違点があります。最大の違いは配置される医療スタッフの人数です。そして機器などの設備、備品、さらには診療体制です。一般病棟では常に人工呼吸器を扱っているとは限りません。1か月に1〜2回程度、または1年に数回かもしれません。そうすると人工呼吸管理になかなか慣れず、苦手なものという意識が強くなってしまいます。まして新人、若手のスタッフにとっては人工呼吸器を装着した患者さんを担当することは大変なプレッシャーになるかもしれません。

　本書は、『エキスパートナース』2010〜2011年に連載したものをまとめて、内容の一部を追加、最新情報に改訂して、一冊の本としたものです。そして特に重点を置いたのは、普段はあまり人工呼吸器管理に携わってはいない、だから人工呼吸器にはあまり慣れていない、けれど、いざというときには最低限のことは身につけておきたい、今までよりは自信を持ちたいと思っている皆さんに役に立つように、構成内容に工夫をしたことです。そのため、知っておかなければならない知識や技術について、イラストをふんだんに使い、非常にやさしく解説しています。たとえば、どうも苦手とされる換気モード（Part 2）、いざというときに役に立つモニタリングとアラーム対応（Part 4）なども解説されています。

　本書の作成では多くの先生方に執筆をお願いしました。これら各先生方は日本の呼吸管理領域での名実ともにリーダーという皆さんです。本書は初心者向けの内容を中心に構成していますが、その内容は"up to date"であり、必要なところは少しばかり高度なことまで触れています。本書で学んだ皆さんは現場を見る目が大きく変わることでしょう。このように、新しい知識、確かな技術を多くのナースの皆さんに吸収していただければ幸いです。そして、そのことが安全で質の高い医療の提供に結びつき、多くの患者さんたちに還元されていくことを願ってやみません。

　最後に、本書のために大変多くの時間を割いてくださった著者の先生方、そして本書の企画を担当していただいた照林社の有賀洋文さん、森紀子さんにお礼申し上げます。

2013年4月20日

磨田　裕

著者一覧

編著者

磨田　裕　　埼玉医科大学国際医療センター麻酔科教授

著者（執筆順）

瓜生伸一　　独立行政法人国立病院機構箱根病院臨床工学室
今中秀光　　徳島大学病院ER・災害医療診療部特任教授
山本信章　　順天堂大学浦安病院臨床工学室
中根正樹　　山形大学医学部附属病院高度集中治療センター教授
長谷川隆一　筑波大学附属病院水戸地域医療教育センター准教授／
　　　　　　水戸協同病院救急集中治療部部長
田代尚範　　昭和大学藤が丘病院リハビリテーション室
鵜澤吉宏　　亀田総合病院リハビリテーション室
谷口英喜　　神奈川県立保健福祉大学保健福祉学部栄養学科教授
今井知子　　神奈川県立保健福祉大学実践教育センター、看護師
宇都宮明美　聖路加看護大学成人看護学准教授
西山実希　　兵庫医科大学病院ICU看護師、集中ケア認定看護師
長　周平　　倉敷中央病院、看護師、呼吸療法認定士
相楽章江　　山口大学病院先進救急医療センター、急性重症患者看護専門看護師
鶴田良介　　山口大学大学院医学系研究科救急・総合診療医学分野教授
大塚将秀　　横浜市立大学附属市民総合医療センター集中治療部部長
桑山直人　　春日井市民病院脳神経外科部長

人工呼吸器の構成と回路の概要

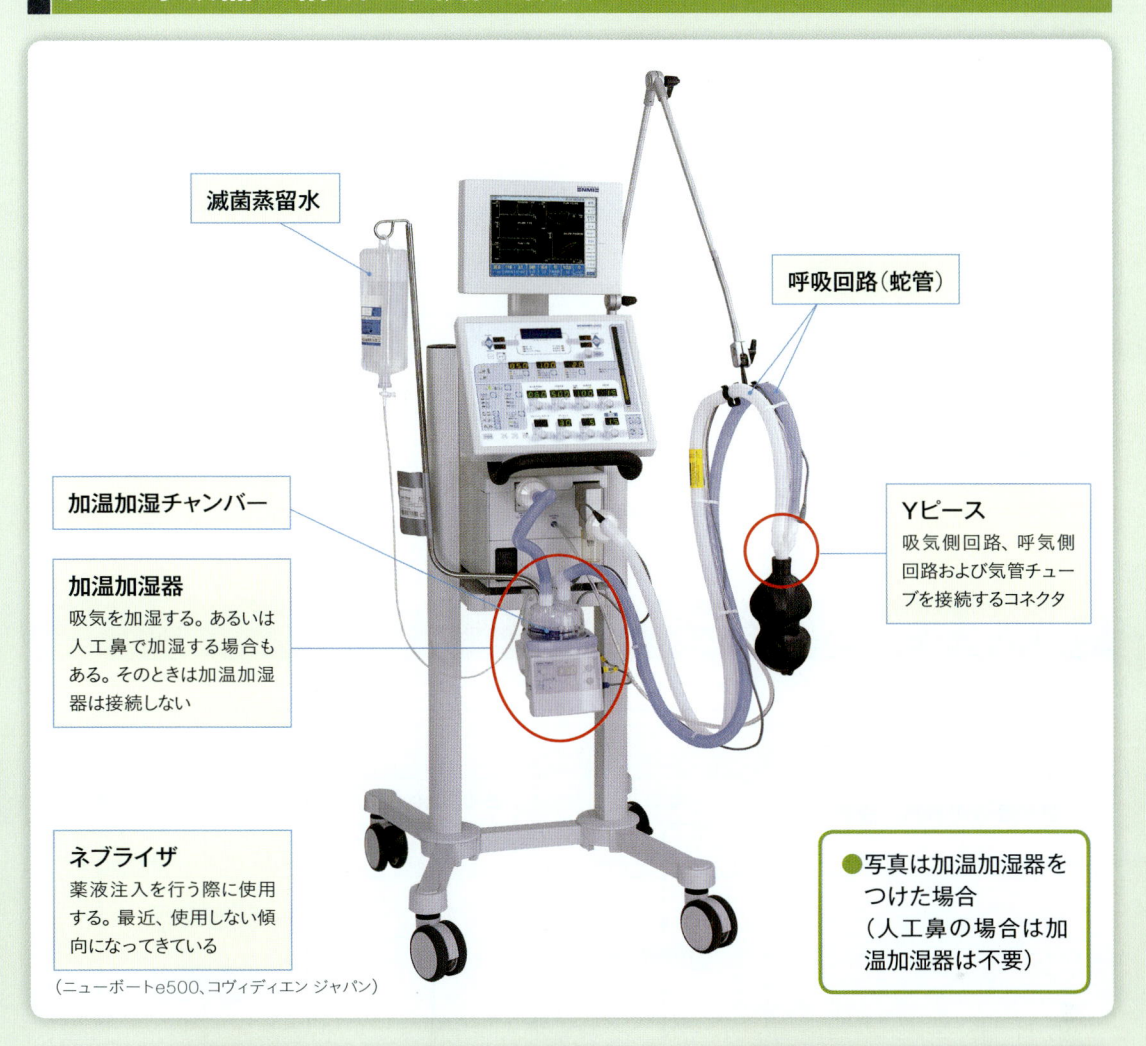

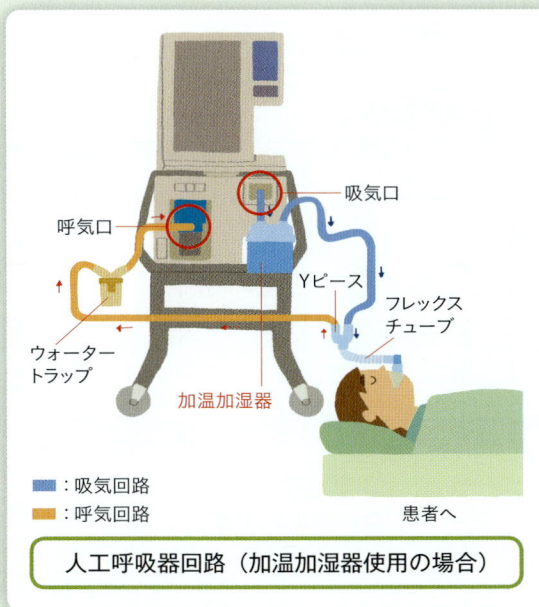

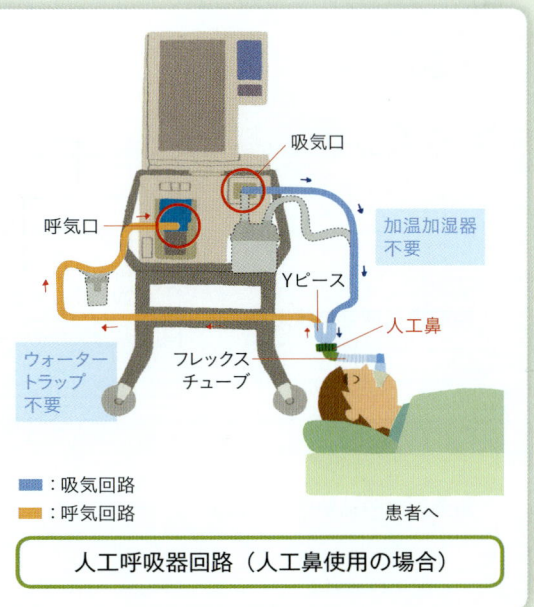

- **滅菌蒸留水**
- **呼吸回路（蛇管）**
- **Yピース**：吸気側回路、呼気側回路および気管チューブを接続するコネクタ
- **加温加湿チャンバー**
- **加温加湿器**：吸気を加湿する。あるいは人工鼻で加湿する場合もある。そのときは加温加湿器は接続しない
- **ネブライザ**：薬液注入を行う際に使用する。最近、使用しない傾向になってきている

（ニューポートe500、コヴィディエン ジャパン）

● 写真は加温加湿器をつけた場合
（人工鼻の場合は加温加湿器は不要）

人工呼吸器回路（加温加湿器使用の場合）

- 呼気口
- 吸気口
- Yピース
- フレックスチューブ
- ウォータートラップ
- 加温加湿器
- ■：吸気回路
- ■：呼気回路
- 患者へ

人工呼吸器回路（人工鼻使用の場合）

- 吸気口
- 呼気口
- 加温加湿器不要
- Yピース
- 人工鼻
- フレックスチューブ
- ウォータートラップ不要
- ■：吸気回路
- ■：呼気回路
- 患者へ

自発呼吸の有無からみた代表的な換気モード

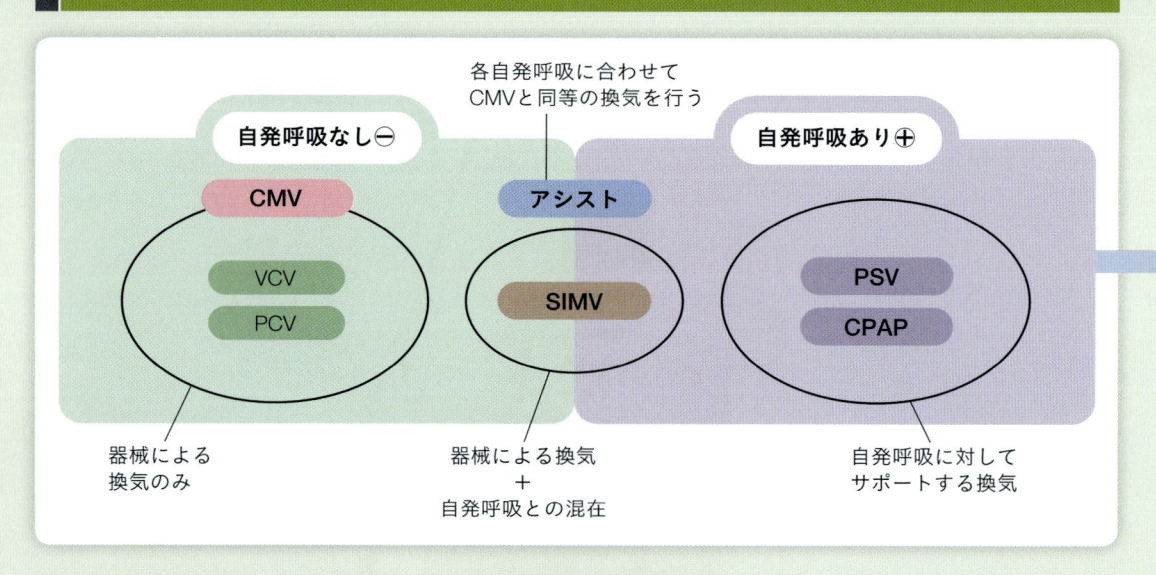

自発呼吸なし⊖
- CMV
- VCV
- PCV

各自発呼吸に合わせてCMVと同等の換気を行う
- アシスト
- SIMV

自発呼吸あり⊕
- PSV
- CPAP

器械による換気のみ

器械による換気 ＋ 自発呼吸との混在

自発呼吸に対してサポートする換気

基本換気モードの設定

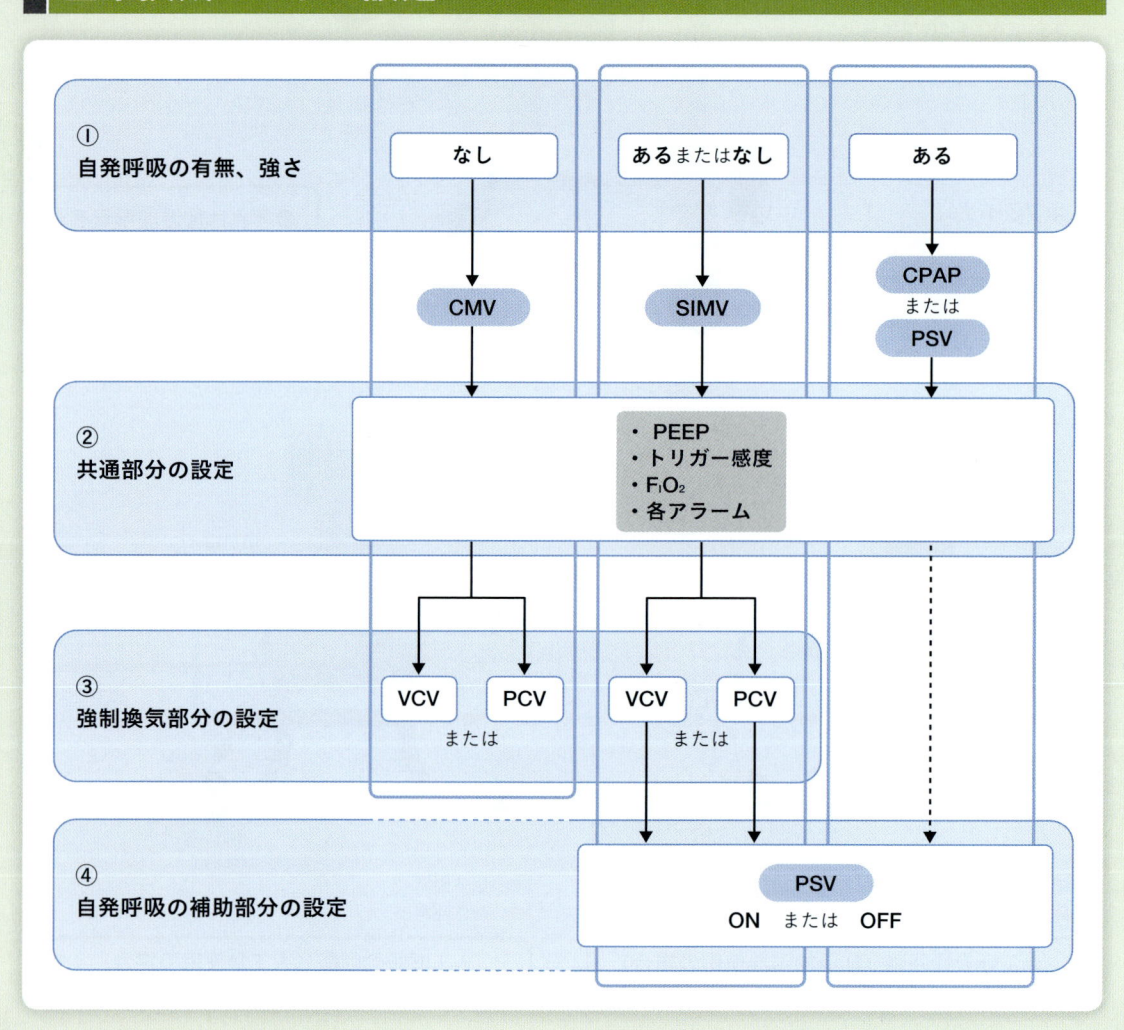

① 自発呼吸の有無、強さ
- なし → CMV
- あるまたはなし → SIMV
- ある → CPAP または PSV

② 共通部分の設定
- PEEP
- トリガー感度
- F_iO_2
- 各アラーム

③ 強制換気部分の設定
- VCV または PCV
- VCV または PCV

④ 自発呼吸の補助部分の設定
- PSV ON または OFF

これだけは覚えたい4つの換気モード

自発呼吸がない場合

1. CMV（シーエムブイ）

「調節換気」「強制換気」「持続強制換気」

controlled	**m**echanical	**v**entilation
調節（強制）	（機械的）	換気

または

continuous	**m**andatory	**v**entilation
持続的	強制	換気

a) VCV（ブイシーブイ／ボリュームコントロール）

「量規定換気」「ボリュームコントロール換気」「定量式」「従量式」

volume	**c**ontrol	**v**entilation
量	調節・規定	換気

b) PCV（ピーシーブイ／プレッシャーコントロール）

「圧規定換気」「プレッシャーコントロール換気」「定圧式」「従圧式」

pressure	**c**ontrol	**v**entilation
圧	調節・規定	換気

自発呼吸がある場合とない場合の中間

2. SIMV（エスアイエムブイ）

「同期式間欠的強制換気」

synchronized	**i**ntermittent	**m**andatory	**v**entilation
同期式	間欠的	強制	換気

自発呼吸がある場合

3. PSV（ピーエスブイ／プレッシャーサポート換気）

「圧支持換気」

pressure	**s**upport	**v**entilation
圧	支持	換気

4. CPAP（シーパップ）

「持続気道陽圧」

continuous	**p**ositive	**a**irway	**p**ressure
持続	陽	気道	圧

CONTENTS

PART 1 人工呼吸管理の基礎 ……………………………… 1

呼吸不全と人工呼吸管理	磨田　裕	2
人工呼吸器による換気のメカニズム	磨田　裕	10
人工呼吸器の組み立て方	瓜生伸一	16
人工呼吸器の準備、安全確認とアラーム設定	瓜生伸一	24
気管挿管の方法とナースの介助	磨田　裕	33

PART 2 苦手な「換気モード」をマスターする …… 43

これだけは知っておきたい換気モード	磨田　裕	44
人工呼吸器の換気モード設定の仕方	磨田　裕	54
換気モードの確認：グラフィックモニタの見方	磨田　裕	62

PART 3 人工呼吸器装着患者のケア ……………… 69

人工呼吸器装着患者のフィジカルアセスメント	今中秀光	70
加温・加湿	山本信章	76
気管吸引：開放式吸引	中根正樹	84
気管吸引：閉鎖式吸引	中根正樹	90
気管チューブのカフ圧管理	磨田　裕	96
人工呼吸器装着患者の鎮静	長谷川隆一	104
人工呼吸器装着患者の体位変換	田代尚範、鵜澤吉宏	110

人工呼吸器装着中の栄養管理	谷口英喜、今井知子	116
人工呼吸器関連肺炎の重要性とVAPバンドル	宇都宮明美	124
VAP予防のための口腔ケアの実際の進め方	西山実希、長　周平	130
人工呼吸器装着患者への精神的援助とコミュニケーション	相楽章江、鶴田良介	140

PART 4　モニタリングとトラブル・アラーム対応　147

モニタリングと検査値	大塚将秀	148
血液ガスと酸塩基平衡の基礎	大塚将秀	154
回路のリークのチェック	大塚将秀	160
アラームへの対応	大塚将秀	166

PART 5　人工呼吸器からの離脱　173

ウィーニングの進め方	桑山直人	174
気管チューブ抜管前後の看護のポイント	桑山直人	180

カバー・表紙デザイン：サカイシヤスシ（ランタ・デザイン）
本文DTP：明昌堂
イラスト：山口絵美

本書の特徴

- 人工呼吸器に不慣れな一般病棟のナースが理解できるように、「人工呼吸の基本原理」から「人工呼吸器回路の組み立て方」「換気モード」などの基本から、「人工呼吸器装着患者のケア」「人工呼吸器からの離脱」にいたるまで、「流れ」に沿って構成しています。

- 各章の冒頭にある「ここがポイント！」でおおまかな要点を知り、まとめにあたる「ここをチェック！」のある章では、内容の振り返りをしてください。

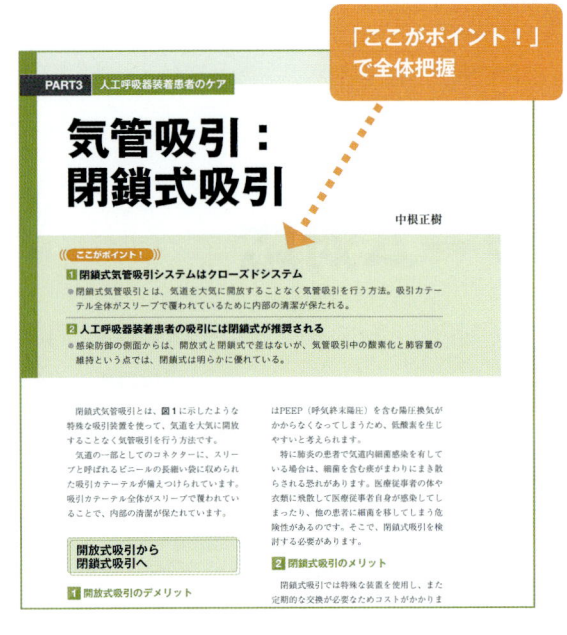

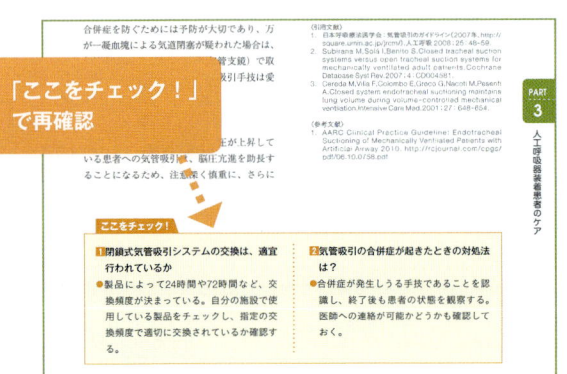

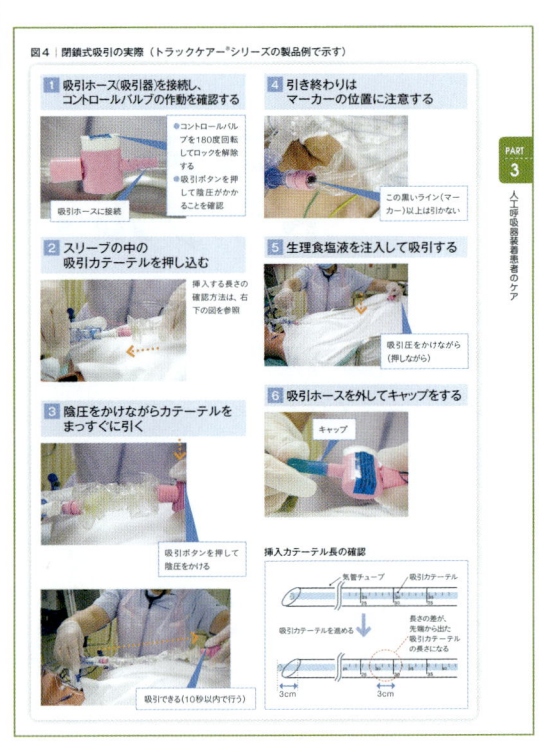

「ここがポイント！」で全体把握

「ここをチェック！」で再確認

ケアの手順や進め方は、わかりやすい写真・イラストをふんだんに使って

- 本書で紹介している治療・ケア方法などは、各執筆者が臨床例をもとに展開しています。実践により得られた方法を普遍化すべく努力していますが、万一本書の記載内容によって不測の事故等が起こった場合、編者、著者、出版社はその責を負いかねますことをご了承ください。なお、本書掲載の写真は臨床例のなかから、患者本人・ご家族の同意を得て使用しています。
- 本書に記載されている薬剤・機器等の選択・使用方法については、出版時最新のものです。ただし、人工呼吸器は各病院によって使用している種類が非常に多く、また旧来の機器を使用されている場合もありますので、使用等に当たっては取扱い説明書、薬剤においては添付文書を必ず確認してください。
- 注）本書では、圧の単位 "Torr" は "mmHg" に統一しています。

PART 1

人工呼吸管理の基礎

PART1　人工呼吸管理の基礎

呼吸不全と人工呼吸管理

磨田　裕

ここがポイント！

1 生命維持で最も重要な呼吸と循環の維持ができているかどうか確認する
- SpO_2が90％以下であれば「危険」と判断する。

2 酸素化能が改善されているかどうかを判断する
- 酸素が十分投与されていてもSpO_2が上昇しない場合、通常の酸素療法の限界と考えられる。
- 吸入酸素濃度を上げる確実な方法は、ジャクソンリース回路と密着マスク（麻酔用マスク）などを用いることであるが、長時間の酸素投与には現実的ではない。
- そのため、気管挿管して人工呼吸療法を行うか、または気管挿管しない人工呼吸管理であるNPPVを選択する。

　人工呼吸器を用いた呼吸管理は本来、ICUなどの専門病棟で行われるべきです。生命維持に直結した人工呼吸管理だけに、的確な知識と経験に裏づけされた人工呼吸ケアが必須です。

　しかし、どこの病院にもICUなどの集中治療ケア・ユニットがあるわけではありません。また、ICUが満床で病棟管理になることもしばしばあります。そうなると、あまり呼吸管理に慣れていない一般の病棟で人工呼吸器を扱うことにならざるを得ません。

　本書では、一般病棟で人工呼吸管理を行うナースにとって必要な知識と技術をわかりやすく紹介します。

呼吸と循環のアセスメント

まず、以下の事例の場面をご覧ください。

Aさん｜70歳｜男性｜喫煙歴35年

- 3日前に胃切除術施行。術後一般病棟に戻ってきた。
- 朝から"呼吸が苦しい"と訴えている。
- 呼吸回数=35回/分、脈拍=120回/分
- 状況を主治医に連絡し、酸素マスクで酸素を投与したが、改善しない。
- 経過を主治医に連絡すると、「呼吸不全だと考えられます。気管挿管して人工呼吸管理が必要かもしれないので、すぐに準備をしてください」と言われ、主治医が病棟に駆けつけることになった。
- 気管挿管実施などのために、麻酔科医師にも応援を依頼することになった。

図1 呼吸と循環の評価

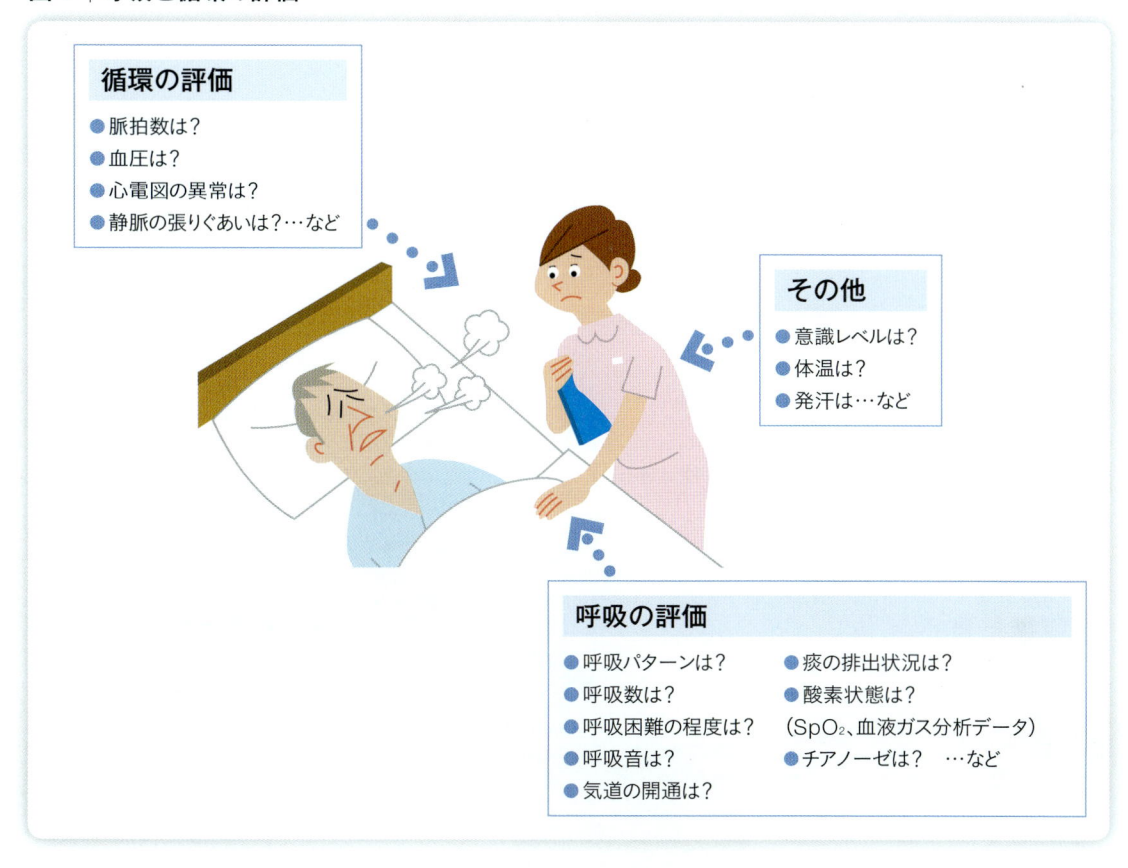

循環の評価
- 脈拍数は？
- 血圧は？
- 心電図の異常は？
- 静脈の張りぐあいは？…など

その他
- 意識レベルは？
- 体温は？
- 発汗は…など

呼吸の評価
- 呼吸パターンは？
- 呼吸数は？
- 呼吸困難の程度は？
- 呼吸音は？
- 気道の開通は？
- 痰の排出状況は？
- 酸素状態は？（SpO₂、血液ガス分析データ）
- チアノーゼは？　…など

　このときAさんの全身状態、特に呼吸状態はどうなっていると想像できるでしょうか？

　生命維持で最も重要なのは、「**呼吸と循環の維持**」です。呼吸と循環は関連し合っているということを認識しておくことが必要です。そこで、まず「呼吸の評価」「循環の評価」を行います（**図1**）。

呼吸不全の評価

1 呼吸不全の診断基準＝PaO₂の評価

　主治医が判断したようにAさんは、呼吸不全（respiratory failure）に陥っていると考えられます。「呼吸不全」には、**表1**のような診断基準があります。

表1 呼吸不全の診断基準

1	室内空気吸入時の動脈血酸素分圧（PaO₂）60mmHg以下となる呼吸器系の機能障害、または それに相当する異常状態を呼吸不全と診断する
2	Ⅰ型：PaCO₂≦45mmHg　Ⅱ型：PaCO₂＞45mmHg
3	慢性呼吸不全：1か月以上続くもの
4	PaO₂：60mmHg以上、70mmHg以下を準呼吸不全として扱う

厚生省呼吸不全調査班、1982　　(mmHg＝Torr)

呼吸不全と人工呼吸管理

表2｜呼吸不全の臨床的な診断

症状	検査所見	その他
●呼吸困難 ●頻呼吸(呼吸数増加) ●頻脈 ●体温上昇 ●チアノーゼ(図3参照)	●PaO_2低下 ●SpO_2低下 　($PaCO_2$は上昇する場合と、低下する場合がある)	●不穏 ●傾眠 ●意識障害

図2｜SpO_2値とは？

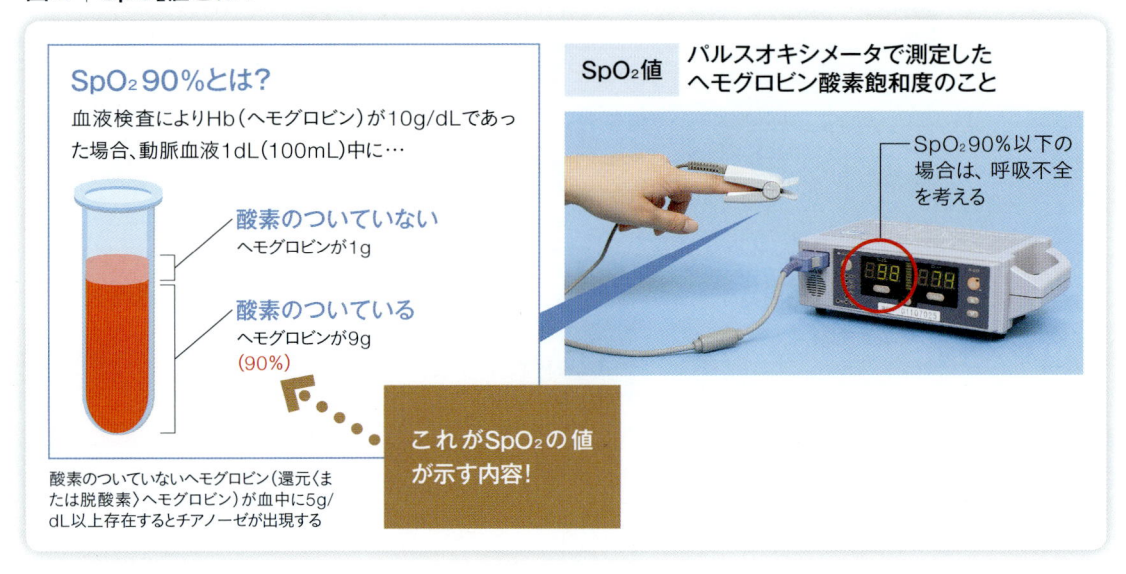

SpO_2 90%とは？
血液検査によりHb（ヘモグロビン）が10g/dLであった場合、動脈血液1dL（100mL）中に…

酸素のついていない ヘモグロビンが1g
酸素のついている ヘモグロビンが9g（90％）

これがSpO_2の値が示す内容！

酸素のついていないヘモグロビン（還元〈または脱酸素〉ヘモグロビン）が血中に5g/dL以上存在するとチアノーゼが出現する

SpO_2値 パルスオキシメータで測定したヘモグロビン酸素飽和度のこと

SpO_2 90％以下の場合は、呼吸不全を考える

ポイントは「第1項目」つまり「PaO_2 60mmHg以下となる呼吸器系の機能障害」または「それに相当する異常呼吸」です。つまり、呼吸不全は"酸素の状態"だけで診断されるということができます。ただし、"PaO_2が60mmHg以下"というデータがないと呼吸不全と呼ばないかというと、そうではありません。「それに相当する異常状態」も含んでいることに注意してください。このように、必ずしも血液ガス（＝PaO_2）のデータがなくても、呼吸不全は評価できます。付帯事項として表1の第2項目・第3項目が挙げられます。

さらに、臨床的には**表2**のような状況から呼吸不全と判断されます。

2 PaO_2とSpO_2の評価

そこで、PaO_2に着目します。PaO_2とは「arterial O_2 pressure：動脈血酸素分圧」のことで、動脈から直接動脈血を採血して、血液ガス分析（略して血ガス）で測定します。

さらに、SpO_2というのは「saturation of percutaneous oxygen：経皮的動脈血酸素飽和度」のことで、酸素がヘモグロビンに"ついている"割合を経皮的に測定したものです。いまでは一般的になったパルスオキシメータで簡単に測定できます（**図2**）。

呼吸不全の定義「PaO_2が60mmHg以下」というのは、SpO_2ならば「およそ90％以下」に相当します。「ヘモグロビン酸素解離曲線」

図3 | ヘモグロビン酸素解離曲線

（縦軸）SaO₂*（%）：0, 10, 20, 30, 40, 50, 60, 70, 80, 90, 100
（横軸）PaO₂（mmHg）：10, 20, 30, 40, 50, 60, 70, 80, 90, 100, 110, 400, 500, 600

- 呼吸不全の診断基準の値
- 混合静脈血値
- 組織破壊
- 心虚血性変化
- 意識障害・昏睡
- 臓器機能障害
- 酸素療法

呼吸不全
PaO₂が60mmHg以下
↓
SpO₂がおよそ90%以下

pH：7.40
体温：37℃
PaCO₂：40mmHg
2、3-DPG**：正常

*SaO₂（動脈血を実測した値）と、SpO₂（経皮で測定した値）はほぼ等しいと考える
**2、3-DPG：赤血球中にあり、ヘモグロビンのO₂結合力・放出に関与する物質

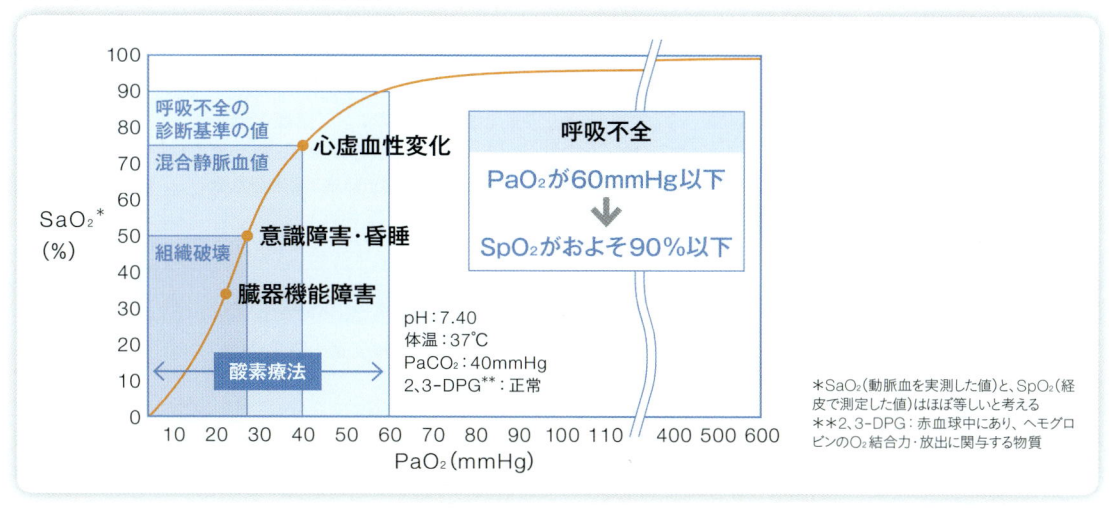

（図3）は、PaO₂とSaO₂（≒SpO₂）の関係を示していますが、この図を見ると一目瞭然です。

呼吸不全の原因と発症機序

1 呼吸不全の定義と原因

呼吸不全とは、肺でのガス交換、すなわち酸素の摂取または二酸化炭素の排出が障害され、「肺でのガス交換が不良になっている」状態をいいます。

呼吸不全に陥る主な原因・病態を表3に示しました。

Aさんにはもともと肺疾患はありませんでしたが、喫煙歴から見て相当の喫煙者といえます。そのため、原因としては術後に発生した急性の術後肺合併症（無気肺、肺炎、胸水など）が考えられます。

また、診断基準（表1）の「第2項目」として、PaCO₂の値により「Ⅰ型」「Ⅱ型」に分ける基準があります。Aさんは、その後の検査でPaCO₂値40mmHgとされ、Ⅰ型と考えられます。術後患者の場合、一般に頻呼吸によってPaCO₂が低下していることが多く、「Ⅰ

表3 | 呼吸不全に陥る主な原因・病態

慢性呼吸不全など、もともと存在する肺疾患の増悪
- 肺気腫
- 気管支喘息
- 慢性閉塞性肺疾患（COPD）

急性呼吸不全
- 無気肺
- 肺炎
- ARDS
- 胸水
- 外傷
- 重症感染、敗血症
- 溺水
- 新生児のRDS

【COPD】chronic obstructive pulmonary disease：慢性閉塞性肺疾患
【ARDS】acute respiratory distress syndrome：急性呼吸窮迫症候群
【RDS】respiratory distress syndrome：未熟児・新生児の呼吸不全

型」である場合が多くみられます。「Ⅰ型」と「Ⅱ型」の違いとしては、PaO₂60 mmHg以下で、PaCO₂が45 mmHgを超えない呼吸不全を「Ⅰ型呼吸不全（hypoxemic failure）」、PaO₂60mmHg以下でも「PaCO₂が45 mmHgを超えて」高二酸化炭素血症を呈する呼吸不全を「Ⅱ型呼吸不全（ventilatory failure）」と分類しています。つまり、前者は「酸素化障害」で、後者では「換気障害」が生じていることになります。

呼吸不全と人工呼吸管理 5

図4 | ガス交換の障害の原因

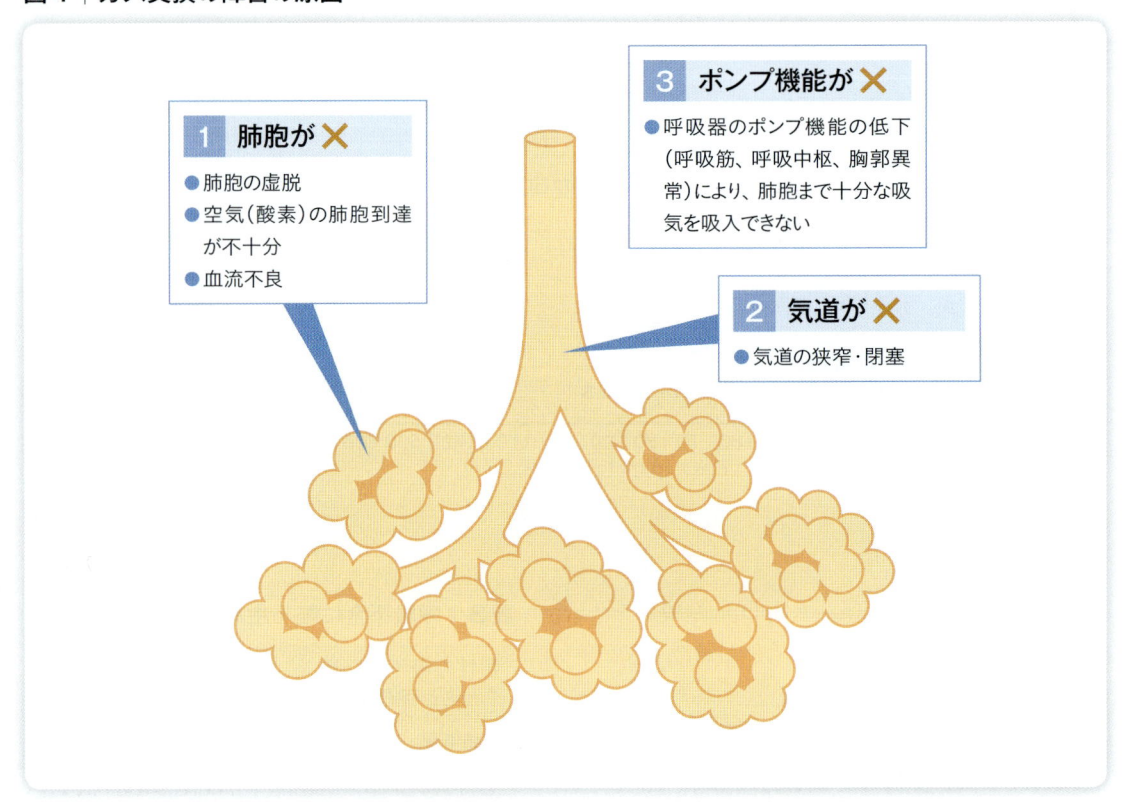

1 肺胞が ✗
- 肺胞の虚脱
- 空気（酸素）の肺胞到達が不十分
- 血流不良

2 気道が ✗
- 気道の狭窄・閉塞

3 ポンプ機能が ✗
- 呼吸器のポンプ機能の低下（呼吸筋、呼吸中枢、胸郭異常）により、肺胞まで十分な吸気を吸入できない

2 呼吸不全のメカニズム

それではなぜ、ガス交換不良が起こるのでしょうか。

正常な状態では空気、吸入気が肺胞まで到達してガス交換が行われます。ガス交換が障害される原因は、①ガスが肺胞に到達しない、②肺胞がつぶれている、③肺血流（肺胞のまわりの血流）が流れていない、などです（図4）。

例えば、肺炎や無気肺は、「肺胞の虚脱」「空気（酸素）の肺胞到達が不十分」「血流不良」により呼吸不全の状況といえます。

そこで、呼吸不全になると人工呼吸管理の適応かどうかを判断する必要が出てきます。

人工呼吸管理の適応

1 人工呼吸適応のめやす

人工呼吸の適応のめやす（一例）を表4に示しました。実際には一定の基準が確立されているわけではなく、施設や患者の経過、原疾患の状況などによっても多少異なってきます。ただ、これらのうち、①「酸素化能が改善しないこと」が一番のめやすになります。また、酸素吸入で酸素化が改善しても、④「呼吸困難が改善しない」場合などは人工呼吸器装着の可能性が高いといえます。

2 人工呼吸管理に期待するもの

人工呼吸器のことを「レスピ」と呼んでいる医師や看護師がまだまだ多いと思いますが、

表4 | 人工呼吸開始のめやす（一例）

❶ 酸素化能	● PaO_2＜50mmHg（酸素投与下） ● P/F＜200
❷ 換気機能	● $PaCO_2$＞55mmHg ● V_D/V_T＞0.6
❸ 換気力学	● 一回換気量＜150mL（3mL/kg） ● 肺活量＜500mL（10mL/kg） ● 呼吸数＞35/分または＜8/分
❹ その他	● 呼吸困難が改善しない場合など

【P/F】P・F比。PaO_2とF_IO_2の比率。例：F_IO_2 0.5（50%酸素）、PaO_2 80mmHgなら、P/F＝80÷0.5＝160（mmHg）となる。
【F_IO_2】吸入酸素濃度（21～100%）を小数で表す。よって、F_IO_2の幅は0.21～1.0となる。
【V_D/V_T】VD・VT比。一回換気量中の死腔率を表す（Dとは死腔・デッドスペースのこと）。
【/kg】体重"1kgあたり"を示す単位。一回換気量が3mL/kgの設定であれば、体重が50kgの場合、150mLとなる。

表5 | 人工呼吸治療に期待するもの

1	酸素の維持 （PaO_2、SaO_2）	➡ 図5：PEEPが重要！
2	pHと$PaCO_2$の維持 （酸塩基平衡、特にpHの改善）	➡ 図6：酸塩基平衡が重要！
3	呼吸仕事量の軽減 （呼吸筋疲労の回復）	

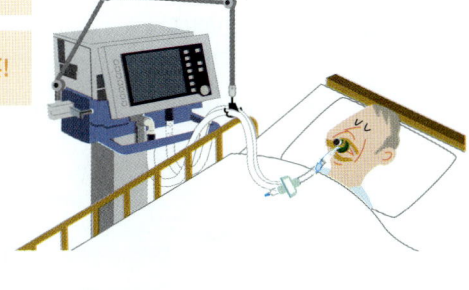

人工呼吸器は「レスピ」＝「レスピレーター」ではありません。レスピレーション（respiration：呼吸）という語は細胞レベルでの代謝や組織呼吸の意味もあるのに比して、肺で行われるのは単にガスの出入りだけです。ガスの出入りを指す用語はベンチレーションなので、今日ではこれを行う「ベンチレーター（ventilator）」というのが人工呼吸器の正式用語になっています。人工呼吸療法は表5に挙げたことを期待して行うことになります。これらを達成するために、以下のような機能が必要になるわけです。

1）酸素の維持：PEEP

人工呼吸では十分な酸素（ときには100%）を加圧して肺胞に送り届けます。したがって一般に、F_IO_2（fraction of inspired O_2：吸入酸素濃度）が高いほどPaO_2は上昇します。F_IO_2とは、「吸気に含まれる酸素の濃度」のことで、ふつう小数で表わします。

また、肺胞がつぶれてガス交換ができない場合、肺胞を開いておくことが有効になります。肺胞がつぶれないように作用するのがPEEP（positive end-expiratory pressure：呼気終末陽圧）です。これは呼気がゼロにならないように一定の圧をかけることで、すべてのモードに適応されます。肺胞の虚脱を防止し、血液の酸素化を改善するのです（図5）。

2）pHと$PaCO_2$の維持：酸塩基平衡

pHと$PaCO_2$は酸塩基平衡の関係として知られています。このあたりの詳細はPART 4で解説するため、ここではポイントだけにとどめます。以下の2点を抑えておいてください（図6）。

> 「$PaCO_2$が上昇すればpHが低下する」
> 「$PaCO_2$が低下すればpHは上昇する」

図5 | PEEPの効果

PEEPなし　ガス交換できない
PEEP施行　ガス交換できる
肺胞
血流

注意！
PEEPをかけておくことで、肺胞がつぶれないようになる！

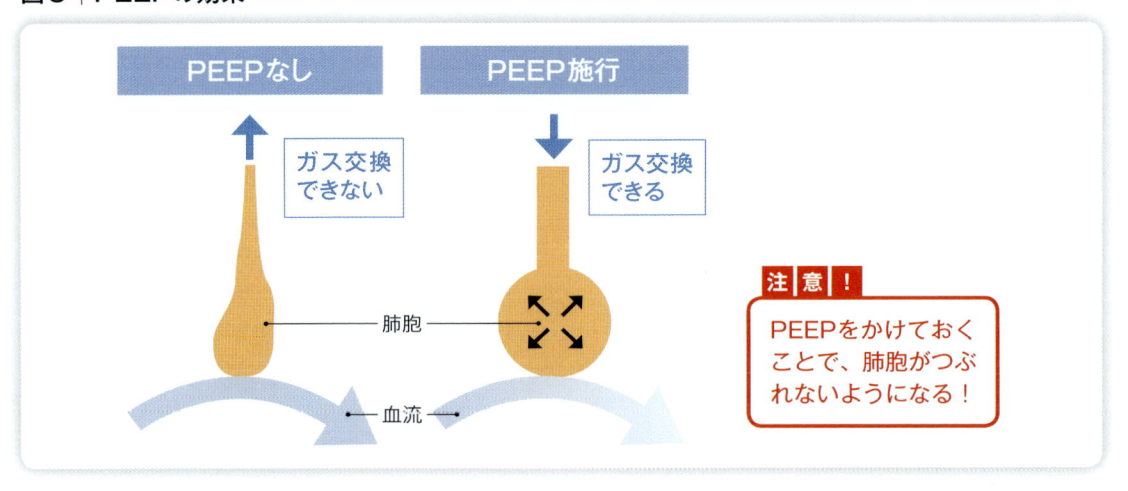

図6 | 換気量とpHの関係

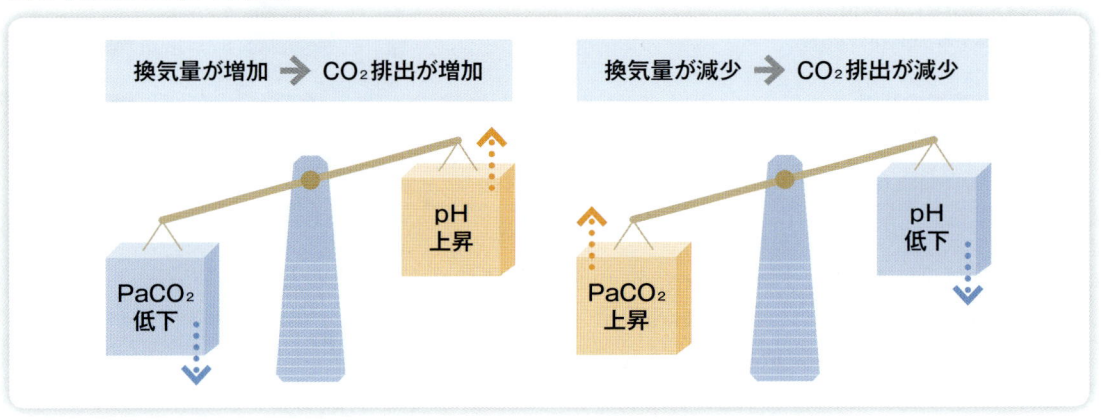

換気量が増加 → CO_2排出が増加
$PaCO_2$低下　pH上昇

換気量が減少 → CO_2排出が減少
$PaCO_2$上昇　pH低下

　健常人の場合、「$PaCO_2$が40mmHgでpH7.4である」ということを覚えておいてください。呼吸（または人工呼吸）で換気量が増減すると、$PaCO_2$が変化し、その結果pHも変化します。
　このように人工呼吸では換気量を調節することにより、間接的にpHの制御ができます。
　生体や細胞においては、二酸化炭素の値そのものよりも、むしろpHの値のほうが重要なのです。たとえば、pHが大きくずれると、細胞内では代謝の障害が起こります。

3）呼吸仕事量の軽減

　呼吸不全では、ほとんどの場合、肺は硬くなり、気管・気管支に痰がたまり、気道粘膜の炎症・浮腫などでガスが通りにくくなります。前者を「肺のコンプライアンス（やわらかさ）が減少した」、後者を「レジスタンス（抵抗）が増加した」といいます。
　したがって、肺にガスを吸い込むための膨らませる圧力・力、すなわち呼吸筋の仕事量が増加します。そして呼吸筋の疲労が起こるのです。
　人工呼吸器はこのガスの送り込みを行うため、呼吸筋の働きを一部、または全部肩代わ

りしてくれます。そのため、呼吸筋は休むことができ、その結果として、患者は楽に呼吸できるのです。そして呼吸筋の疲労回復が期待できます。

COLUMN

呼吸ケア頻出用語：これだけは知っておきたい用語①

■人工呼吸器に関する用語

ウィーニング（weaning）
　人工呼吸器管理から離脱して自然呼吸になる過程のこと。抜管そのものを指すのではない。

オートフロー（auto flow）
　必要最低限の圧で、設定した換気量を保証するように吸気流量を自動的に調整する補助機能。肺の軟らかさと、一回換気量の設定に基づいて行われる。（エビタ2デュラ、エビタXL）

オートピープ（auto-PEEP）
　呼気相で呼気が完全に呼出されていない結果生じる、意図しないPEEP。循環抑制や肺の過膨張などが問題となる。気道内圧計では読みとれない。

換気回数　f（frequency）
＝呼吸数　RR（respiratory rate）
　人工呼吸器で設定した換気回数（呼吸回数）のこと。

吸気圧（inspiratory pressure）
　人工呼吸器によって換気されるときに気道内にかかる圧のこと。圧規定式の換気（PCVなど）では最高吸気圧が固定されているため、一回換気量に変化が生じる。

吸気相
　人工呼吸器の吸気弁が開いてから、吸気ガスが患者に供給されている間。気道内圧はこの間、徐々に高まる。

吸気流量（inspiratory flow）
　ガスを送り込むスピード。従量式の場合は、吸気流量を変えることで一回換気量が変化する。

呼気相
　呼気弁が開放して大気圧に開放されると、肺の弾性により呼気が排出される時間帯のこと。PEEPはこの時間帯にかけられている圧のことを指す。

トリガー（trigger）
　「引き金」という意味。人工呼吸器が、患者の吸気（呼吸のしはじめ）を検知させるしくみ。検知すると、吸気が始まり、ガスが送気される。圧トリガーとフロートリガーがある。

→圧トリガー
　患者の息のしはじめを、回路内に生じるわずかな陰圧によって認識（検知）させるトリガーのシステム。

→フロートリガー
　患者の息のしはじめを、回路内に流しているガス量と戻ってきたガス量との差で認識（検知）させるトリガーのシステム。

バッキング（bucking）
　背を曲げるほど大きく咳込んだ状態のこと。気管チューブ、気管切開カニューレ自体の刺激や、人工呼吸器との呼吸のリズムが合わなくなることなどにより、患者の咳嗽反射を誘発してしまうことで起こる。このとき、気道内圧が高くなり危険である。

バックアップ換気
　アラームで設定した無呼吸時間を経過しても自発呼吸がない場合に、人工呼吸器が無呼吸を検知して作動する安全機構のこと。患者の自発呼吸の低下（無呼吸など）以外の原因として、作動状況の異常（故障）もある。患者の命の安全を確保するためには重要。

ファイティング（fighting）
　患者の呼吸と、人工呼吸器の補助や強制換気とが合わないこと。人工呼吸器の設定の変更を考慮する必要がある。チューブの位置、気道内の分泌物、不適切な鎮静が原因となることもあり、原因の適切なアセスメントも重要。

リーク（leak）
　回路におけるガス漏れ。回路に破損や接続不良があって漏れる場合と、気管チューブのカフが破損していたり、カフ圧が足りないことで気管とチューブとの間に隙間ができてガスが漏れる場合もある。換気量低下や気道内圧低下として現れる。

呼吸不全と人工呼吸管理　9

PART1　人工呼吸管理の基礎

人工呼吸器による換気のメカニズム

磨田　裕

ここがポイント！

1　人工呼吸と自発呼吸との違いを確認する
- 人工呼吸と自発呼吸の主な差異は「吸気」にある。
- 人工呼吸器では、気管チューブを通して陽圧をかけて吸気が供給されている。そのため、自発呼吸と比べ、「胸腔内圧が陽圧に傾く」「気管・肺胞内圧が陽圧になる」「静脈血が戻りにくい（静脈還流減少）」「心拍出量が減少する」などの影響がある。

2　人工呼吸器が行っていることを確認する
- 人工呼吸器は、ガス交換そのものを行うわけではない。ガスを肺胞まで送り込んで、使える肺胞を使うことで、生体のガス交換を維持する。また、つぶれた肺胞を開いて使えるようにする。

3　人工呼吸の影響を確認する
- 人工呼吸器は呼吸を助けると同時に、生体にさまざまな影響をも及ぼす。呼吸器系だけでなく、心血管系や肝臓、腎臓、中枢神経系にも有害事象・副作用が出る恐れがある。それらをいち早く発見して対処できるよう、観察を続ける必要がある。

　人工呼吸管理を理解するためには、「普通の呼吸（自発呼吸）」と「器械による呼吸（人工呼吸）」との違いを知ることが必要です。

自発呼吸の特徴

　肺の基本的な機能には、以下の2つがあります（図1）。
①空気を取り込む。ただし、肺は自分自身では空気を吸い込めない。
②空気中の酸素を血中に取り込む。それと同時に、血中の二酸化炭素を肺から外へ出す。これを「ガス交換」という。

1　空気の取り込み＝吸気

　肺はスポンジのようなふわふわした構造で、自分の力では膨らむことはできません。構造的に見ると、肺は「胸郭」という容れ物（箱）に入っています。生体では、この外側の箱である胸郭を膨らませることによって、肺を間接的に膨らませています。つまり胸郭という

図1｜肺胞ガス交換の様子

1 空気を取り込む

吸気　呼気
肺胞
O₂　CO₂
肺血流

2 空気中の酸素を血中に取り込み、血中の二酸化炭素を肺から外へ出す

図2｜自然呼吸における吸気・呼気

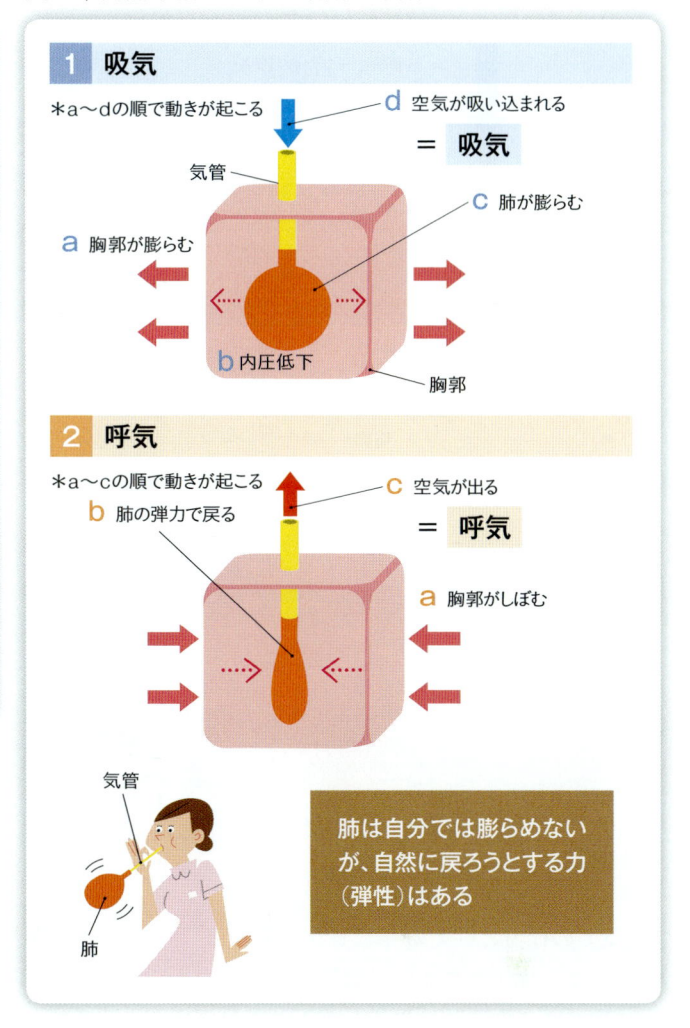

1 吸気

＊a～dの順で動きが起こる
d 空気が吸い込まれる ＝ 吸気
気管
c 肺が膨らむ
a 胸郭が膨らむ
b 内圧低下
胸郭

2 呼気

＊a～cの順で動きが起こる
c 空気が出る ＝ 呼気
b 肺の弾力で戻る
a 胸郭がしぼむ

気管
肺

肺は自分では膨らめないが、自然に戻ろうとする力（弾性）はある

箱の中にある肺は、箱（胸郭）が膨らんだときに、箱の中の圧力（胸腔内圧）が低下するために膨らむわけです。こうして肺が膨らみ、肺の中に空気を吸い込むことを「吸気」といいます（図2-**1**）。

2 空気の放出＝呼気

次に風船を思い浮かべてください。膨らんだ風船を放すと、風船は自分から萎み、このとき風船の中の空気は出ていきます。肺もこの風船と同じで、リラックスして胸郭の力が抜けたときに、空気が出て萎むのです。この空気が「呼気」です（図2-**2**）。風船と同じように、肺のもっている自然に縮もうとする性質（弾性）によって呼気は起こるのです。

人工呼吸の特徴

1 自発呼吸との違いは「吸気」

それでは、人工呼吸についてみてみましょう。図2-1で示した「吸気」を自然に行うのではなく、気管チューブを通して人工的に加圧した空気を肺に押し込むのが人工呼吸療法です。人工呼吸と自然呼吸の違いは、この

PART 1　人工呼吸管理の基礎

人工呼吸器による換気のメカニズム　11

図3 | 人工呼吸における吸気

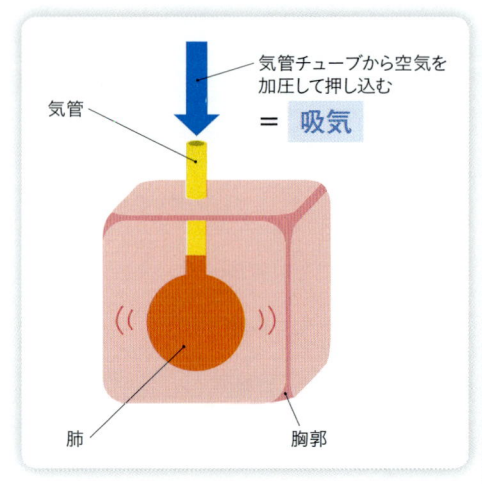

図4 | 自発呼吸と人工呼吸の主な相違点（概略）

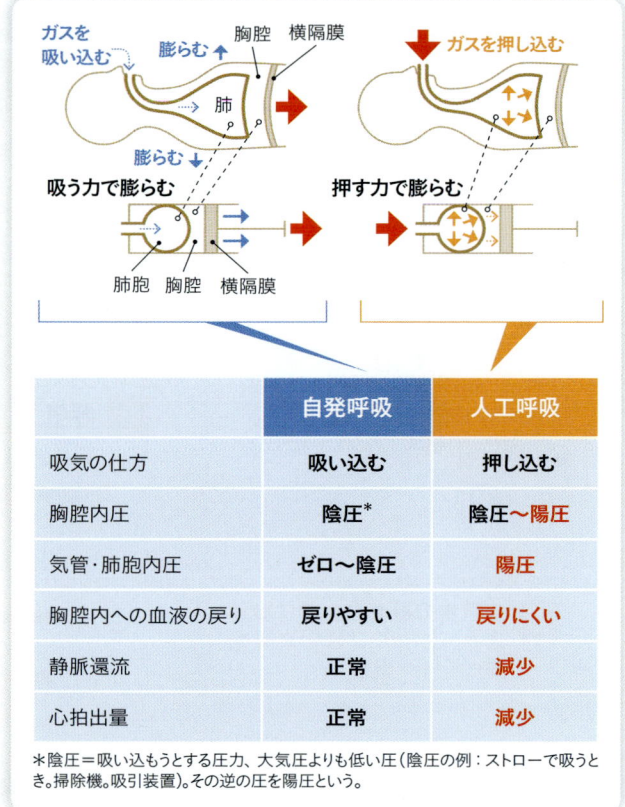

	自発呼吸	人工呼吸
吸気の仕方	吸い込む	押し込む
胸腔内圧	陰圧*	陰圧～陽圧
気管・肺胞内圧	ゼロ～陰圧	陽圧
胸腔内への血液の戻り	戻りやすい	戻りにくい
静脈還流	正常	減少
心拍出量	正常	減少

＊陰圧＝吸い込もうとする圧力、大気圧よりも低い圧（陰圧の例：ストローで吸うとき。掃除機。吸引装置）。その逆の圧を陽圧という。

注）圧力の基準は大気圧をゼロとする

「吸気」の仕方といえるでしょう（図3）。

そして、加圧をやめて、気管チューブを大気に開放すると、肺は自然と萎んで空気を大気中に吐き出し、「呼気」となります。

このように、人工呼吸では、吸気は人工呼吸器によって器械的に肺に押し込まれますが、呼気は自発呼吸と変わらず肺の縮む力を利用して行われます。人工呼吸でも、酸素化のための「空気中から血中へ酸素を取り込む機能」は、肺のもっている機能をそのまま使うことになるわけです。

人工呼吸と自発呼吸では吸気の方法が異なるため、生理的にいくつかの違いが現れてきます。その概略を図4に示しました。

2 使える肺胞のはたらきを活かす

自発呼吸にせよ人工呼吸にせよ、気管→気管支と進んでいった空気は、肺胞でガス交換を行います。具体的には、肺胞はガスを透過させる薄い膜をもち、血液と接するため、「酸素を取り込み」「二酸化炭素を排出」します。

肺では約3億個もの肺胞がガス交換をします。これによって必要な酸素を取り込み、二酸化炭素を排出することができます。

「呼吸不全」という病態は、これらの肺胞の一部がつぶれたり、分泌物が詰まったり、気道の閉塞・狭窄などが起こっていて、ガス交換が障害された状態です。そのため、人工呼吸器を装着することによって、使える肺胞を使いながらガス交換を維持していくことになります。

人工呼吸器そのものは、ガス交換自体を行うことはできません。ガス交換を行う場である肺胞まで空気・ガスを送り込むこと（肺胞

表1｜人工呼吸によって期待される効果

1. ガスを強制的に肺胞まで送り届ける。換気量を確保する
2. 高濃度の酸素を肺胞まで送り込む
3. つぶれた肺胞を開いておく
4. 人工呼吸器は呼吸筋仕事の全部または一部を肩代わりする。呼吸筋を休めて、疲労を回復させる

PEEP（添え木のように肺胞がつぶれるのを内側から予防）

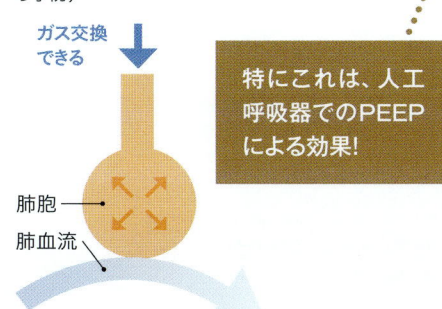

ガス交換できる

特にこれは、人工呼吸器でのPEEPによる効果！

肺胞
肺血流

図5｜人工呼吸器と用手換気の比較

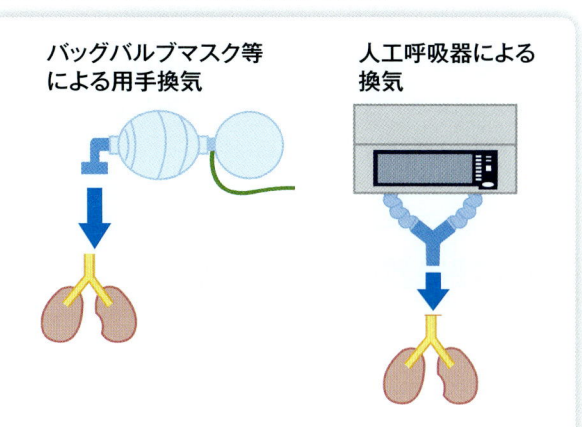

バッグバルブマスク等による用手換気

人工呼吸器による換気

人工呼吸器だからできること

- 肺を膨らますために、規定された「量」「圧」「酸素濃度」のガスを送ることができる
- 吸気を送り込む「吸気回路」、呼気が戻ってくる「呼気回路」がある
- 吸気回路、呼気回路、気管チューブはY字型の部品「Yピース」で接続される
- 吸気と呼気は同時には起こらないため、人工呼吸器には「吸気弁」「呼気弁」という2つの弁（バルブ）がある（吸気弁は人工呼吸器本体内にある。呼気弁は外付けされていることもある）
- 肺からの「呼出（呼気）」は、肺自身がつぶれようとする力による（人工呼吸器は吸引しようとはしない）
- 換気量や気道内圧などが実際にどのような値になっているかを知るために「モニター機構」をもつ
- 換気量や気道内圧などが適正でなくなったときに知らせる「アラーム機構」をもつ

の拡張や肺胞までのガスの運搬）が役割です。そうすることによって、**表1**のような人工呼吸管理の効果が期待できます。

このうち、主に①「ガスを強制的に肺胞まで送り届ける」、②「高濃度の酸素を肺胞まで送り込む」、③「つぶれた肺胞を開いておく」ことによってPaO_2（動脈血酸素分圧）、SpO_2（経皮的動脈血酸素飽和度）を上昇させ、①によって$PaCO_2$（動脈血二酸化炭素分圧）を低下させることにつながります。また、④「呼吸筋の仕事の全部または一部を肩代わりする」ことによって呼吸困難を軽減させることができます。

3 仕組みは用手換気と同じ

自発呼吸では吸気・呼気が繰り返されますが、人工呼吸でも自発呼吸と同様に吸気・呼気を繰り返す必要があります。

特にバッグバルブマスク（アンビュー®バッグなど）を用いる場合、用手換気（徒手換気）を行いますが、このときもじつは、吸気・呼気を繰り返しています。

人工呼吸器を用いて人工換気を行うことと、バッグで加圧して肺に空気（＋酸素）を送ることは同じ原理です（**図5**）。ただ、手とバッグで行う用手換気よりも、人工呼吸器を使

用したほうが表2に示すようなメリットがあります。

用手換気は、気管チューブにバッグバルブマスクやジャクソンリース回路を接続して行う人工呼吸なのです。

人工呼吸器の構造・動作

人工呼吸器の基本的な構造と動作を図6に示します。人工呼吸器ではこのように吸気・呼気を繰り返して行います。

人工呼吸器がもっている主な機能を表3に示しました。吸気のガスをどのように送るか、圧力をどのように加えるか、どのようなパターンの動作をするかなどが、「換気モードの設定」「一回換気量の設定」「吸気時間の設定」等で決められることになります。実際には、ほとんどの人工呼吸器で、「吸気、呼気が繰り返し継続できるように」「規定の一回換気量、回数などで動作するように」といった調節はマイクロコンピュータによって制御されています。

人工呼吸器は自発呼吸に代わってガスを送り込みますが、自発呼吸とは異なった方式であるため、呼吸や循環に対して自発呼吸と違

図6│人工呼吸器の基本的な動作

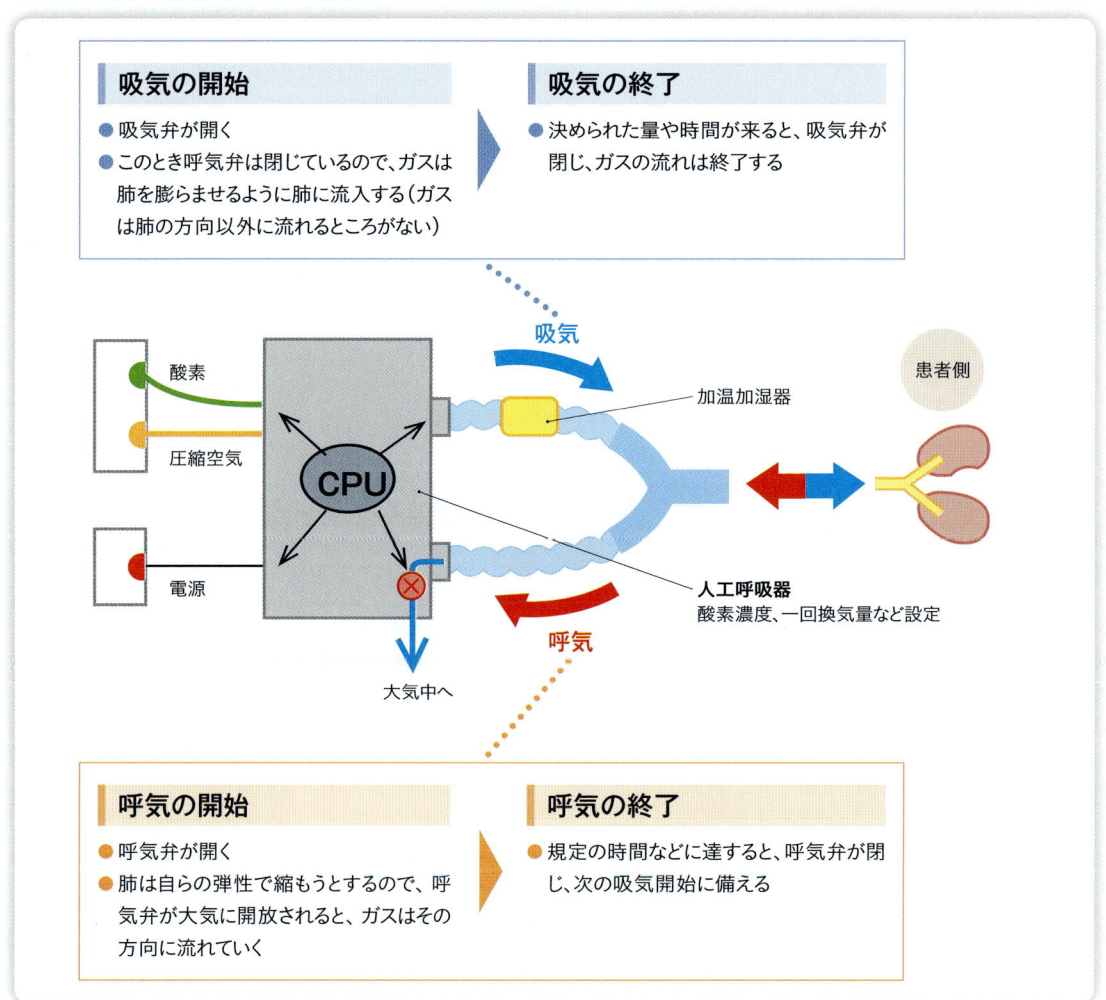

吸気の開始
- 吸気弁が開く
- このとき呼気弁は閉じているので、ガスは肺を膨らませるように肺に流入する（ガスは肺の方向以外に流れるところがない）

吸気の終了
- 決められた量や時間が来ると、吸気弁が閉じ、ガスの流れは終了する

（酸素／圧縮空気／電源／CPU／加温加湿器／人工呼吸器：酸素濃度、一回換気量など設定／患者側／吸気／呼気／大気中へ）

呼気の開始
- 呼気弁が開く
- 肺は自らの弾性で縮もうとするので、呼気弁が大気に開放されると、ガスはその方向に流れていく

呼気の終了
- 規定の時間などに達すると、呼気弁が閉じ、次の吸気開始に備える

った影響を及ぼします（**図7**）。これらは生体にとっては、有害事象、副作用ともなるため、注意が必要です。

表2｜人工呼吸器のメリット

- 長時間（何日・何か月も）継続できる。
- 手よりも細かなガスの送り方が設定できる。
- 酸素濃度を正確に設定できる。
- 換気量などの動作状態をモニタできる。

表3｜人工呼吸器の主な機能

動作に関する設定
- 吸気酸素濃度（F_IO_2）
- 換気モード
- 一回換気量
- 吸気圧・吸気流量
- 吸気時間
- 呼吸回数
- PEEP

モニタ：一回換気量、分時換気量、気道内圧など

アラーム機能：換気量、気道内圧など

図7｜人工呼吸の主要臓器への影響

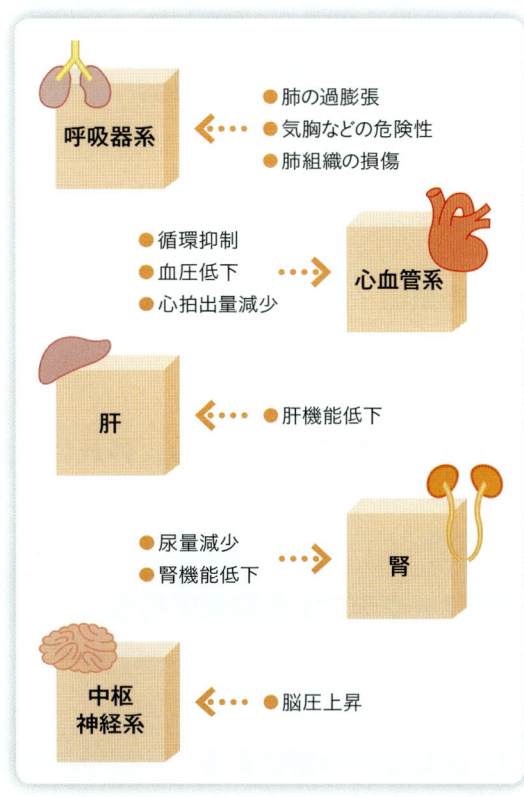

呼吸器系
- 肺の過膨張
- 気胸などの危険性
- 肺組織の損傷

心血管系
- 循環抑制
- 血圧低下
- 心拍出量減少

肝
- 肝機能低下

腎
- 尿量減少
- 腎機能低下

中枢神経系
- 脳圧上昇

PART1　人工呼吸管理の基礎

人工呼吸器の組み立て方

瓜生伸一

ここがポイント！

1 吸気側・呼気側を必ず確認する
- 人工呼吸器本体に「吸気側」「呼気側」の表示がある機種は、それぞれを確認しながら正しく組み立てる。

2 ねじれや折れ、ゆるみ、外れに注意する
- 呼吸回路の各接続部でリークが発生しやすいため、ねじれ、折れ、ゆるみ、外れ、亀裂、破損などに注意しながら組み立てる。

3 リークテストを忘れず行う
- 呼吸回路を組み立てた後には、必ずリークテストを行い、回路にリークがないかどうか確認する。

4 回しながら接続する
- ゆるみ、外れなどを防止する対策として、接続時に少し回しながら接続する。ただし、強くねじ込むと破損する危険もある。

　人工呼吸器は「生命維持装置」と呼ばれているように、患者の生命維持に欠かせない装置です。そのため適正に取り扱うことが必要ですが、人工呼吸器を取り扱ううえで最も基本となるのが「呼吸回路の組み立て」と「人工呼吸器の組み立て」です。
　特に呼吸回路は、人工呼吸器から送気されるガスを患者まで運び、患者から吐き出されたガスを大気中に排出する大切な役割をもっています。そのため、正しく組み立てられなければ、適正な換気量を送ることができなくなってしまいます。
　まず、右頁図1に示した人工呼吸器の全体像を見てみましょう。人工呼吸器は大きく分けると、「加温加湿器のついたもの」と「人工鼻のついたもの」とに分けられます。[注]各部位の役割について理解しておきましょう。

注）　図1は加温加湿器のついたもの。人工鼻がついていれば加温加湿器は不要となる。

図1 呼吸回路の構成

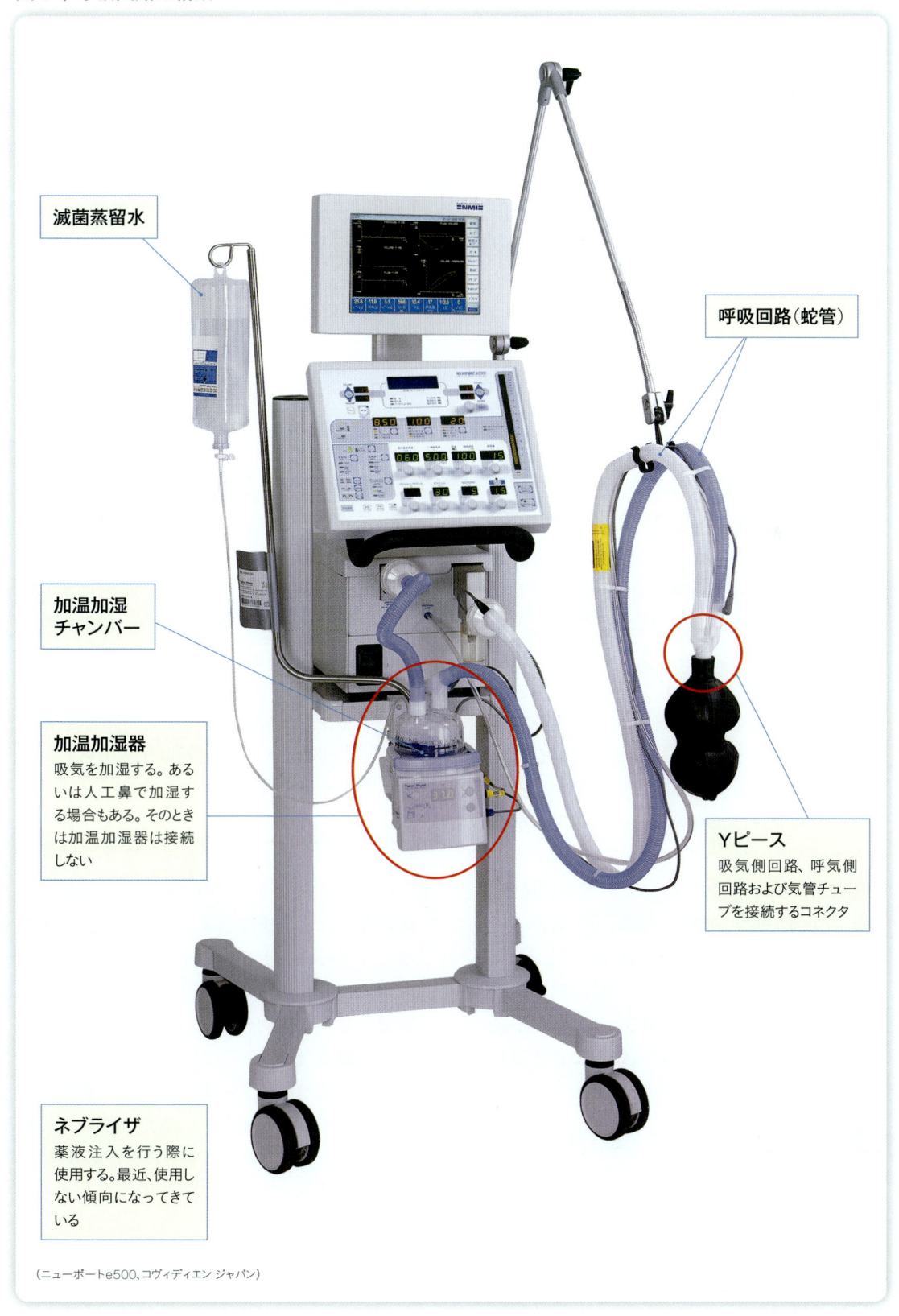

滅菌蒸留水

呼吸回路（蛇管）

加温加湿チャンバー

加温加湿器
吸気を加湿する。あるいは人工鼻で加湿する場合もある。そのときは加温加湿器は接続しない

Yピース
吸気側回路、呼気側回路および気管チューブを接続するコネクタ

ネブライザ
薬液注入を行う際に使用する。最近、使用しない傾向になってきている

（ニューポートe500、コヴィディエン ジャパン）

人工呼吸器の組み立て方 17

図2 | 基本的な呼吸回路

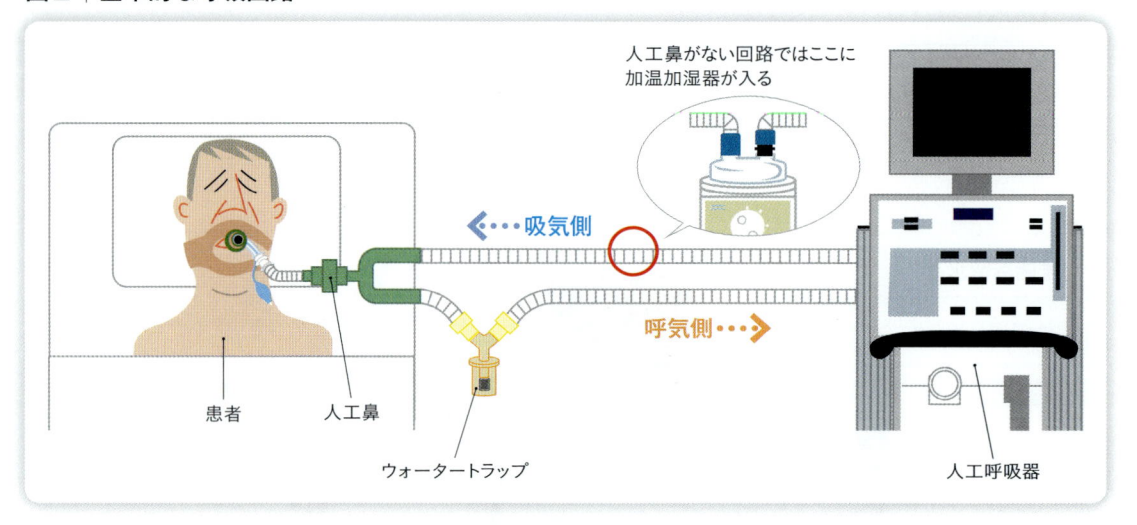

人工鼻がない回路ではここに加温加湿器が入る

吸気側

呼気側

患者　人工鼻　ウォータートラップ　人工呼吸器

呼吸回路を組み立てる

　呼吸回路は、人工呼吸器の種類によって異なりますが、基本的な構造は同じです。人工呼吸器本体から患者へとガスが送気される「吸気側」と、患者から吐き出されたガスが大気中へと排出される「呼気側」に大別できます。そして、それぞれ一方向にガスが流れるようになっています（**図2**）。ガスの流れさえ理解できれば、呼吸回路の全体像が把握できます。

　従来の人工呼吸器では、ほとんどの機種で、本体に「向かって右側が"吸気"」「向かって左側が"呼気"」と決まっていました。しかし、最近の機種のなかには、この左右が逆になっているものもあるため（**図3**）、注意する必要があります。吸気側、呼気側をよく確認しながら組み立てることが大切です。

1 呼吸回路の組み立て・取り付け

　呼吸回路はディスポーザブルタイプやリユーザブル（再使用）タイプ、また、梱包タイプや未梱包タイプなどさまざまな形で準備されています。それを組み立て、人工呼吸器本体に取り付けます（**図4**）。

　組み立てる際には、呼吸回路のねじれ・折れ曲がりなどを起こさないようにすることが重要です。呼吸回路にねじれ・折れ曲がりなどがあると患者に負荷がかかり、接続した気管チューブの外れ、折れ曲がり、または呼吸回路の亀裂、破損や接続不良などを招きやすくなります。接続部分は、ただ差し込むだけでなく、少し回しながら接続すると外れにくくなります（図4）。

2 ウォータートラップの位置の確認

　ウォータートラップの役割は、呼吸回路内に貯留した水分を除去することです。そのため、ウォータートラップを使用している呼吸回路では、その位置は呼吸回路の一番低い位置で、しかも下向きになっていることが大切です（**図5**）。

　ときどきウォータートラップが一番低い位置になっていなかったり、または横向きになっていたりするのを目にすることがあります。ここは、注意したいところです。

図3｜吸気側、呼気側の確認

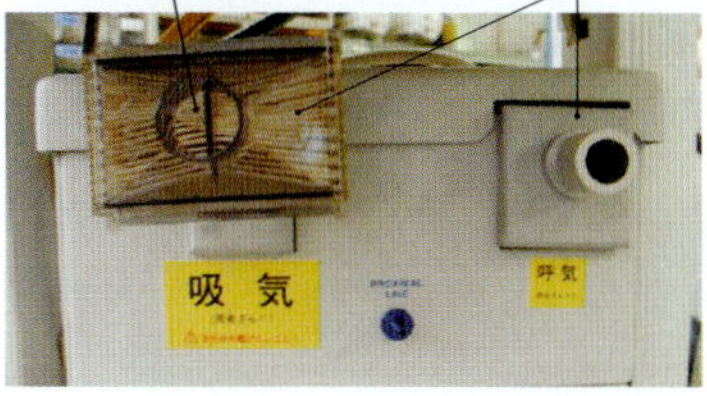

バクテリアフィルターが吸気側にとりつけてある機種もある

左右（吸気側、呼気側）が異なる場合があるので、必ず確認！

図4｜呼吸回路の組み立てと接続のポイント

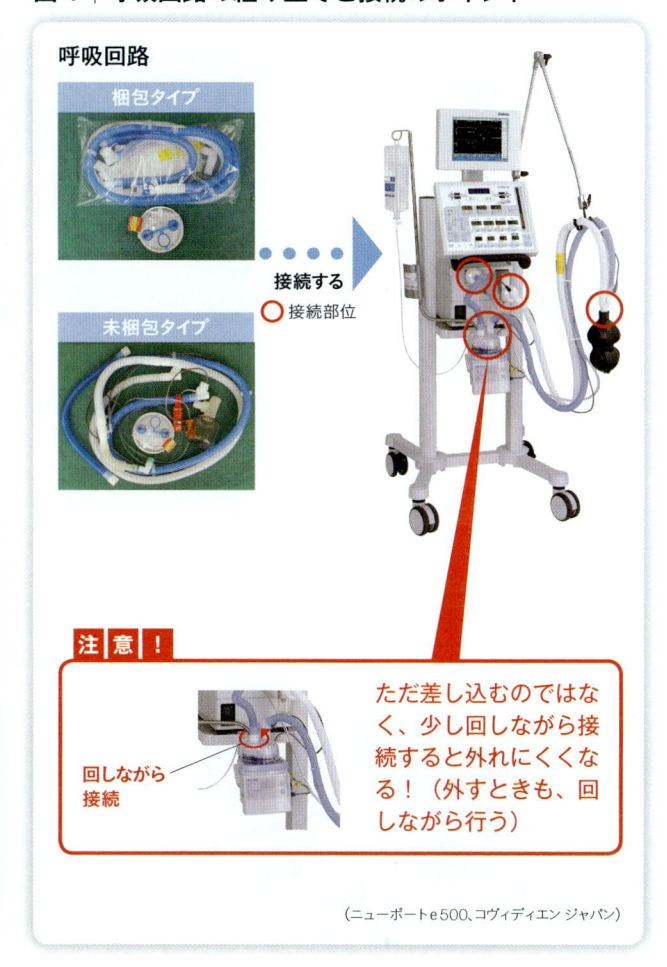

呼吸回路

梱包タイプ

未梱包タイプ

接続する　○ 接続部位

注意！
回しながら接続

ただ差し込むのではなく、少し回しながら接続すると外れにくくなる！（外すときも、回しながら行う）

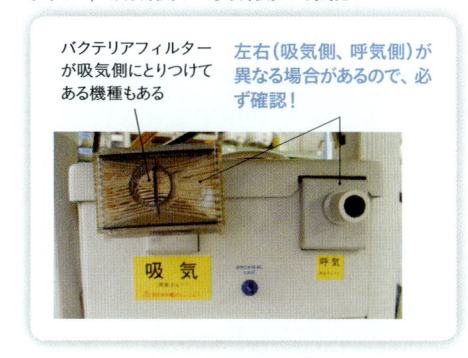

（ニューポートe500、コヴィディエン ジャパン）

図5｜ウォータートラップの位置と向き

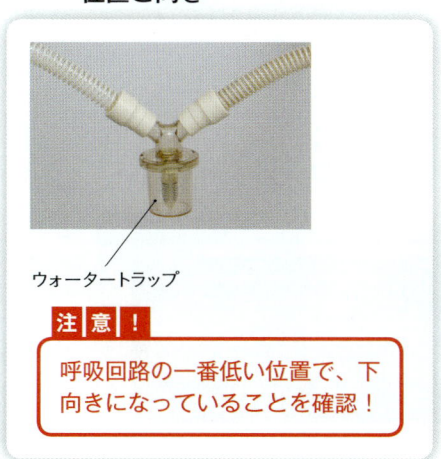

ウォータートラップ

注意！
呼吸回路の一番低い位置で、下向きになっていることを確認！

使用前点検（リークテスト）

　人工呼吸器のトラブルとして最も多く報告されているのは、「呼吸回路に関するトラブル」です[1]。具体的には、呼吸回路の接続不良や破損、亀裂などから起こる"リーク（漏れ）"などです。組み立てる際には、各接続部にゆるみや外れ、亀裂、破損などがないことを確認しながら行います。

　そして、呼吸回路を組み立てた後には、必ず呼吸回路からのリークがないかどうか確認します。呼吸回路からリークがあっては、適正な換気量を送ることができなくなってしまうからです。この確認を「リークテスト」といいます。リークテストは、**図6**のいずれかの方法を用いて、呼吸回路の先端部分（Yピースなど）を閉塞させてみることで、漏れがないか確認することです。必ず患者に装着する前に行うことが必要です。

人工呼吸器使用中のチェックポイント

1 ウォータートラップの再接続

　人工呼吸器使用中は、水分を除去するために、ウォータートラップを1日に何回も取り

人工呼吸器の組み立て方　19

PART 1　人工呼吸管理の基礎

図6 | リークテストの方法

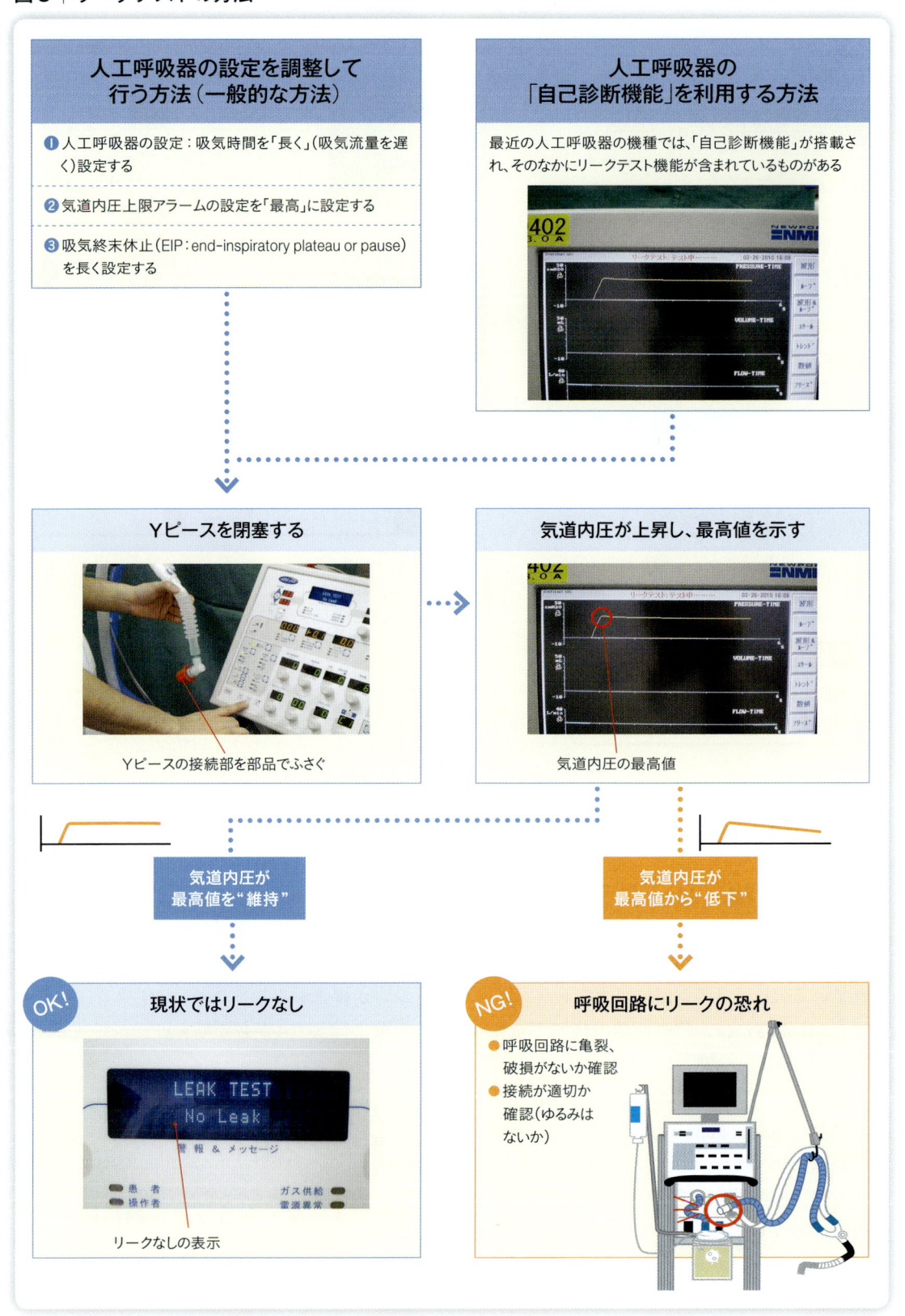

人工呼吸器の設定を調整して行う方法（一般的な方法）

① 人工呼吸器の設定：吸気時間を「長く」（吸気流量を遅く）設定する
② 気道内圧上限アラームの設定を「最高」に設定する
③ 吸気終末休止（EIP：end-inspiratory plateau or pause）を長く設定する

人工呼吸器の「自己診断機能」を利用する方法

最近の人工呼吸器の機種では、「自己診断機能」が搭載され、そのなかにリークテスト機能が含まれているものがある

Yピースを閉塞する

Yピースの接続部を部品でふさぐ

気道内圧が上昇し、最高値を示す

気道内圧の最高値

気道内圧が最高値を"維持"

気道内圧が最高値から"低下"

OK！ 現状ではリークなし

リークなしの表示

NG！ 呼吸回路にリークの恐れ

● 呼吸回路に亀裂、破損がないか確認
● 接続が適切か確認（ゆるみはないか）

20　PART 1　人工呼吸管理の基礎

図7｜ウォータートラップ取り扱い時の注意点

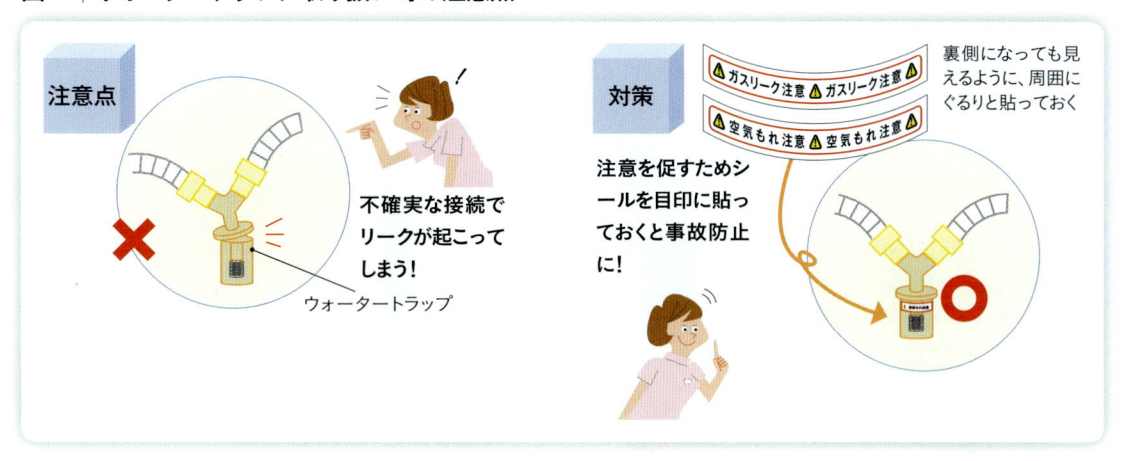

外し、再接続します。その際にカップ部分を確実に接続しないと、接続部位からエアが漏れる危険があります。

　厚生労働省からも、「人工呼吸器回路内のウォータートラップの取扱いに関する医療事故防止対策について[2]」という通知が出されました（平成21年3月）。この通知のなかに防止対策の1つとして、「ウォータートラップのカップ部分にラベルを貼付して、カップ部分を確実に接続するよう」注意喚起が行われています（図7）。

2 加温加湿器の取り扱い

　加温加湿チャンバーへ蒸留水を追加補給する際には、一般的には「加温加湿器の電源を入れたまま加温加湿チャンバーを呼吸回路から外し」「加温加湿チャンバーをバイパスして呼吸回路を直結したのち」「ガスポートより給水」する方法が用いられています（p.22 図8-1）。

　しかし、この方法では、給水後すみやかに加温加湿チャンバーのガスポートに呼吸回路を再接続しなかった場合には、加温加湿チャンバーのみが加温されて高温になります。この状態で呼吸回路を再接続すると高温のガスが一気に呼吸回路を介して気道まで送気されるため、気道内熱傷などの重篤な健康被害を引き起こす可能性があります。加えて、加温加湿チャンバーに蒸留水を給水するときに開放されたチャンバーのガスポートから、落下細菌がチャンバー内へ混入することによる呼吸回路内汚染のリスクも考えられます。

　このような加温加湿チャンバーへの蒸留水の補給時に関する事故を防止するため、厚生労働省からは「加温加湿器に係る使用上の注意等の改訂について[3]」（平成16年）という通知が出され、「加温加湿チャンバーに給水する際には、給水用ポートまたは持続的給水が可能な医療用具を用いて給水する」ことが推奨されています（図8-2）。従来の方法で行っている場合は、給水後すみやかに呼吸回路を再接続することを忘れないようにしましょう。

〈文献〉
1. 財団法人日本医療機能評価機構：人工呼吸器に関連した事故分類および事故発生場所；2008.
2. 厚生労働省医薬食品局安全対策課長通知：人工呼吸器回路内のウォータートラップの取扱いに関する医療事故防止対策について（医薬安発第0305001号、2009年3月5日）
3. 厚生労働省医薬食品局通知：加温加湿器に係る使用上の注意等の改訂について（薬食審査発第1126009号／薬食安発第1126001号、2004年11月26日）

人工呼吸器の組み立て方　21

図8 | 加温加湿チャンバー：給水時の注意点

1 従来より行われているが、注意したい給水方法

❶ 加温加湿チャンバーを呼吸器回路から外す（電源は入ったままである）
❷ 呼吸器回路を一度直結させる（バイパス。換気自体はできる）
❸ ガスポートより給水する

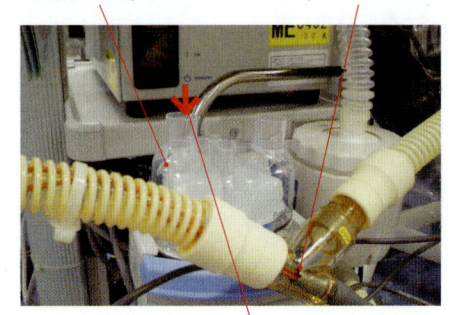

なぜ危険？
- 加温加湿チャンバーをすぐに再接続しないと、電源が入りっぱなしであるため加温されて高温になる。
- 高温になった状態で再接続すると、気道内熱傷の恐れがある。
- ガスポート接続を解除した際、落下細菌がチャンバー内に混入することによって、呼吸回路内が汚染されるリスクもある。

2 望ましい給水方法

給水ポートのある製品を用いる

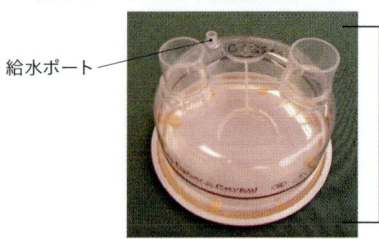

給水ポート
加温加湿チャンバー

自動給水のできる製品を用いる

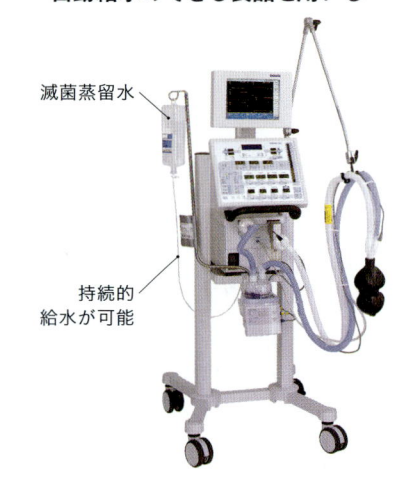

滅菌蒸留水
持続的給水が可能

ここをチェック！

1 ウォータートラップの位置と向き
- ウォータートラップの位置は呼吸回路の一番低い位置で、しかも下向きになっていることが大切である。

2 ウォータートラップのカップが外れていないか
- ウォータートラップのカップ部分は、リークの原因になり、事故が報告されている。注意喚起ラベルを貼付して注意を促す。

3 給水後、呼吸回路をすみやかに再接続する
- 加温加湿チャンバーをバイパスして給水する場合には、呼吸回路の高温化を防ぐため、給水後すみやかに呼吸回路を再接続する。

COLUMN

おさえておきたい呼吸器の構造①：気道系の理解

呼吸は、鼻や口から気道を介して空気が肺に取り込まれる「吸気」と、肺胞と毛細血管の間で取り込まれた空気に含まれる酸素（O_2）と血液に含まれる二酸化炭素（CO_2）が交換される「ガス交換」、そして、肺胞に排泄された二酸化炭素が気道を介して鼻や口から放出される「呼気」の3段階からなります。

気道系は、上気道（鼻・口から声帯まで）と下気道（声帯から肺胞まで）の2つに分かれています。

鼻（鼻腔）は、肺内に取り込む空気の加温・加湿を行っています。人工呼吸器装着患者の場合、気管チューブなどから、空気・酸素を直接気管に送り込むため、加温加湿器が必要となります（→p.76）。

気管は、気管分岐部で左右の気管支（左・右主気管支）に分かれます。分岐の角度は、小児では左右ほぼ同等ですが、成人では右主気管支のほうが緩くなっているのが特徴です。そのため、気管チューブを進めすぎると、右側に入りやすいといえます。

なお、気管・気管支の壁には線毛があります。線毛は、分泌物を細かな運動によって近位方向に運んでいますが、気管チューブが挿入されていると、そこから先に分泌物を運べません。気管チューブ付近に痰が貯留しやすいのは、そのためです。

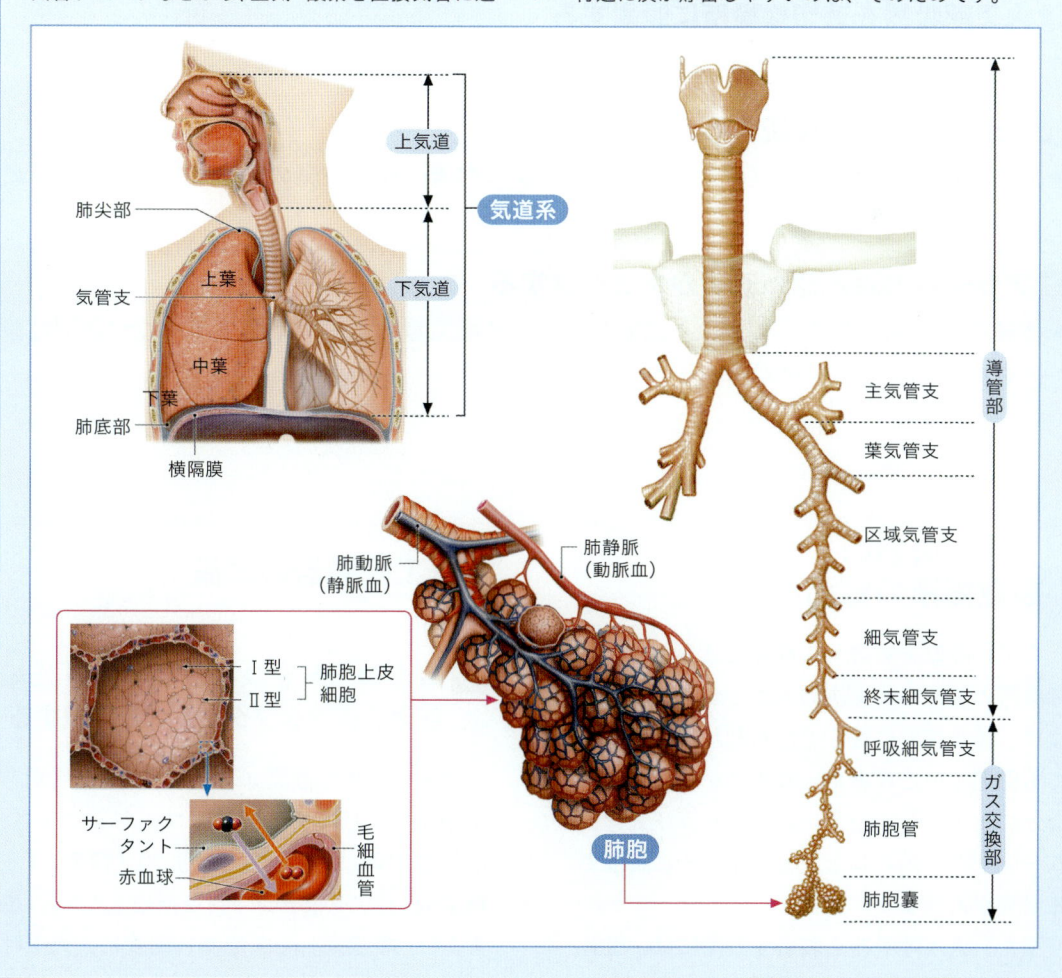

イラストレーション：村上寛人

人工呼吸器の組み立て方

PART1　人工呼吸管理の基礎

人工呼吸器の準備、安全確認とアラーム設定

瓜生伸一

ここがポイント！

1 人工呼吸器を適切な場所に設置する
- 気管チューブのねじれや折れ曲がりがないか、または引っ張られないように設置する。

2 駆動源に正しく接続する
- 無停電電源コンセント（赤コンセント）および酸素、圧縮空気の医療ガス配管端末器に間違いなく接続する。

3 アラームの設定値が適切かチェックする
- 気道内圧（回路内圧）または一回換気量（分時換気量）上限／下限アラームが適切に設定されているかどうか確認する。

人工呼吸器の設置場所の確認

　人工呼吸器を装着する場合には、まず人工呼吸器の設置場所を決めることが必要になります。装着患者に対して左右どちらに設置しても問題ないとは考えられますが、気管吸引などのケアを行いやすい場所、および気管チューブが引っ張られないような場所に設置する必要があります。
　また、人工呼吸器を装着する際には、患者とのコミュニケーションを図りながら、主に**表1**の点を確認し、チェックリストに記載していきましょう。

人工呼吸器の準備

1 電源コードをつなぎ「酸素」「圧縮空気」にアダプタプラグを接続する

　まず、無停電電源コンセント（瞬時特別非常用電源、UPS）*」に電源コードをつなぎ、配管端末器（アウトレット）の「酸素」「圧縮空気」にアダプタプラグを接続します。「酸素」「圧縮空気」の医療ガス配管に、人工呼吸器から延びているホースアセンブリを間違いなく接続することが大切です。
　このとき注意しなければならないのは、ホースアセンブリの先端についているアダプタ

＊　UPS：uninterruptible power supply（無停電電源装置）

表1｜人工呼吸器装着の際に注意する点

- 気管チューブの固定位置に異常（皮膚潰瘍など）はないか？
- 呼吸回路との接続部分にねじれ・折れ曲がりはないか？
- 人工呼吸器は設定条件どおりに作動しているか？
- アラームの設定値は適切か？
- 呼吸音、胸郭の動きはどうか？

図1｜誤接続防止の仕組み（ピン方式）

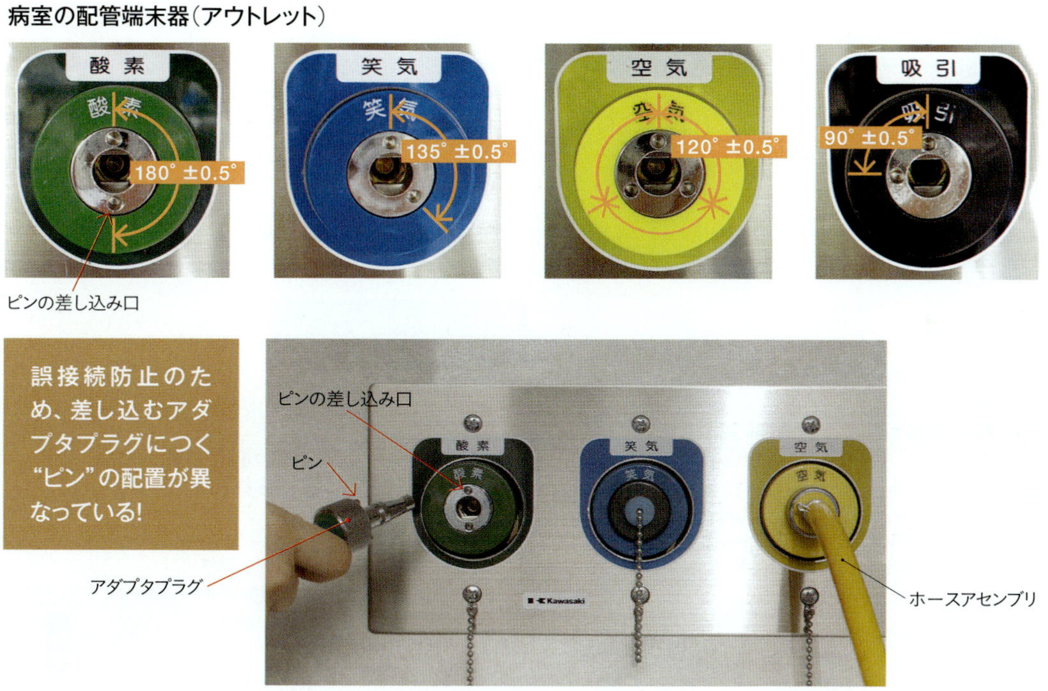

病室の配管端末器（アウトレット）

酸素 180°±0.5°／笑気 135°±0.5°／空気 120°±0.5°／吸引 90°±0.5°

ピンの差し込み口

誤接続防止のため、差し込むアダプタプラグにつく"ピン"の配置が異なっている！

ピンの差し込み口／ピン／アダプタプラグ／ホースアセンブリ

プラグの"ピン"が破損していないことを確認することです。

このピンは、JIS T 7101「医療ガス配管設備」で、医療ガスの種類によって配管端末器のピンの差し込み口と配列角度が決まっており、誤接続できないようになっています（図1）。そのため、アダプタプラグのピンが破損してしまうと医療ガスの種類に関係なくどの配管端末器にも接続できてしまう危険性があります。接続する前に、必ずピンが破損していないことを確認してください。

また、配管端末器は、医療ガスの種類によって色別に区分（酸素は「緑」、圧縮空気は「黄」）され、配管端末器の見やすいところにガス名や記号が表示されています。確認して間違いなく接続しましょう。

2 電源を入れる

接続が完了したら、本体の電源を入れます。電源スイッチはカバーで覆われたり、本体の裏側にあったりと、見つけにくいことがあります。これは不用意に電源オフにできないようにするためです。人工呼吸器の電源供給の停止は致命的です。電源は必ず「赤」の無停

人工呼吸器の準備、安全確認とアラーム設定　25

図2 | 非常電源の種類

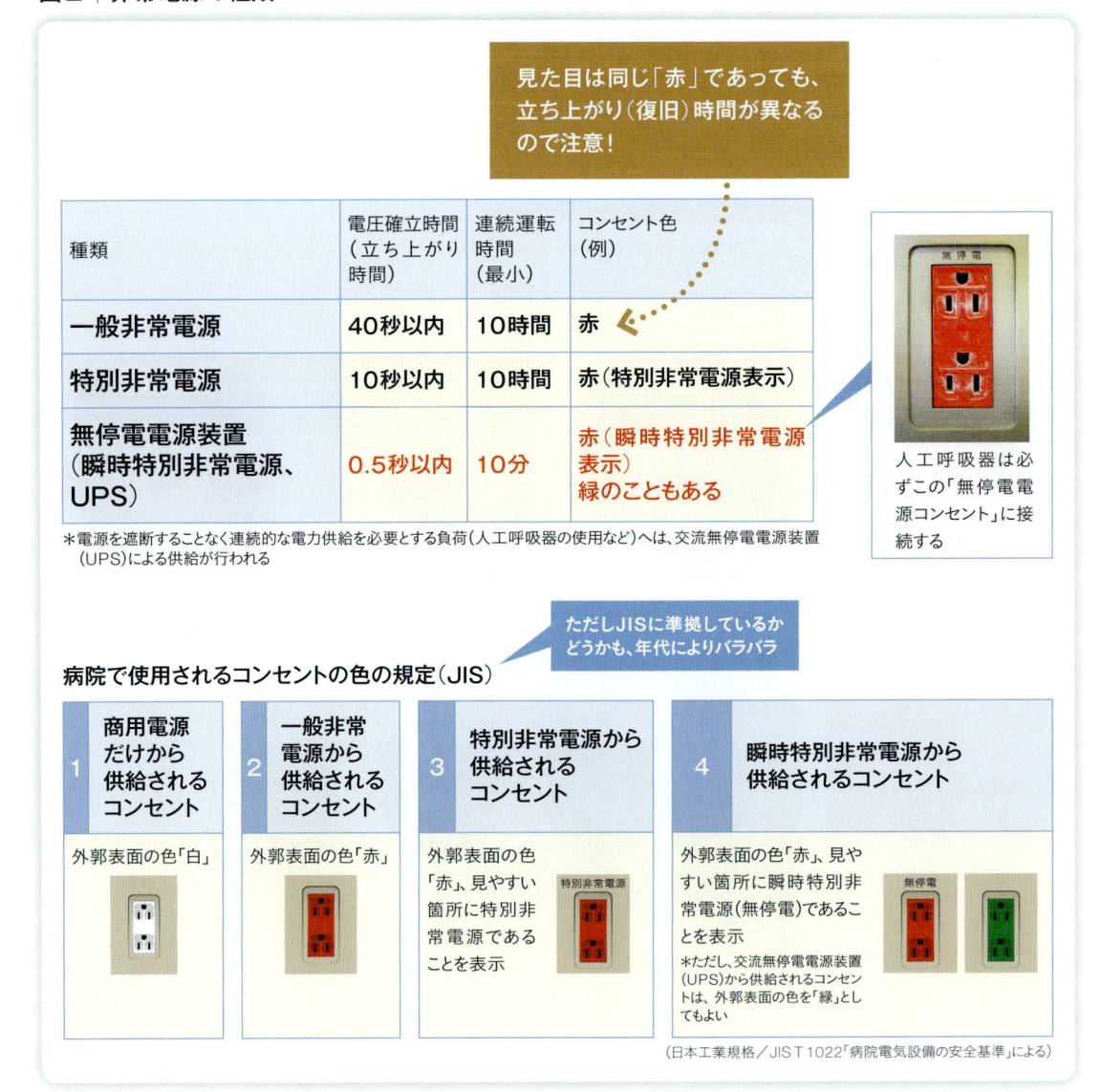

見た目は同じ「赤」であっても、立ち上がり（復旧）時間が異なるので注意！

種類	電圧確立時間（立ち上がり時間）	連続運転時間（最小）	コンセント色（例）
一般非常電源	40秒以内	10時間	赤
特別非常電源	10秒以内	10時間	赤（特別非常電源表示）
無停電電源装置（瞬時特別非常電源、UPS）	0.5秒以内	10分	赤（瞬時特別非常電源表示）緑のこともある

＊電源を遮断することなく連続的な電力供給を必要とする負荷（人工呼吸器の使用など）へは、交流無停電電源装置（UPS）による供給が行われる

人工呼吸器は必ずこの「無停電電源コンセント」に接続する

病院で使用されるコンセントの色の規定（JIS）

ただしJISに準拠しているかどうかも、年代によりバラバラ

1. **商用電源だけから供給されるコンセント** — 外郭表面の色「白」
2. **一般非常電源から供給されるコンセント** — 外郭表面の色「赤」
3. **特別非常電源から供給されるコンセント** — 外郭表面の色「赤」、見やすい箇所に特別非常電源であることを表示
4. **瞬時特別非常電源から供給されるコンセント** — 外郭表面の色「赤」、見やすい箇所に瞬時特別非常電源（無停電）であることを表示
   ＊ただし、交流無停電電源装置（UPS）から供給されるコンセントは、外郭表面の色を「緑」としてもよい

（日本工業規格／JIS T 1022「病院電気設備の安全基準」による）

電電源コンセントに接続されているかどうかを確認します（**図2**）。

特に、使用するコンセントの色について「赤」とだけ覚えていると、誤りの原因になります。例えば病院電気設備の安全基準（JIS T 1022）では各種非常電源のコンセントの外郭表面は"すべて"赤であり、誤って接続することも考えられます。この間違いを防ぐために、病院によっては、無停電電源コンセント"以外"の非常電源を、他の色（黒または茶）にしているところもあります。そのような病院では**間違いなく赤コンセントに接続**してください。

年代や建物によって色がまったく逆になっている場合もあります。災害の場合などにとまどわないよう、まずは自分の施設のコンセントの色をしっかり把握しておくことが必要です。

電源を入れた直後、設定の前に、「自己診断」「回路チェック」などを行う機種もあります。

図3｜テスト肺の接続

人工呼吸器の動作確認に用いる
"患者の肺の代わり"

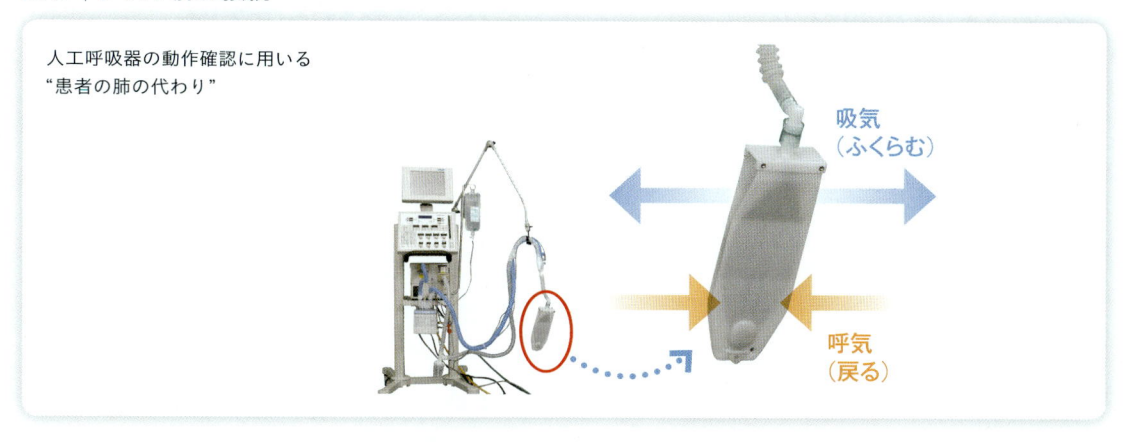

吸気（ふくらむ）
呼気（戻る）

図4｜気道内圧上限／下限アラームの設定

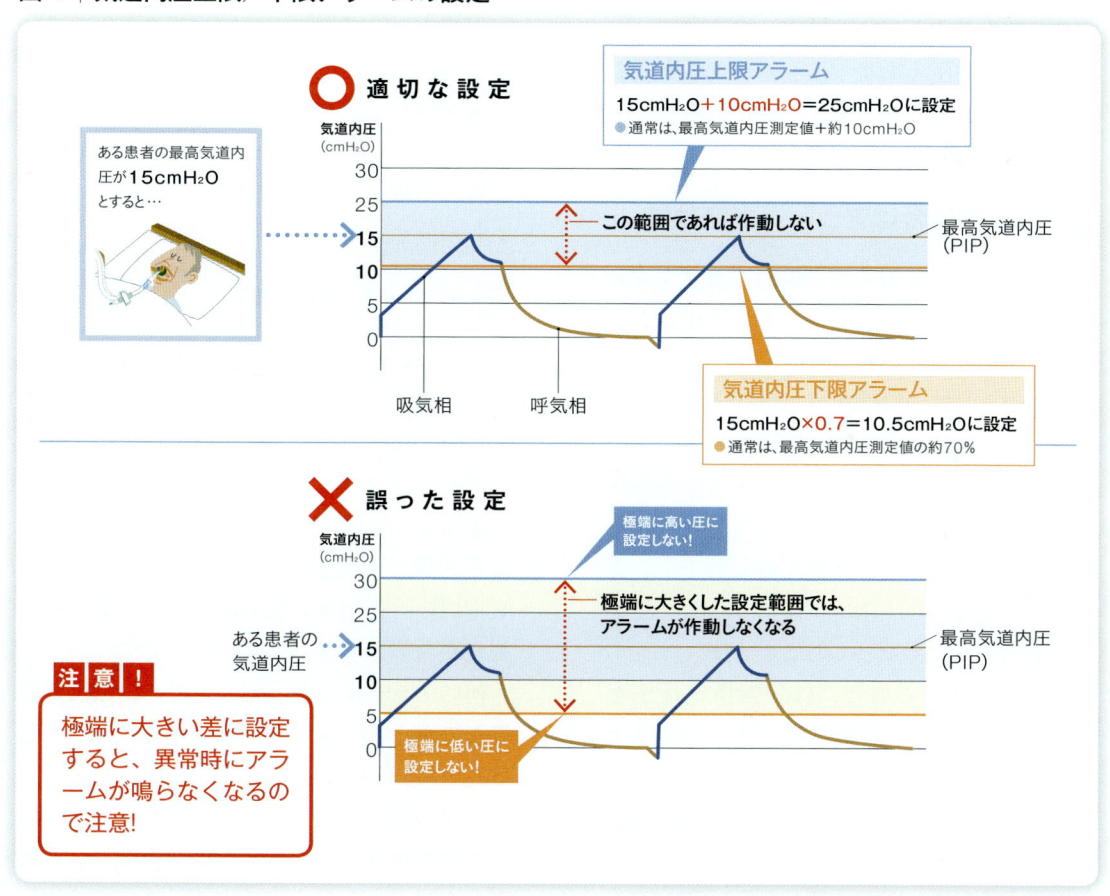

○ 適切な設定

ある患者の最高気道内圧が15cmH₂Oとすると…

気道内圧上限アラーム
15cmH₂O＋10cmH₂O＝25cmH₂Oに設定
● 通常は、最高気道内圧測定値＋約10cmH₂O

この範囲であれば作動しない

最高気道内圧（PIP）

吸気相　呼気相

気道内圧下限アラーム
15cmH₂O×0.7＝10.5cmH₂Oに設定
● 通常は、最高気道内圧測定値の約70％

✗ 誤った設定

ある患者の気道内圧

極端に高い圧に設定しない！

極端に大きくした設定範囲では、アラームが作動しなくなる

極端に低い圧に設定しない！

最高気道内圧（PIP）

注意！
極端に大きい差に設定すると、異常時にアラームが鳴らなくなるので注意！

3 テスト肺を接続する

　設定をするときには、たいていテスト肺を接続しながら行います（**図3**）。呼吸回路に接続するものであるため、清潔なもの、またはフィルターを介して接続しましょう。

アラームの範囲の適切な設定

人工呼吸器の使用中には、人工呼吸器または患者自身の異常を知らせるために、アラームを適切に設定することが重要になります。

アラームにはさまざまなものがありますが、特に重要な「気道内圧上限／下限アラーム」のポイントを解説します。

1 気道内圧上限／下限アラームの設定

気道内圧（回路内圧）上限／下限アラーム（図4）は、装着中の最高気道内圧を基準として、その上限と下限を設定します。

最高気道内圧とあまりにも差が大きすぎると、異常が発生してもアラームが作動しなくなってしまうので注意します。

2 PCVの場合はアラームが無効に

ただし、この気道内圧上限／下限アラームは、選択されている換気モードの種類により無効になってしまいます。

例えば「圧規定換気（PCV：pressure controll ventilation、図5-1）」という換気モードは、肺のコンプライアンスや気道抵抗の変化、あるいは多少の漏れ（リーク）があっても"一定の圧"を維持するものです。そのため、気道内圧上限／下限アラームを設定しても意味がなくなってしまいます。

そこで、PCVの場合には一回換気量または分時換気量など、"換気量自体"を観察することが大切です。換気量に関するアラーム（「一回換気量低下アラーム」「分時換気量低下アラーム」など）を中心にチェックします。

一方、換気モードが「量規定換気（VCV：volume control ventilation、図5-2）」ならば、気道内圧上限／下限アラームは有効です。

そのため、アラーム設定を確認するときには、設定された換気モードが何かも確認しておく必要があります。

人工呼吸器使用中の安全確認

1 日常の安全点検

人工呼吸器装着患者の安全を確保するには、人工呼吸器を適切に点検することが重要です。それらを行うことで、人工呼吸器および患者の異常を早期発見し、早期対処につながります。

五感（目で見る・耳で聞く・手で触れる・鼻でにおいを嗅ぐ）を使って、患者、および人工呼吸器をよく観察することが大切です。

点検後には必ず院内規定の「チェックリスト」（表2：チェック項目の例）に記載して、記録を残しておきます。これらは、定期的に行うだけでなく、検査や体位変換、入浴などで患者の移動が生じた際にも、必ず行うことを心がけてください。

2 アラームへの対応

アラームが作動した場合によく目にする光景は、先にアラームが作動している方向（人工呼吸器自体）に注意が行ってしまい、患者への対応が後回しになってしまうことです。

大切なことは、患者の「胸の動き」「顔の色」など状態に変化がないかを確認したうえで、気道内圧、換気量の表示値、モニタ測定値に変化がないかチェックすることです。

何のアラームが鳴っているのか、原因は患者なのか、人工呼吸器なのかを確認します（図6）。ひと目で人工呼吸器の異常が発見できない場合には、すぐにバッグバルブマスクなどの用手換気に切り換えて換気させ、その後、応援を呼ぶことが大切です。トラブルの原因追求に時間をかけないようにしてください。

加えて、アラームが頻回に作動した場合、「また鳴っている！」「よく鳴るのよね」などと、変に慣れてしまっていることが多いようです。しかし、アラームが作動しているとい

図5 | アラームで注意したい換気モード

1 圧規定換気（PCV）の特徴

【PCV】＝pressure control ventilation、プレッシャーコントロール、
圧規定式（定圧式、従圧式）調節換気

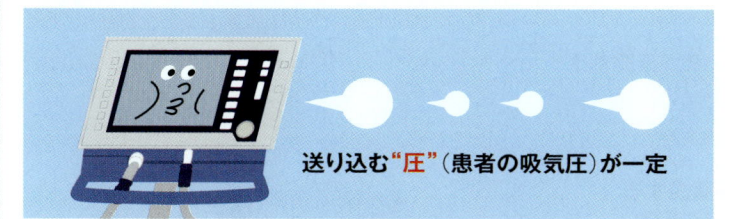

送り込む"圧"（患者の吸気圧）が一定

注意！
PCVでは圧が一定に調整されているため、気道内圧上限／下限アラームを設定することに"意味はない"！

- 多少の漏れ（リーク）があっても一定の圧を維持することができる
- 肺コンプライアンス、気道抵抗が変化しても、一定の圧を維持することができる
- 肺コンプライアンス、気道抵抗に変化があった場合には、一回換気量が変化する

2 量規定換気（VCV）の特徴

【VCV】＝volume control ventilation、ボリュームコントロール、
量規定式（定量式、従量式）調節換気

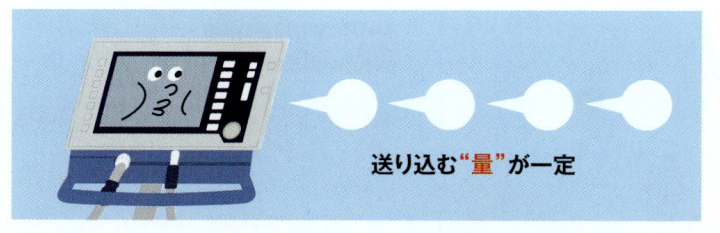

送り込む"量"が一定

- 漏れ（リーク）があった場合には、適正な一回換気量を供給できない
- 肺コンプライアンス、気道抵抗が変化しても、一回換気量は適正に供給される
- 肺コンプライアンス、気道抵抗に変化があった場合には、気道内圧（回路内圧）が変化する（アラームにて監視する必要がある）

うことは、患者または人工呼吸器のどちらかに異常が起こっているということです。すぐに駆けつけ、患者の状態に変化が起こっていないかどうかを確認し、適切な処置を行わなければなりません。

3 呼吸回路の交換

使用中の呼吸回路は、患者の呼気ガスや気道分泌物中の細菌などにより汚染されやすいため、従来は定期的（1週間に1回、または2週間に1回など）に交換されていました。
しかし、現在では、定期的な呼吸回路の交

表2 | 日常点検項目（チェック項目の例）

1 患者の状態変化はないか？
- □ 胸の動きに異常はないか？
- □ 顔の色に異常はないか？
- □ ファイティングなどは発生していないか？

2 気道内圧、換気量の表示値などに変化はないか？

3 モニタ測定値に変化はないか？

ファイティング＝人工呼吸器の出す吸気と、患者の吸気が合わずに、ぶつかっている状態

図6｜アラームが鳴ったときの対応の流れ

```
ただちに駆けつける
      ↓
何のアラームが鳴っているか確認する
      ↓
アラームの原因を確認する
（患者、機器設定、接続部）
  ○ 患者
  ○ 機器設定
  ○ 接続部
```

原因が判明 → **アラームの原因を解消する**
原因解消後は、必ず気道内圧または一回換気量が通常の値になっていることを確認する

原因が判明しない → **用手換気、応援を呼ぶ**
原因追求に時間をかけず、ただちに用手換気を行う

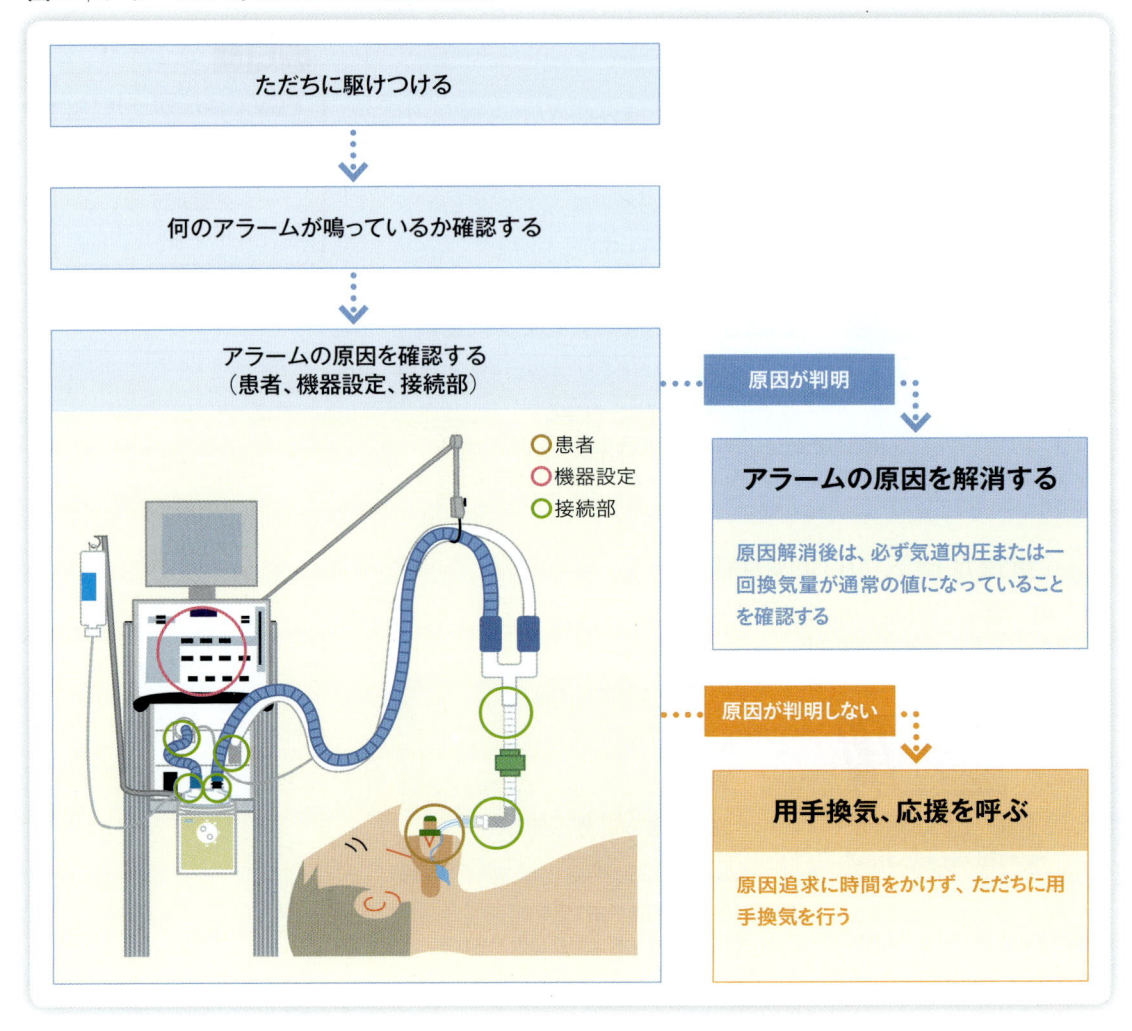

換は必要ないと考えられています。それは、2003年度のCDC（Centers for Disease Control and Prevention：米国疾病管理予防センター）ガイドラインで、個々の患者に使用中の呼吸回路は、継続して使われることを基本とし、「ルーチンの交換はしないこと」「汚染が肉眼で確認されたり作動不良をきたしたりした場合には呼吸回路を交換すること」と勧告されたためです[1]。

呼吸回路を長時間大気中に開放すると、それだけ細菌が呼吸回路内へ混入することになり、回路内の汚染につながります。したがって、呼吸回路内を大気中に開放する時間をできる限り少なくすることが感染対策につながります。

呼吸回路を交換する必要が生じた場合には、人工呼吸器・呼吸回路をよく理解している者が、2人以上で用手換気を実施しながら行うことが重要です。

また、呼吸回路を交換する際には、交換する前後の気道内圧または換気量などの測定値に変化がないかどうか確認することも大切です（図7）。この確認を怠ると、新しく交換した呼吸回路に異常があっても発見することが困難になります。必ず交換する「前」と「後」の気道内圧、または換気量を確認しましょう。

図7｜呼吸回路交換時のよい例・悪い例

◯ よい例

1 呼吸回路を交換する「前」の気道内圧を確認したところ、15cmH₂Oを示していた

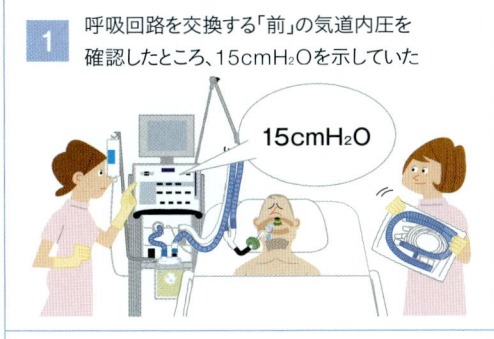

2 呼吸回路を交換した「後」の気道内圧を確認したところ、10cmH₂Oを示していた

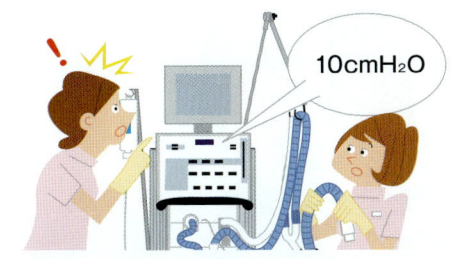

危険な状況が見抜けた！ 気道内圧が15cmH₂Oから10cmH₂Oに低下しているため、新しく交換した呼吸回路からの漏れ(リーク)が考えられる。

✕ 悪い例

1 呼吸回路を交換する「前」の気道内圧の確認を"怠っていた"

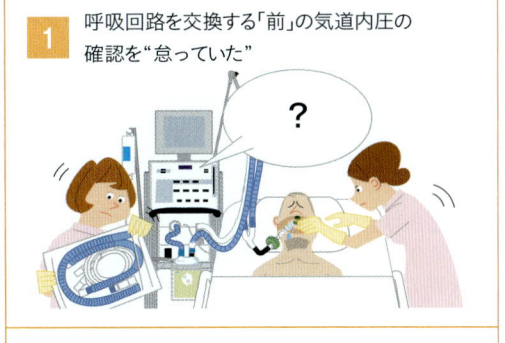

2 呼吸回路を交換した「後」の気道内圧を確認したところ、10cmH₂Oを示していた

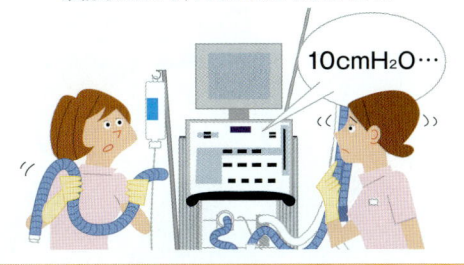

危険な状況が見抜けなかった！ 新しく交換した呼吸回路での気道内圧(10cmH₂O)が正常と思い込み、漏れ(リーク)があることが判断できていない。

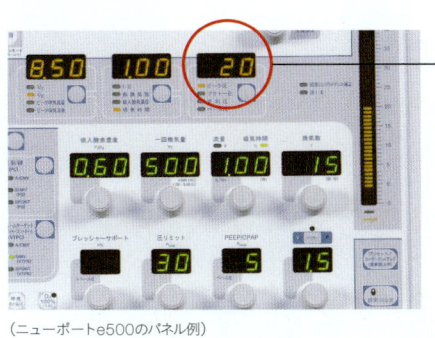

気道内圧（ここでは20cmH₂O）

注意！ 気道内圧は数値で確認。その推移を必ずチェックしたい！

(ニューポートe500のパネル例)

〈引用文献〉
1. CDC:Guidelines for Preventing Health-Care-Associated Pneumonia,2003.New Trends in Safety Infection Control 3,2005.

人工呼吸器の準備、安全確認とアラーム設定

COLUMN

おさえておきたい呼吸器の構造②：肺の理解

肺は、肺葉（右側は3つ、左側は2つ）に分かれ、さらに細かく肺区域に分かれていきます。肺の分葉と、気管支の区域は対応しています。

肺胞と毛細血管の間は「間質」と呼ばれ、少量の水（組織間液）が存在しています。組織間液は、通常、毛細血管から漏出し、リンパ液として排出されますが、漏出量が排出量を上回って過剰に水がたまった状態が肺水腫です。

肺胞内は空気で満たされていますが、組織間液による表面張力（表面積を小さくしようとする性質）の影響により、常に萎縮しようとしています。肺胞の萎縮（あるいは分泌物の貯留）が原因で、肺胞内に空気がなくなった状態が無気肺です。肺胞の萎縮を防ぐべく、表面張力を和らげるのが、肺胞上皮細胞（Ⅱ型）によって分泌されるサーファクタントと呼ばれるリン脂質を主体とする物質です。

なお、肺には、「肺動脈系」「気管支動脈系」「リンパ系」と呼ばれる3つの脈管系があります。肺動脈系はガス交換に、気管支動脈は肺への栄養補給に、リンパ系は組織間液の排出に、それぞれかかわっています。

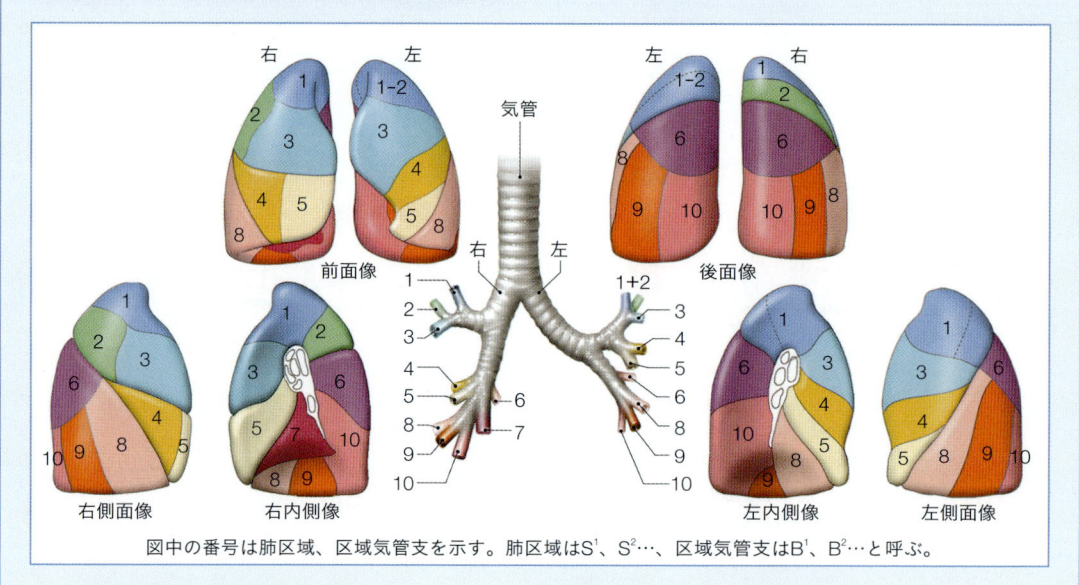

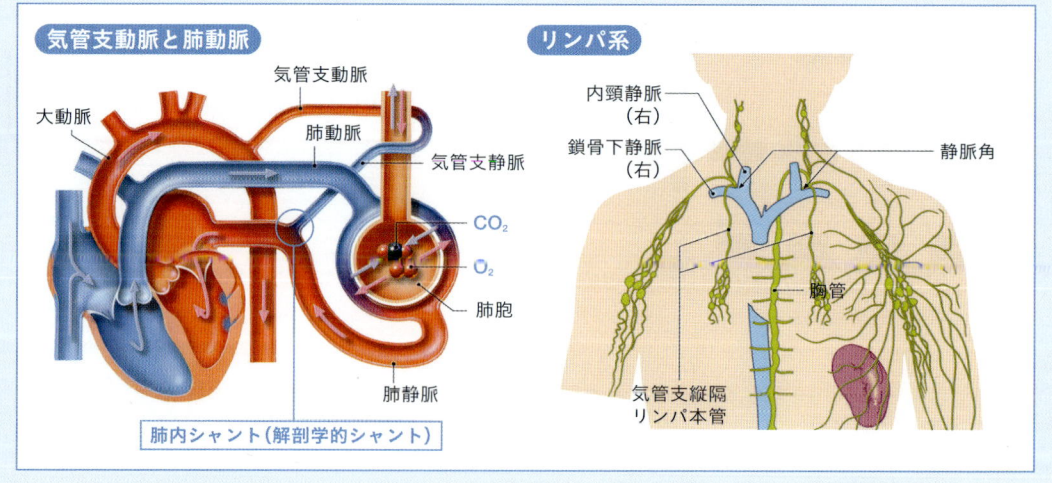

図中の番号は肺区域、区域気管支を示す。肺区域はS¹、S²…、区域気管支はB¹、B²…と呼ぶ。

気管支動脈と肺動脈

肺内シャント（解剖学的シャント）

リンパ系

イラストレーション：村上寛人

PART1　人工呼吸管理の基礎

気管挿管の方法とナースの介助

磨田　裕

ここがポイント！

1 緊急挿管に備え、物品を準備・点検する
- 気管挿管は緊急で行われることもある。そのため、常に救急カートの物品・薬品などはいつでも使えるように点検しておく。
- チェックリストを作成しておき、不足分があればただちに補充する。故障物品があればただちに修理に出し、代替器具を配置する。
- 電池を使う器具（喉頭鏡、エアウェイスコープなど）は必ず予備電池も準備しておく。

2 使い方を把握しておく
- これらの物品は"そこにある"だけでなく"すぐ、確実に使える"ことが大切である。そのためにも、喉頭鏡の組み立て方、バッグバルブマスクやジャクソンリース回路の点検と使い方など、日頃からトレーニングを積んでおく。

　気管挿管は気管にチューブを入れてガス（空気）の通り道を作るもので、気道を確保するために最も確実な方法です。気管挿管には「経口気管挿管」と「経鼻気管挿管」がありますが、ほとんどは口からチューブを入れる経口気管挿管が選択されます。なお、長期の場合は、気管切開が行われる場合もあります。

物品・器具・装置の準備

　気管挿管を行う際には、気管チューブ、喉頭鏡などが必須です。その他、物品・器具・装置を図1に示します。

1 枕

　気管挿管操作での枕の位置は、いわゆる「肩枕」ではなく、頭部が少し高くなるように「頭の下」に入れます。通常の枕でなく、ふわふわせず安定性のよい円座などが使用されます。

2 用手換気装置

　気管挿管の前はマスクによる換気が必要です。そして気管挿管後も、人工呼吸器に接続するまでは用手換気が必要です。用手換気装置には「バッグバルブマスク」（BVM、代表的なものはアンビュー®バッグ）と「ジャクソンリース回路」があります。この2つは仕

図1 | 気管挿管の必要物品・器具・装置

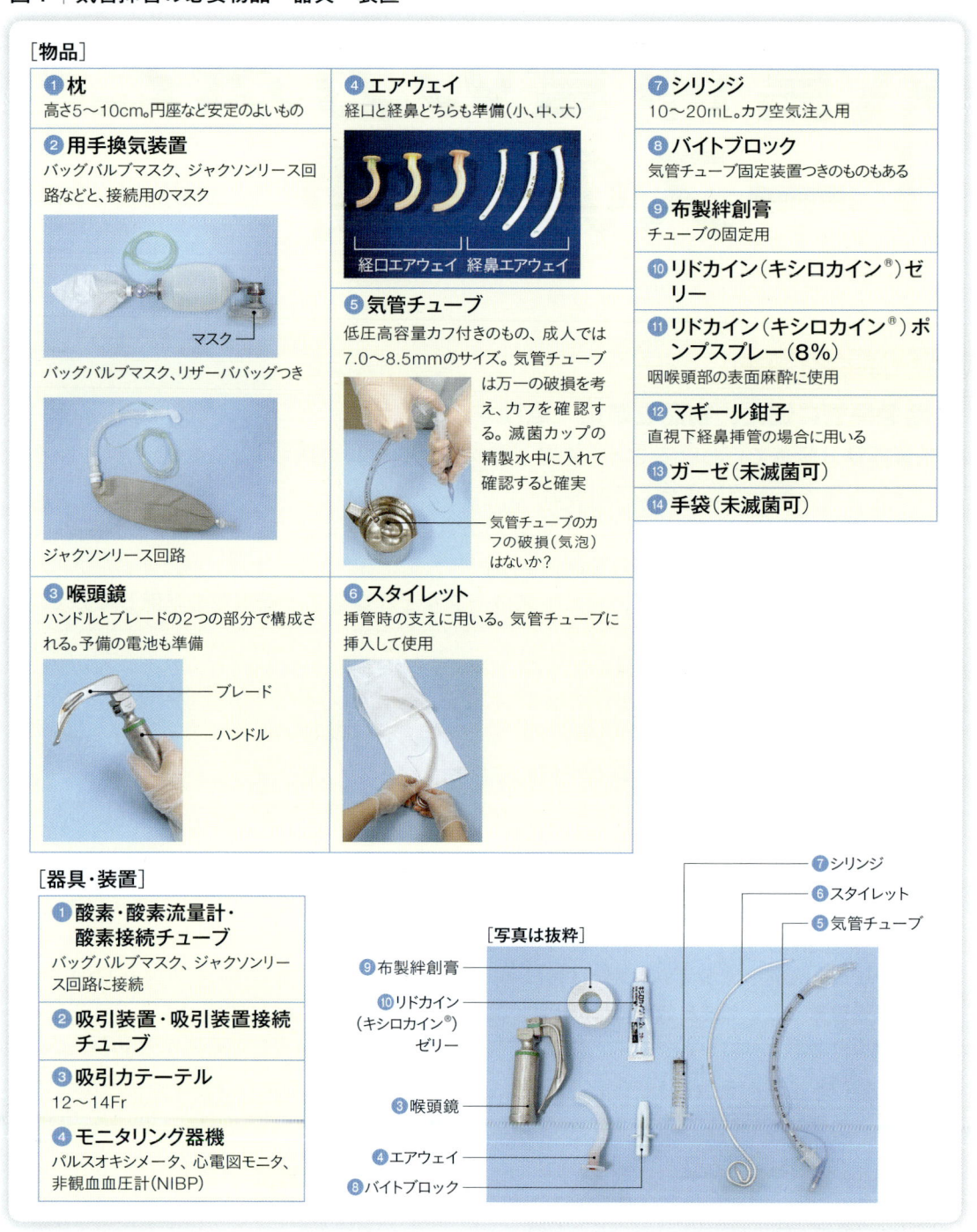

[物品]

①枕
高さ5〜10cm。円座など安定のよいもの

②用手換気装置
バッグバルブマスク、ジャクソンリース回路などと、接続用のマスク

バッグバルブマスク、リザーバーバッグつき
ジャクソンリース回路

③喉頭鏡
ハンドルとブレードの2つの部分で構成される。予備の電池も準備

④エアウェイ
経口と経鼻どちらも準備(小、中、大)
経口エアウェイ　経鼻エアウェイ

⑤気管チューブ
低圧高容量カフ付きのもの、成人では7.0〜8.5mmのサイズ。気管チューブは万一の破損を考え、カフを確認する。滅菌カップの精製水中に入れて確認すると確実

気管チューブのカフの破損(気泡)はないか?

⑥スタイレット
挿管時の支えに用いる。気管チューブに挿入して使用

⑦シリンジ
10〜20mL。カフ空気注入用

⑧バイトブロック
気管チューブ固定装置つきのものもある

⑨布製絆創膏
チューブの固定用

⑩リドカイン(キシロカイン®)ゼリー

⑪リドカイン(キシロカイン®)ポンプスプレー(8%)
咽喉頭部の表面麻酔に使用

⑫マギール鉗子
直視下経鼻挿管の場合に用いる

⑬ガーゼ(未滅菌可)

⑭手袋(未滅菌可)

[器具・装置]

①酸素・酸素流量計・酸素接続チューブ
バッグバルブマスク、ジャクソンリース回路に接続

②吸引装置・吸引装置接続チューブ

③吸引カテーテル
12〜14Fr

④モニタリング器機
パルスオキシメータ、心電図モニタ、非観血血圧計(NIBP)

[写真は抜粋]
⑨布製絆創膏
⑩リドカイン(キシロカイン®)ゼリー
③喉頭鏡
④エアウェイ
⑧バイトブロック
⑦シリンジ
⑥スタイレット
⑤気管チューブ

組みが大きく違い、また使用上の注意点も違います(**表1**)。

酸素供給があるならば、ジャクソンリース回路を使うことが勧められます。故障(する部品)がほとんどないためです。ただし、ジャクソンリースをうまく使いこなすためにはトレーニングが必要です。

表1 | バッグバルブマスク（蘇生バッグ）とジャクソンリース回路の違い

	バッグバルブマスク（蘇生バッグ）	ジャクソンリース回路
ガス源（酸素）	不要	要
ガス（通常酸素）流量	0～10L/分	分時換気量の2～3倍（10～15L/分以上）
バッグの拡張	自動	ガス流入による
CO_2再呼吸	なし	あり（ガス流入量に依存）
高濃度の酸素吸入	リザーバを要す	容易
中等度濃度の酸素	酸素流量による	不可
肺の状態把握（コンプライアンス、抵抗）	わかりにくい	感じとりやすい
加圧圧力	わかりにくい（圧力計つきもある）	感じとりやすい
構造	一方向弁を持つ	単純
価格	高価	安価

（文献1、p.500より引用、一部改変）

図2 | 気管チューブのサイズ選択

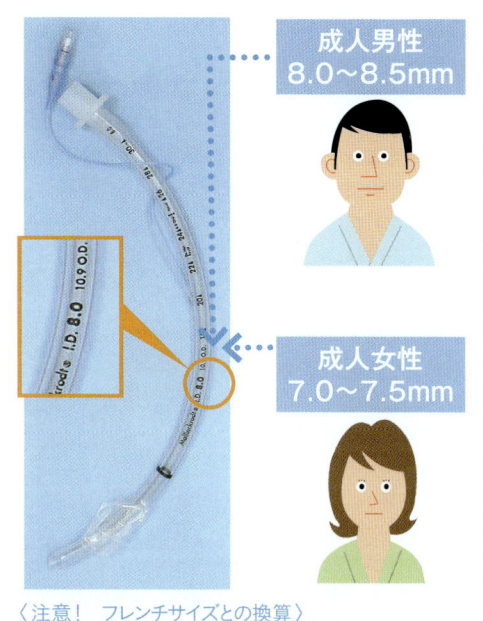

成人男性 8.0～8.5mm
成人女性 7.0～7.5mm

〈注意！ フレンチサイズとの換算〉
● 吸引カテーテルなどのサイズ基準はフレンチサイズ（Fr）である。これは外径（mm）×3で換算される
● 成人の気管チューブ（外径では10～12mm）をFrで表したとすると、およそ30～36Frに相当

注意！
気管チューブサイズの単位は「内径」「mm」です！

3 喉頭鏡

　柄の部分（ハンドル、電池が入っている）と、実際に口の中に入れる部分（ブレード、サイズがあり、通常はサイズ3～4を使用）から構成され、普段は2つに分離されています。使用するときは「カチッ」という音がするまで接続し、L字型にします。するとランプが点灯して、使用できる状態になります。
　ランプ切れや電池が少ないと使用できないので、必ず確認しましょう。
　使用後は2つに分離し、ブレードのみ洗浄、滅菌を行います。ブレードは少し弯曲しており、このタイプを「マッキントッシュ型」といいます。

4 エアウェイ

　自発呼吸をしているとき、マスク換気中に気道を開通させるために挿入して使用します。経口エアウェイは、挿入時、初めは逆向きに持って挿入し、口腔内に少し入ったところで180度回転させて、奥まで挿入します。
　経鼻エアウェイはキシロカイン®ゼリーを塗布して挿入します。

5 気管チューブ

　体格に応じたサイズ（太さ）のものが選択されます（**図2**）。なお、気管チューブサイズは、一般にチューブ内径の大きさがmmで表示されます。使用前には気管チューブのカ

気管挿管の方法とナースの介助　35

図3 | 気管挿管補助用具

ガムエラスティックブジー
- 先端がやわらかい長いスタイレット様の器具
- 喉頭展開（喉頭鏡で声門を見る操作）しにくいとき、先端だけをまず気管に挿管し、これをガイドに気管チューブを進める

気管支ファイバースコープ（ブロンコファイバースコープ）
- 気管支鏡で喉頭を観察しながら、気管支鏡を気管に挿管し、これをガイドに気管チューブを進める

エアウェイスコープ（AWS-S100）
- 喉頭鏡を使用せずに気管挿管を実施するための新しい器具（①）
- 携帯電話と同様の"小型液晶ビデオモニタ"のついた「本体」と、経口エアウェイに形状が似た「イントロック」（ITL-S）とで構成される（接続して用いる）
- ②のような状態で装置を口腔内に進めると、液晶画面上に声帯が見えてくる。画面上のターゲットマークに声帯部分を合わせ、その位置で気管チューブを進めると、気管チューブは気管方向に進行し、気管挿管できる

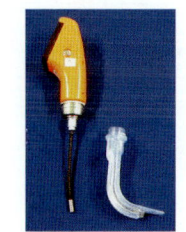

①エアウェイスコープ（左）とイントロック（ディスポーザブルのパーツ）

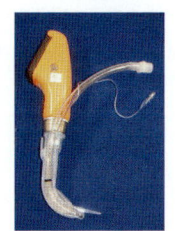

②本体とイントロックを接続して気管チューブをセットしたところ

フを膨らませて、破れていないことを確認しておきます（図1-❺）。確認後は、気管チューブ先端からカフ部分あたりにキシロカイン®ゼリー（または潤滑ゼリー）を塗布しておきます。アルコールによる破損の恐れがあるため、カフにキシロカイン®スプレーを噴霧してはいけません。

6 スタイレット

気管チューブに挿入して使用します。気管チューブは腰が弱いため、これに針金（スタイレット）を入れて、形をしっかりさせます。気管チューブにスタイレットを通したら、気管チューブごと少し弯曲させます。そしてスタイレットのすべりがよくなるように、水、少量のキシロカイン®ゼリーなどを塗布します。

スタイレットは金属が樹脂で覆われています。金属がむき出しになっているものは先端が折れたりメッキが剥がれ落ちたりする危険があるので、点検しましょう。

その他、挿管に用いる補助用具について図3に示します。

COLUMN

ビデオ喉頭鏡

気管挿管に使う装置として長い間、喉頭鏡が使われてきました。最近は、携帯電話と同様に小さな液晶ディスプレイを持った器具がいくつか開発されています。本邦発のエアウェイスコープ（図3）はその一つです。これらは画面で見るのでビデオ喉頭鏡と呼ばれます。

器具によって取り扱いが少し異なりますが、難しいとされる気管挿管操作を複数の人で確認しながらできること、従来のマッキントッシュ型喉頭鏡よりも容易に行えることなどメリットが多く、将来はもっと使われるようになると思われます。

薬剤の準備

気管挿管の際に使用する薬剤を**表2**に示します。なお、「気管挿管時に筋弛緩薬を使用するかどうか」は医師が判断することになりますが、次の2つの考え方があります。

1 気管挿管時に筋弛緩薬を使用しない

ICUや救急領域では、少量の鎮静薬のみで気管挿管を行うことが多いでしょう。これは、意識を少し残しておいたほうが、嘔吐したときに反射があり、気道への誤吸引を減らすことができるからです。

2 気管挿管時に筋弛緩薬を使用する

筋弛緩薬を使用すると、挿管操作が楽になりますが、誤嚥のリスクが高まります。手術での全身麻酔時の気管挿管では、ほとんどの場合、筋弛緩薬が使用されます。これは術前一定期間、絶飲食にしているためです。

表2｜気管挿管操作のときに必要な薬剤

分類	一般名	代表的な商品名	注意点
①局所麻酔薬	リドカイン塩酸塩ゼリー(2%)	●キシロカイン®ゼリー	経鼻挿管時、チューブに塗布する
	リドカイン噴霧剤	●キシロカイン®ポンプスプレー	喉頭への表面麻酔
②鎮静薬	プロポフォール	●ディプリバン®	
	ミダゾラム	●ドルミカム®	
	ジアゼパム	●ホリゾン® ●セルシン®	
③麻薬	フェンタニル	●フェンタニル®	
	モルヒネ塩酸塩	●モルヒネ	
④筋弛緩薬	ロクロニウム	●エスラックス®	いずれも必要に応じて
	ベクロニウム	●マスキュラックス®	

(文献1を参考に作成)

注意！
筋弛緩薬を"用いない"挿管を「意識下挿管」と呼びます。安全を優先した選択です。

経口気管挿管の介助

1 酸素呼吸

バッグバルブマスク、またはジャクソンリース回路で100%酸素呼吸をします。

少しずつ鎮静薬を投与し意識が少し低下することを確認しますが、自発呼吸がない・弱い場合は、バッグ加圧をします。

SpO_2（経皮的動脈血酸素飽和度）が十分に上昇したことを確認しながら、次の挿管操作に移ります。原則として介助者（看護師）は患者の右側に立ちます。術者（気管挿管する医師）は患者の頭側に立ちます。

2 喉頭・気管入口部の表面麻酔

反射を軽減するため、キシロカイン®スプレーを噴霧します。

3 挿管操作

挿管は、**図4-❶～⓬**のように進められます。

しかし、気管挿管操作がうまくいかない場合は、再び用手的なマスク換気を行い、また必要に応じて口腔内分泌部を吸引し、再度、挿管操作を試みます。

気管挿管の確認

呼吸不全患者や、心肺蘇生中の気管挿管では、呼吸音の聴診などでは気管挿管されたことを判定しにくいことがしばしばあります。食道に挿管されていても、胸部の聴診では呼吸音のように聴取されることがあるからです。そのため、細心の注意をもって確認すること

(p.40へ)

気管挿管の方法とナースの介助　37

図4 | 挿管介助の手順

1 酸素呼吸

- バッグバルブマスクかジャクソンリース回路で100%酸素を投与

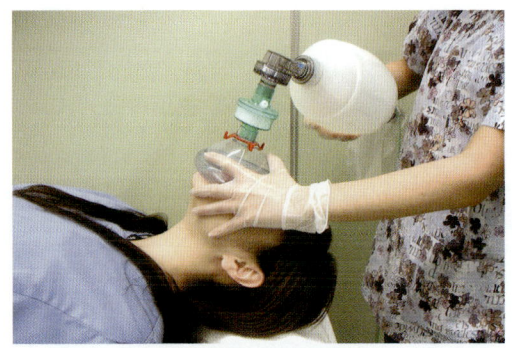

1人で行うバッグマスク換気。左手だけでマスク保持（指の形がいわゆるEC法）、右手でバッグを加圧する

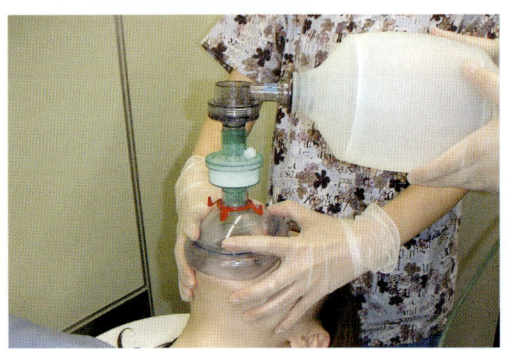

2人で行うバッグマスク換気。両手でマスクを保持できるので初心者向き

2 喉頭・気管入口部の表面麻酔

- キシロカイン®スプレーを噴霧

3 挿管操作

① 後頭部の下（肩の下ではない）に枕を置き、頭部を後屈させて、sniffing position（スニッフィングポジション、"匂いをかぐ姿勢"の意味）をとる

② 介助者（看護師）はいつでも吸引装置が使えるように吸引カテーテルを手元に準備しておく

③ 術者（医師）の左手に喉頭鏡を渡し、介助者（看護師）は開口の補助をする

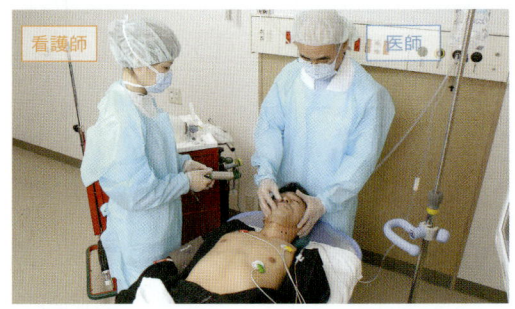

喉頭鏡を渡す

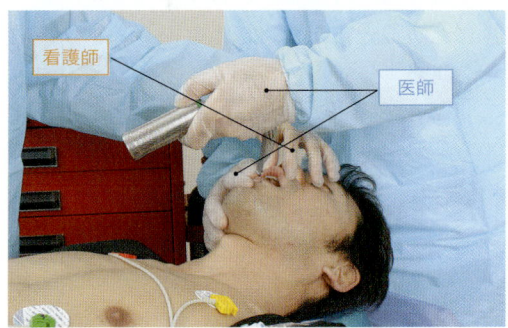

開口補助を行う

④ 術者（医師）は開口してブレードを口腔内に挿入するので、介助者（看護師）は必要に応じて前頸部を圧迫する（喉頭展開の補助）

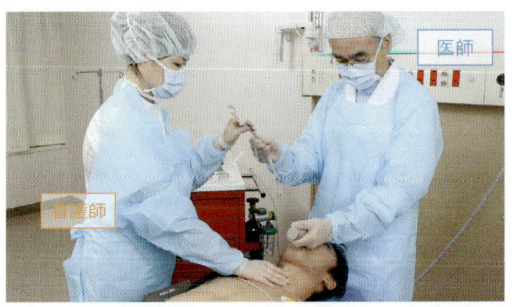

必要に応じて前頸部を圧迫する。この操作をBURP（バープ）法*という

❺ 必要に応じて吸引カテーテルを術者(医師)の右手に渡す

❻ 介助者(看護師)は、術者(医師)の右手に気管チューブを渡す

❼ 術者(医師)は気管チューブを気管に進める

❽ 気管チューブの先端が声門を越えたところで、術者(医師)の合図により、介助者(看護師)がスタイレットを引き抜く

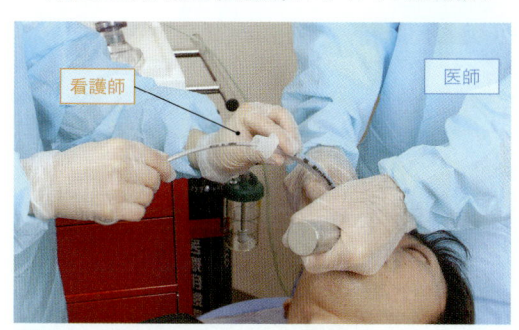

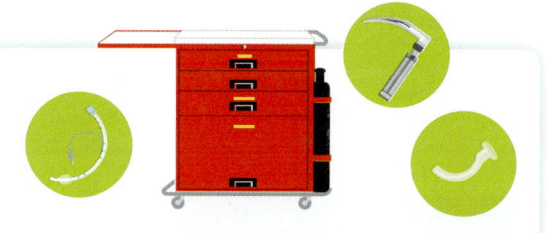

❿ 介助者(看護師)は、陽圧換気を行ってもリークを生じない最少量の空気(5〜7mL程度)をカフに注入する

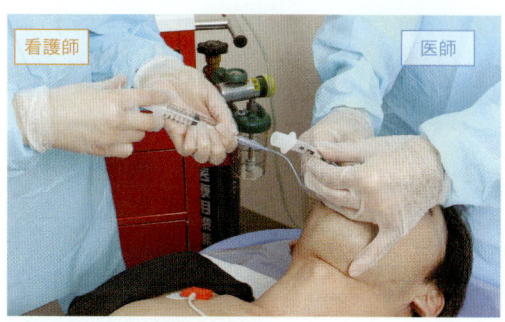

気管チューブの深さを動かさないように注意

のちほどカフ圧計で調整を行う

⓫ 術者(医師)は用手陽圧換気を行いながら左右の肺野の呼吸音を聴診する。食道挿管または片側(右または左気管支)挿管でないことを確認する

❾ 術者(医師)が気管チューブの深さ*を決めたら、ただちに気管チューブを用手換気装置に接続する

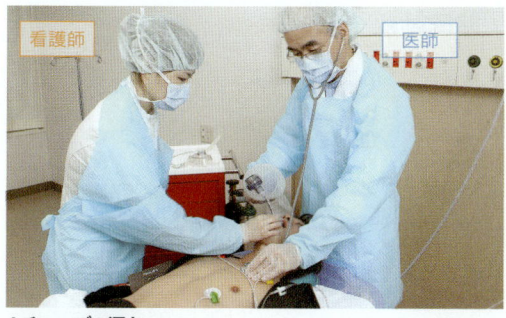

⓬ 介助者(看護師)は、気管チューブをテープで確実に固定する

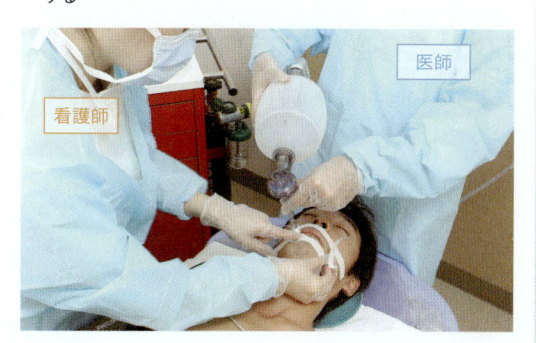

*チューブの深さ
(=門歯での深さマークの目安)
● 成人男性22〜24cm
● 成人女性20〜22cm

注意！
③〜⑩の間は「無呼吸」なので注意。SpO₂が90％程度まで低下したら操作を中断し、マスク換気。SpO₂が上昇してから再び挿管操作を行う！

*BURP(バープ)法：甲状軟骨部分を背側(後方、backward)へ、上方(頭側upward)へ、右側(rightward)へ圧迫する(pressure)手技のこと。

気管挿管の方法とナースの介助　39

図5｜胸部X線写真（CXR）による気管チューブの確認

- 「気管チューブの深さ」をチェックする。気管チューブにはX線不透過ラインが入っており、これを追えばチューブの先端がわかる（写真左は深すぎ、右は浅すぎ）
- 「気胸の有無」「新たな無気肺」などがないかを見る。あわせて「胃管」の走行と先端もチェック

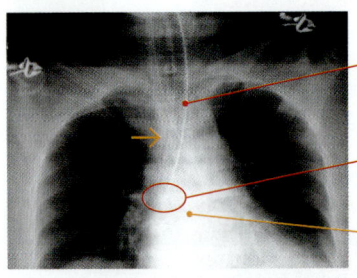

気管チューブが深すぎる（先端が右気管支内に入ってしまっている）

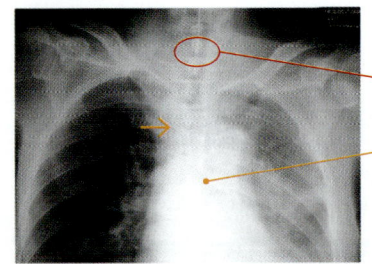

気管チューブが浅すぎる（ほとんど抜けている）

→ ＝本来の適正位置（深さ）

表3｜介助時の環境の整え

ベッドまわりの環境整備
ベッド頭部のスペースを確保、ベッド柵を外す、ベッドの高さを調整

ECG、SpO₂などモニタの位置
施行者の見やすい位置に。施行者は手技に集中しているので、ナースはしっかり数値をチェック

物品の予備の準備
「喉頭鏡のランプが暗い・つかない」場合など、すぐに交換できるように

救急薬品の準備
アドレナリン、アトロピンなど、すぐに使えるように

除細動器・AEDの準備
急変時にすぐに使えるように

再挿管の準備
挿管操作に失敗したら、次の操作までに、新しい気管チューブを準備するか、チューブを水洗いしカフ損傷がないかテスト

が必要になります。

あるいは、呼気CO₂モニタによる終末呼気CO₂分圧（$P_{ET}CO_2$*）のチェックは、気管挿管の判定が確実とされています。すなわち$P_{ET}CO_2$の値は、チューブが気管に入っていれば高く表示され（状況により30～40mmHg以上）、食道挿管の場合はほとんどゼロになります。

胸部X線写真での確認

気管挿管と人工呼吸器への接続が一段落して血圧なども比較的安定したら、胸部X線撮影を行い最終的な確認を行います。胸部X線写真読影のポイントは、気管チューブの位置（深さ）が適正であるかどうかです（図5）。

---

* $P_{ET}CO_2 = E_T CO_2$：end tidal CO_2

手術室麻酔科での気管挿管と違って、病室や救急外来などでの気管挿管は難しく、失敗することもしばしばあります。その理由は、手術室は気管挿管に向いた環境（ベッドの高さ調整、麻酔器、モニタ、薬品など）ですが、病室は向いていない環境だからです。

　病室で気管挿管するときは、行いやすい環境を整えることが重要です（表3）。心停止（心臓マッサージを行いながらマスク換気）、呼吸停止、急激に発症したショック、気管チューブ・気管切開チューブ事故抜去などでは、緊急の気管挿管が求められます。

　いずれの場合も、まずマスク換気をしながら人を集め、救急カートの手配、気管挿管の準備をします。

　気管チューブがしっかり固定されるまでは、チューブを保持する手を絶対に離してはなりません。もちろん人工呼吸器に接続するまでは用手換気も継続しなくてはなりません。

〈引用文献〉
1. 磨田裕：呼吸管理における安全管理．図説ICU－呼吸管理編・改訂新版，奥津芳人，磨田裕編著，真興交易医書出版部，東京，2007：498-508.

ここをチェック！

1 気管挿管の介助で、術者（医師）が、"こうしてほしい"と思っていること

- 換気がうまくいかないとき、マスクの保持などの補助をしてほしい。
- **手渡し**：喉頭鏡はブレードを口腔内に入れやすいように、ブレードを下向きに術者の左手に渡してほしい。気管チューブの手渡しも同様。気管チューブは合図とともに、しっかり右手に渡してほしい。
- **喉頭展開補助**：患者の右口角を引いて、口腔内が見やすいように補助してほしい。前頸部の圧迫（BURP法）が必要な場合、圧迫の部位・方向・強さを、指示どおりに補助してほしい。枕の位置、高さにも配慮してほしい。
- **吸引**：常に使用できるように、あらかじめ陰圧をかけて吸引カテーテルを口元に保持して待機してほしい。
- **スタイレットの抜去**：「抜いて」という合図とともに、弯曲方向にていねいに引き抜いてほしい。気管チューブごと抜管しないように。

COLUMN

呼吸ケア頻出用語：これだけは知っておきたい用語②

■呼吸生理・病態に関する用語

I：E比＝吸気呼気時間比
吸気時間と呼気時間の比。通常では、呼気時間のほうが長い（I：E＝1：2程度）。

圧外傷＝barotrauma（バロトラウマ）
人工呼吸による高い気道内圧と、肺の過膨張によって生じる肺の損傷。気胸などが代表的。

一回換気量＝VT、TV（tidal volume）（タイダル ボリューム）
一回の呼吸で吸う量（正常時は7〜9mL/kg＝約500mL）。分時換気量÷1分間の呼吸回数や、吸気時間×吸気流量で算出される。

気道抵抗＝Raw（airway resistance）
気道内のガスの流れにくさ。1L/秒の気流が流れるのに必要な肺胞内と口腔内の圧力差を計算して求める。

気道内圧＝Paw（airway pressure）
気道内にかかる圧。気管チューブを介して行う人工呼吸では、気道内が陽圧となり、圧外傷をきたす恐れがあるため、気道内圧のモニタは重要（必須）。気道内圧を左右するのは、吸気圧、一回換気量、吸気流量、気道抵抗、PEEP、コンプライアンス、吸気努力、咳嗽反射など、さまざまな要因がある。

吸気＝I、insp.（inspiratory）
息を吸うこと。人工呼吸ではガスを送り込むこと。

**吸気終末プラトー＝吸気終末休止期、吸気ポーズ
＝EIP（end-inspiratory plateauまたはpause）（イーアイピー）**
吸気が終了してもすぐに呼気を開始せず、そのままの高い気道内圧を保つこと。これにより、肺の吸気ガス分布が改善し、酸素化・CO_2排出が改善する。

**急性呼吸促迫（または窮迫）症候群
＝ARDS（acute respiratory distress syndrome）（エーアールディーエス）**
敗血症や重症肺炎、胸部外傷などの重症患者に起こる急性の重篤な呼吸不全。

**吸入酸素濃度
＝F_IO_2（fraction of inspired O_2）（エフアイオーツー）**
吸入する酸素の濃度。空気の吸入ならF_IO_2＝0.21（21％）、純酸素はF_IO_2＝1.0（100％）。

呼気＝E、exp.（expiratory）
息を吐くこと。自然な呼吸も人工呼吸でも、肺の弾性によりガスが呼出される。

呼吸筋
横隔膜、肋間筋などの胸郭を動かして肺を膨らませるための筋肉の総称。

呼吸仕事量
呼吸時、肺と胸郭を動かすために必要な仕事のこと。

コンプライアンス
肺や胸郭の伸びやすさ、柔らかさ、膨らみやすさを表す指標。コンプライアンスが低い＝硬い肺。肺炎、ARDSなどの病的な状態では、一般的にコンプライアンスが低下する。

CO_2ナルコーシス＝高二酸化炭素（炭酸ガス）血症による意識レベルの低下
低換気によってCO_2が蓄積し、意識障害をきたす症候群。慢性肺疾患のある患者への酸素過剰投与などで認められる。

死腔＝dead space（デッドスペース）
呼吸系でガス交換に寄与しない部分。肺胞部分と気道部分の2つがある。肺気腫などでは肺胞部分の死腔が増え、ガス交換できる部分が減る。このときCO_2排出効率は低下し、$PaCO_2$が上昇する。

自発呼吸（spontaneous breathing）
すべての呼吸の過程（リズム、時間、タイミングなど）を患者自身が決定する呼吸。

シャント（shunt）
呼吸系における肺内シャントとは、肺へ流れる静脈血が、肺胞でのガス交換を受けずに動脈に流れてしまうこと。原因は、解剖学的シャント（生理的）、無気肺、肺炎など。シャントが高度になると低酸素血症となる。

**分時換気量＝V（minute volume）（ミニッツ ボリューム）
＝MV（minute volume、minute ventilation）**
一回換気量を1分間加算したもの。人工呼吸器だけの換気ならば「一回換気量（mL）×換気回数（回/分）」になる。

**人工呼吸器関連肺炎
＝VAP（ventilator-associated pneumonia）（バップ）**
人工呼吸を開始して48時間以降に、特別な原因がないにもかかわらず発症する肺炎。

肺線維症
肺胞の周囲に線維組織が増えて硬く縮み、ガス交換ができなくなり、呼吸困難に陥る病態。広範囲が線維化した場合、血液中の酸素が慢性的に不足するため、低酸素状態となり、ひどくなると酸素吸入が必要になる。

**慢性閉塞性肺疾患
＝COPD（chronic obstructive pulmonary disease）（シーオーピーディー）**
有毒な粒子やガスの吸入によって生じた肺の炎症反応に基づく進行性の気流制限を呈する疾患である。主因は喫煙であり、労作性呼吸困難を生じる。

無気肺（atelectasis）＝アテレク
肺葉や肺区域内のガスの消失によって肺容量が減少した状態。痰を出せない状況ではしばしば発症する。また、人工呼吸中の合併症として発生するものもある。無気肺部分はシャントとなるため、低酸素血症や肺炎の原因につながる。

PART 2

苦手な「換気モード」をマスターする

PART2　苦手な「換気モード」をマスターする

これだけは知っておきたい換気モード

磨田　裕

ここがポイント！

1 自発呼吸の有無により換気モードが変わる
- 人工呼吸器はおおむね、「自発呼吸がないときに機械的に呼吸をさせるもの」と「自発呼吸があるときにそれを補助するもの」に分かれる。換気モードはこれをベースにしている。

2 「量」規定か「圧」規定かを確認する
- 代表的な換気モードであるCMVもSIMVも、方式は、換気の「量を決めるものか（量規定換気）」「圧を決めるものか（圧規定換気）」の2種類である。

3 よく用いられるPSV
- PSVは自発呼吸に合わせて、一定の圧力で加圧（サポート）して、自発呼吸を楽にする（補助する）モードである。SIMVに併用することも可能である。

代表的な換気モード

　換気モードには非常に多くの種類があり、たいていアルファベット3～4文字の略語で示されています。換気モードのとらえ方としては、「自発呼吸なし⊖」「自発呼吸あり⊕」とに分けて考えることができます（図1）。
　つまり、自発呼吸がないときに器械によって換気するモードと、自発呼吸があるときにそれをサポートして換気するモードの2とおりです。

患者状態に合わせた換気モード

1 CMV
（controlled mechanical ventilation：調節換気）

1）自発呼吸がなければ「CMV」
　自発呼吸がまったくないときに行うのは「調節換気＝CMV」です。人工呼吸器は設定された回数だけきちんと肺にガスを送り込みます。呼吸回数（換気回数）を15回／分とすると、1分間に15回だけ、すなわち4秒に1回の割合でガスを送り込みます（この回数は機種によりR＝15、あるいはf＝15などと表示されます）。

図1 | 主な換気モード

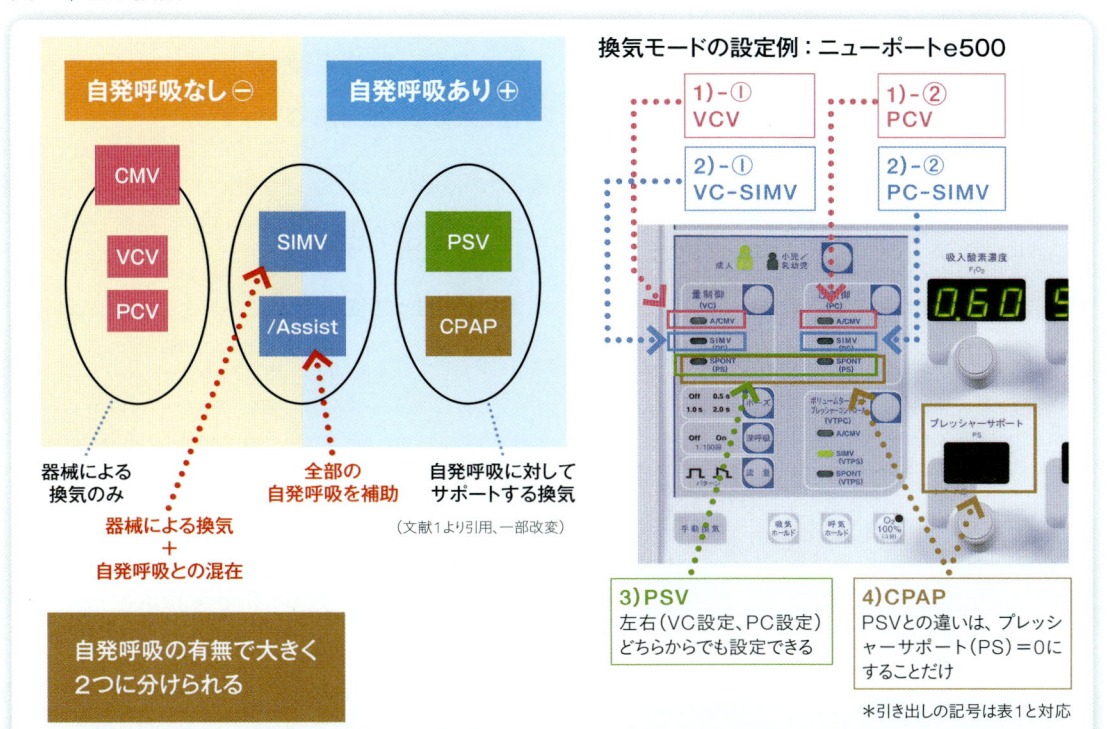

自発呼吸なし ⊖: CMV, VCV, PCV → 器械による換気のみ

自発呼吸あり ⊕:
- SIMV / Assist → 全部の自発呼吸を補助（器械による換気＋自発呼吸との混在）
- PSV, CPAP → 自発呼吸に対してサポートする換気

自発呼吸の有無で大きく2つに分けられる

換気モードの設定例：ニューポートe500
- 1)-① VCV
- 1)-② PCV
- 2)-① VC-SIMV
- 2)-② PC-SIMV
- 3) PSV：左右（VC設定、PC設定）どちらからでも設定できる
- 4) CPAP：PSVとの違いは、プレッシャーサポート（PS）＝0にすることだけ

（文献1より引用、一部改変）

＊引き出しの記号は表1と対応

換気モード		特徴
1) CMV controlled(continuous) mechanical ventilation	●調節換気（持続強制換気）	●設定時間ごとに強制換気が行われる様式 ●量規定式（VCV）も圧規定式（PCV）も含まれる
①VCV volume control ventilation	●量規定換気 ●ボリュームコントロール換気	●あらかじめ送り込む"ガスの量（換気量）"を設定して、そのぶんだけ強制換気を行うモード
②PCV pressure control ventilation	●圧規定換気 ●プレッシャーコントロール換気	●あらかじめ加圧する"ガスの圧（吸気圧）"を設定して、そのぶんだけ強制換気を行うモード
2) SIMV synchronized intermittent mandatory ventilation	●同期式間欠的強制換気	●強制換気と自発呼吸が混在 ●"同期式"＝自発呼吸に合わせること
①VC-SIMV volume control-SIMV	●強制換気の部分がvolume controlの方式	●自発呼吸を検知（トリガ）して、設定した呼吸回数ぶんだけ自発呼吸と同期（シンクロ）して強制換気（VCまたはPCで）を行うモード
②PC-SIMV pressure control-SIMV	●強制換気の部分がpressure controlの方式	●強制換気の間に自発呼吸ができる（自発呼吸の部分は吸いたいだけ吸える）。この自発呼吸をPSVの形にすることもできる
3) PSV pressure support ventilation	●プレッシャーサポート換気	●自発呼吸を検知（トリガー）して吸気が開始され、設定した圧まで吸気圧を維持するモード ●すべての自発呼吸を同じように圧をかけてサポートする（自発呼吸がないと使えない） ●呼気に移るときは、吸気の終わりを感知して加圧をやめる＝呼気が始まる
4) CPAP continuous positive airway pressure	●シーパップ ●持続気道陽圧	●自発呼吸のすべての過程に対して、常に一定の陽圧をかけた状態
5) Spont spontaneous breathing	●スポント ●自発呼吸	●自発呼吸主体のモード ●PSV、CPAPと同義に使われることもある

図2 | VCV（量規定換気）とPCV（圧規定換気）の考え方

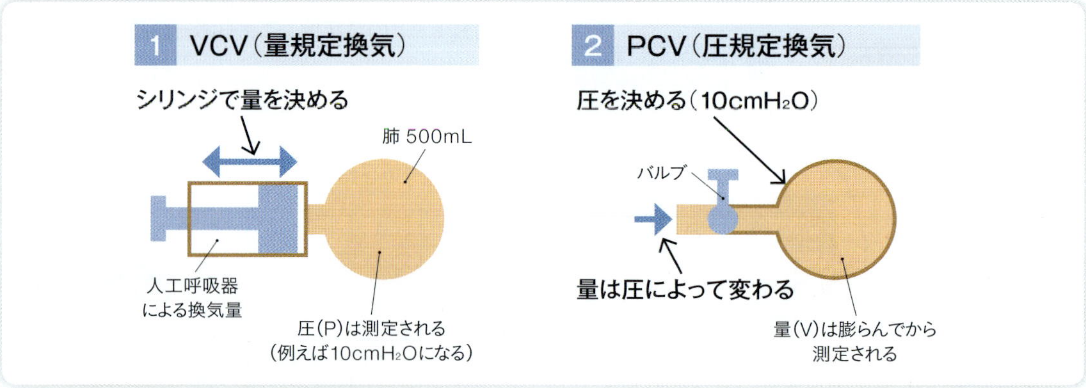

1 VCV（量規定換気）
- シリンジで量を決める
- 人工呼吸器による換気量
- 肺 500mL
- 圧(P)は測定される（例えば10cmH₂Oになる）

2 PCV（圧規定換気）
- 圧を決める（10cmH₂O）
- バルブ
- 量は圧によって変わる
- 量(V)は膨らんでから測定される

表1 | PCVの有用性

一定圧しか加圧されない
- 肺胞の過膨張が起こりにくい
- やわらかい肺胞にも、その圧しかかからない

吸気時間中は一定気道内圧を維持する
- 膨らみにくい肺胞にも圧が伝わる
- ガス分布の均等化が期待される

自発呼吸が出現した場合
- 流量・換気量は要求に応じることが可能
- ファイティングは少ない

（文献2より引用）

さらに、送り込む方式によって、送り込む「量」を規定する方式「VCV（volume control ventilation：量規定換気）」と「圧」で規定する方式「PCV（pressure control ventilation：圧規定換気）」の2つの方式があります。VCVとPCVについて見てみましょう。

①VCV（量規定換気）

VCVは肺に送るガスの"量"を規定しておく換気モードです（**図2-1**）。

例えば、一回換気量を500mLと設定します（これが、風船を膨らませるときの"空気の量"）。500mLが入ったところで、例えば気道内圧が10cmH₂Oになるとします（これが、膨らませたい風船の"圧＝大きさの代わり"）。風船を一定の圧（大きさの代わり）に保つために、あらかじめ空気の量を決めておくというのが、VCVです。

②PCV（圧規定換気）

PCVは肺を膨らませるための圧力をあらかじめ規定しておくものです（**図2-2**）。

例えば、膨らませたい風船の圧（＝大きさの代わり）が10cmH₂Oとします。風船は10cmH₂Oの圧力で膨らむところまで膨らみます。そのときの換気量を測定すれば、それが500mLであったということになります。

PCVはよく用いられる換気モードです。PCVの有用性を**表1**に示します。特に肺胞の過膨張が起こりにくいのが利点の1つです。

さらに、VCVとPCVでは、肺の膨らませ方以外にもいくつかの違いがあります。その比較を**表2**に示しました。

2）自発呼吸が出てきたら「CMV/Assist」

自発呼吸がない状態から自発呼吸が出てきた場合、自発呼吸と人工呼吸器とが勝手に「呼吸」しないように、人工呼吸器のほうを自発呼吸に合うように設定しておきます。

具体的には、自発呼吸を検出し、そのタイミングに合わせて吸気のガスを送り出すよう

46　PART 2　苦手な「換気モード」をマスターする

表2 | VCVとPCVの比較

	VCV （量規定換気）	PCV （圧規定換気）
換気量の設定	必要	不要
吸気圧の設定	不要	必要
換気回数の設定	必要	必要
吸気時間の設定	おおむね必要	必要
吸気流量（フロー）の設定	おおむね必要	不要
気道内圧の波形	上昇はゆっくり	すぐに設定圧に到達する
肺が硬くなったら	気道内圧上昇	換気量減少、気道内圧不変
気管チューブが折れ曲がってきたら	気道内圧上昇	気道内圧不変、換気量不変または減少

図3 | CMV（調節換気）とCMV/Assistの違い

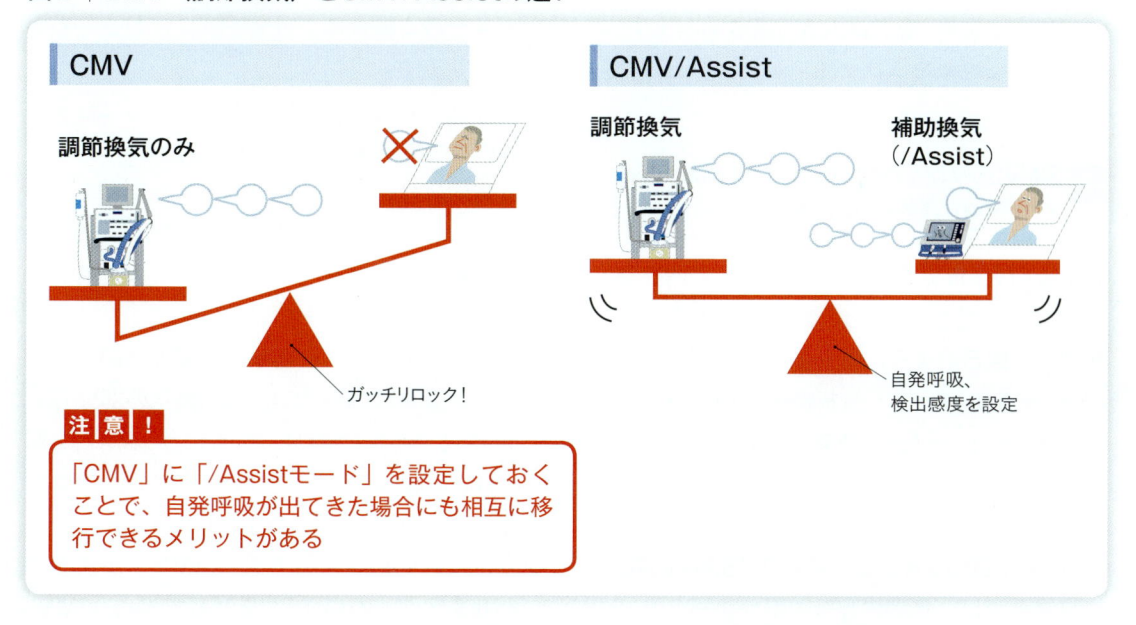

CMV
調節換気のみ
ガッチリロック！

注意！
「CMV」に「/Assistモード」を設定しておくことで、自発呼吸が出てきた場合にも相互に移行できるメリットがある

CMV/Assist
調節換気　　補助換気（/Assist）
自発呼吸、検出感度を設定

にします。これを「自発呼吸との同期（同調）」といいますが、そのためには、自発呼吸の検出感度（トリガー感度）を設定することが必要です（これは、後で示すSIMVのときにも重要になります）。

自発呼吸検出感度を設定して、自発呼吸とうまく同調して規定したガスが送られると「補助換気（CMV/Assist、アシストモード）」になります。CMVとCMV/Assistの違いを図3に示しました。機種によっては「CMV/

これだけは知っておきたい換気モード　47

図4 | ファイティングは呼吸ガスの衝突

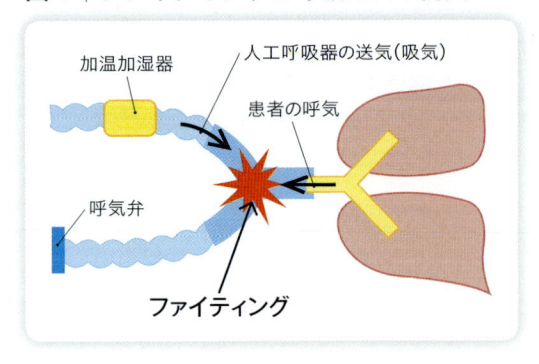

（加温加湿器／人工呼吸器の送気（吸気）／患者の呼気／呼気弁／ファイティング）

Assist」「アシスト／コントロール」などで設定しておく場合があります。

このとき注意したいのは、補助換気になっているときに、自発呼吸と人工呼吸器のタイミングが合わないと患者は非常に苦しくなることです。呼気をしているときに人工呼吸器がガスを送り込むと両者のガスが衝突してしまうからです（**図4**）。このとき気道内圧は非常に高くなり、患者は大きく咳き込みます。このような現象を「ファイティング」と呼びます。

2 SIMV（synchronized intermittent mandatory ventilation：同期式間欠的強制換気）

SIMVは、自発呼吸と強制換気（調節換気と同じ）が混ざった方式です。SIMVを模式化すると**図5**のようになります。この例では、「自発呼吸1回」→「強制換気1回」→「自発呼吸3回」→「強制換気1回」……となっています。

1）強制換気のタイミングの設定（SIMV回数）

自発呼吸は、患者の呼吸中枢が決めるリズムで出現していますが、強制換気は器械の側で設定することになります。例えば、SIMV回数を10回／分と設定すると、およそ6秒に1回の強制換気が行われることになります。そして「強制換気」と次の「強制換気」の間は人工呼吸器は休止していますが、その間に自発呼吸が出現すると、患者が吸いたい分だけのガスを流してくれます。図5では、強制換気の次に3回の自発呼吸、そして1回強制換気をかけて、次は2回の自発呼吸をしているということになります。

SIMVの設定回数を減らすと、その間隔は長くなります。そのため、一般に間に入る自発呼吸の回数は増えます（**図6**）。このようにSIMVの回数を減らしていくと、次第に自発呼吸が多くなり、ついには、SIMV＝0、つまり自発呼吸のみになります。

人工呼吸から自発呼吸に移ることをウィーニングといいますが、SIMVはこのようにウィーニングに応用できるわけです。

2）自発呼吸との合わせ方（吸気トリガー）

SIMVでは、自発呼吸とうまく同調しないと、ファイティングの原因になります。そのため自発呼吸が存在しているときに人工呼吸器がガスを送る場合は、自発呼吸に合わせる必要があります。

それに対応するため、人工呼吸器は自発呼吸の検出機構をもっています（吸気トリガー）。具体的には、自発呼吸が開始したことを気道内圧の低下（圧トリガー）、または吸気フローの検出（フロートリガー）によって判別しています。

これによって、自発呼吸の部分（図5、6の小さな肺）に対しても、強制換気の部分（同、大きな肺）に対しても、うまく同期（synchronized：シンクロナイズド）させてガスを送り込んでいるのです。ほとんどの場合、この同期させる方式（SIMV）が主流になりますが、頭の「S」をとって単に「IMV」と呼ぶ場合もあります。

SIMVの強制換気部分の方式として、CMVと同様に2タイプ、VCV方式（VC-SIMV）とPCV方式（PC-SIMV）があります。強制換気部分の設定方法は、CMV（VCV、PCV）のときと同様です（**図4**）。

図5 | SIMVの模式図 (文献2より引用)

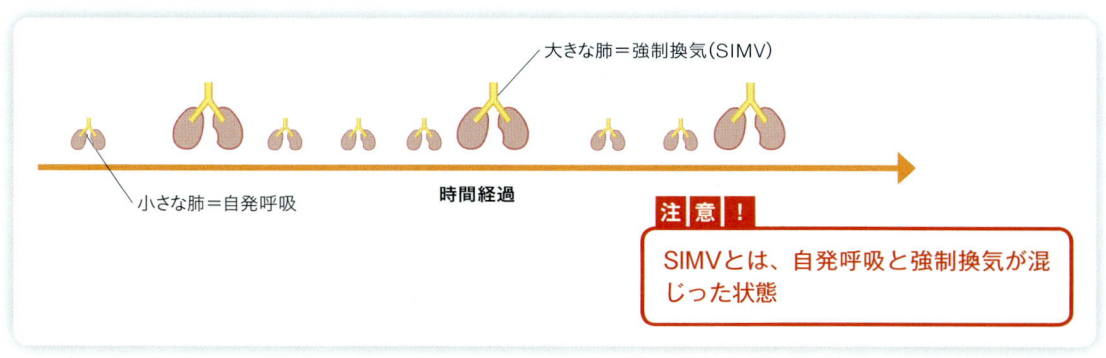

大きな肺＝強制換気(SIMV)
小さな肺＝自発呼吸
時間経過

注意！
SIMVとは、自発呼吸と強制換気が混じった状態

図6 | SIMVの回数を減らす（＝ウィーニング）(文献2より引用)

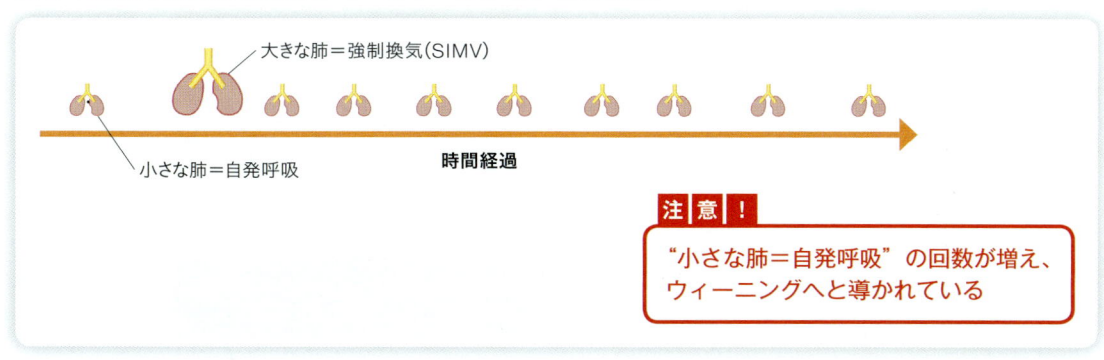

大きな肺＝強制換気(SIMV)
小さな肺＝自発呼吸
時間経過

注意！
"小さな肺＝自発呼吸"の回数が増え、ウィーニングへと導かれている

機種によってはVC-SIMVかPC-SIMVのどちらかしか選択できないものもあります。

3) 自発呼吸が消失した場合（CMV）

SIMVは、自発呼吸と強制換気が混ざった方式でした。このとき自発呼吸が消失すれば、強制換気のみになります。

例えばSIMV・5回／分という設定であったとしたら、1分間に5回だけの換気になります。これだけでは十分な分時換気量にならない場合は、分時換気量下限のアラームが鳴ることがあります（アラームが鳴るかどうかは、アラーム設定値によります）。逆の見方をすると、最低5回／分の換気は確保されているともいえます。

あるいはSIMV＝15回／分のときは、15回の強制換気が行われます。これは見かけはCMV・15回／分とまったく変わりません。すなわち実質的にCMVとして動作していることになります。

4) SIMVとAssistとの違い

SIMVとCMV/Assist（図3の右）は一見似たもののように見えますが、自発呼吸があるときの動作が異なります。

Assistはすべての自発呼吸に対して、設定した一回換気量（VCVタイプの場合）を送ります。しかし、SIMVでは設定した回数分だけ一回換気量（VC-SIMVの場合）を送ります。その他の自発呼吸に対しては、吸いたい分のガス量しか送りません。

AssistとCMV、あるいはSIMVとCMVはそれぞれ相互に移行することができます。その様子は**図7**のようになります（AssistとSIMVの間は移行しません）。

図7 | AssistとCMV、あるいはSIMVとCMVの移行

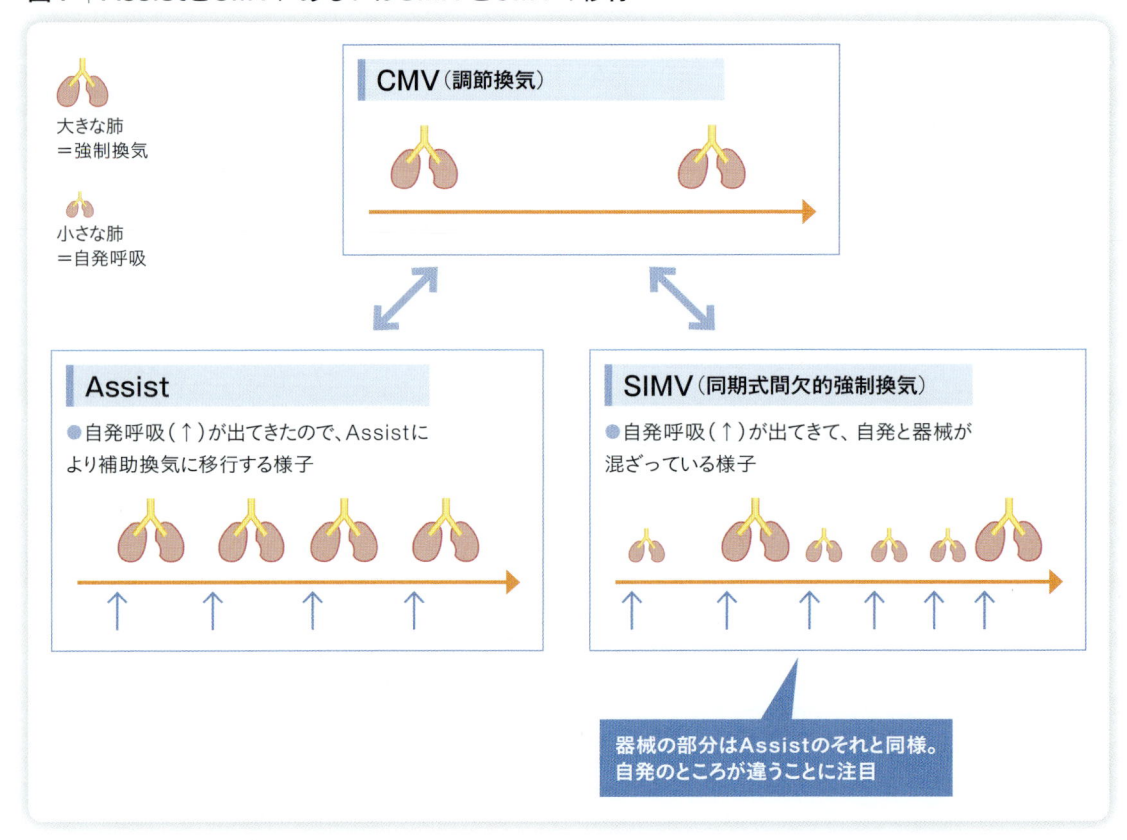

CMV（調節換気）

大きな肺
＝強制換気

小さな肺
＝自発呼吸

Assist
- 自発呼吸（↑）が出てきたので、Assistにより補助換気に移行する様子

SIMV（同期式間欠的強制換気）
- 自発呼吸（↑）が出てきて、自発と器械が混ざっている様子

器械の部分はAssistのそれと同様。自発のところが違うことに注目

5）自発呼吸部分への圧力補助

SIMVでは、自発呼吸部分は吸いたいだけ吸えるように、人工呼吸器がガスの流れを制御しています。このとき、自発呼吸部分にも少し圧力を加えると楽に吸えます。つまり、この部分にプレッシャーサポート（pressure support：PS）をかけることができます。このPSは、SIMVの換気量設定（VC-SIMV）や吸気圧設定（PC-SIMV）とは独立して値を選択できます。

3 PSV（pressure support ventilation：プレッシャーサポート換気、圧支持換気）

次に、自発呼吸がある場合の換気モードです。これには、PSV（pressure support ventilation）とCPAP（continuous positive airway pressure）があります。

例えば、ジャクソンリース回路やバッグバルブマスクによる用手換気においても、自発呼吸だけで呼吸するより、自発呼吸に合わせてバッグで加圧すれば楽に呼吸できます。PSVはこれと同様で、図8のように、自発呼吸に合わせて一定の圧力で加圧すること（サポート）です。

PSVで設定するのは、どの程度加圧するかのPSの値だけです。通常はこの値は10〜15cmH$_2$O程度ですが、どのくらいの値にするかは、主に一回換気量をモニタしながら調節します。通常は、一回換気量およそ300〜500mL程度をめやすとします。

PSVは自発呼吸を補助するモードなので、基本的には「自発呼吸モード」の1つと理解しましょう。また、SIMVに併用することも可能です。もちろん、自発呼吸へのトリガー

図8 | PSV（プレッシャサポート換気）の原理

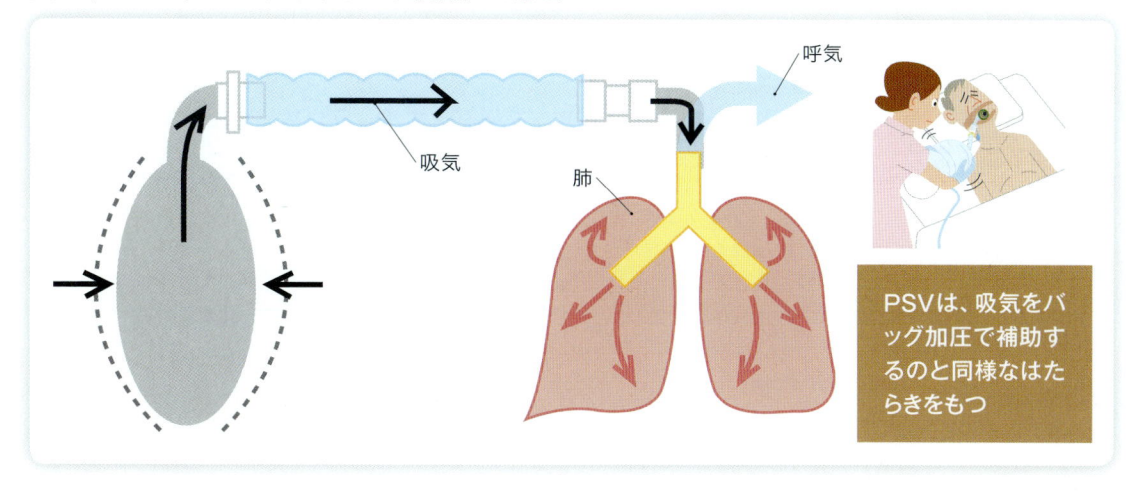

PSVは、吸気をバッグ加圧で補助するのと同様なはたらきをもつ

表3 | PSVの特徴

- サポートする圧力は一定（PSVで設定する圧）
- PSVの吸気開始は自発呼吸でトリガー（感知）する
- 呼吸の間隔は患者自身が決めることになる
  （次の吸気スタートは次の自発呼吸開始であり、毎回の自発呼吸に対してサポートしている）
- 一回換気量は決めていない
  （圧、つまりPSの設定圧しか決められておらず、換気量としては吸いたいだけ吸える。そのため換気量モニターが必要）
- 人工呼吸器は、設定気道内圧が維持できるように吸気フローをコントロールする
- 吸気フローが所定の値（peak flowの25％など）まで減少すると吸気が終了して、呼気相に転換する
- 小さなPSレベル（3～5 cmH$_2$O）は気管チューブ、呼吸回路の抵抗を打ち消す。10～15 cmH$_2$Oの値は十分な換気量を得る
- PSレベルを調節して呼吸仕事量を軽減したり、ある程度の負荷を与えることもできる
- PSレベルの漸減により、ウィーニングに応用できる
- SIMVよりも患者吸気との同調性がよく、ファイティングが少ない

（文献2より引用）

レベルを調節しておく必要はあります。
　PSVの特徴を表3に示します。PSVは非常に多くの場面で用いられています。それは、設定がPSの値だけであり簡易なこと、さらに自発呼吸との同調性が優れていることなどから多く用いられているためです。ただし、表4に示したような注意点もあります。

4 CPAP（continuous positive airway pressure：シーパップ、持続気道陽圧）

　自発呼吸がある場合のもう1つの換気モードがCPAPです。これは、気道に一定の陽圧（CPAP値）をかけて、自発呼吸を行わせる方法です。呼気のときに陽圧がかかるので、

表4 | PSVの注意点

①自発呼吸がない場合、不規則な場合、呼吸中枢に異常のある場合は応用できない。
②換気量、特に呼気量モニタは必須である。
③急に無呼吸になったときなどのため、バックアップ換気をするように設定しておく。または、必ず低換気量アラームを設定する。

表5 | 換気モードの使い分け

① 自発呼吸の有無	
自発呼吸がない場合	● CMV（VC、PC）　● Assist ● 換気回数が十分にあるSIMV（VC-SIMV、PC-SIMV） ＊自発呼吸が出現したときに備えて、トリガー感度を−1cmH₂O程度に設定しておく
自発呼吸がある場合	＜自発呼吸が弱い場合＞ ● Assist（VC、PC）　● SIMV（VC-SIMV、PC-SIMV） ● PSV ＜自発呼吸が強い場合＞ ● PSV　● CPAP

＊トリガー感度を−1cmH₂O程度に設定しておく

② 主にPaO₂を改善させたい（上昇させたい）
● CMV　● SIMV　● PSV ＊吸気酸素濃度を50％以上、場合によっては100％が必要 ＊PEEPを5〜10cmH₂Oまたはそれ以上に設定する（PEEPはいずれの換気モードでも使える）

③ 主にPaCO₂を改善させたい（低下させたい）
● CMV　● SIMV　● PSV ＊換気量を確保する必要があるため ＊注：PaCO₂の目標値は40mmHgとは限らない。もっと高くする場合も多い

④ 呼吸困難を改善させたい
● CMV　● SIMV　● PSV ＊十分な補助をする必要があるため

⑤ 気道内圧が高くなってしまうのを防ぎたい
● PCV　● PC-SIMV ＊気道内圧が高い場合は、吸気圧を規定する ＊肺の圧外傷を防ぐため、気道内圧は30cmH₂O以下になるように設定される

PEEP（positive end end-expiratory pressure：ピープ、呼気終末陽圧）を用いた方式です。PEEP（p.8図参照）は呼気の気道内圧がゼロにならないようにかける一定の圧のことで、すべてのモードに適応されます。CPAPは肺胞の虚脱予防、再開通などを目的としています。

CPAPの設定はPEEPダイヤルの設定で行い、5〜15cmH₂O程度が多いでしょう。吸気のときも呼気のときも、ほぼ一定に保たれるのが理想です。しかし実際には、1〜2cmH₂O程度の変動が見られます。この変動

はなるべく少ないほうがよく、大きくなると呼吸困難が増加します。

CPAPで呼吸苦が改善しない場合は、SIMVを加えたり、PSVを併用します。CPAP管理中は特に肺を大きく拡張させるわけではないので、気管吸引後などはアンビュー®バッグなどで用手的に肺をよく拡張させておくこともあります。

なお新生児では、鼻カニューレでCPAPを行うこともあります（nasal-CPAP）。

5 新しい換気モード（APRV、PAVなど）

APRV（airway pressure release ventilation：気道圧開放換気）、PAV（proportional assist ventilation：比例補助換気）は比較的新しい換気モードです。今のところ一部の人工呼吸器でしか実施できないモードであり、また、従来の換気モードに対する優位性はまだ明らにはされていません。

APRVは、CPAPモードをベースにして、時間サイクルで定期的に、回路内圧を低圧に短時間（多くは1秒未満、通常0.5秒程度）開放し、CO_2排出を促す換気法です。PAVは、呼吸仕事量の観点から補助を行う換気法のことです。

換気モードの使い分け

換気モードには多くの種類があり、すべてを理解することは難しいのですが、その使い分けは、以下の観点から**表5**のように整理することができます。
①自発呼吸の有無。
②主にPaO_2を改善させたい（上昇させたい）。
③主に$PaCO_2$を改善させたい（低下させたい）。
④呼吸困難を改善させたい。
⑤気道内圧が高くなってしまうのを防ぎたい。

〈引用文献〉
1. 磨田裕：人工呼吸ケアノート．照林社，東京，2008：22．
2. 磨田裕：Ⅳ人工呼吸に必要な知識，第2章　人工呼吸の種類と特徴．改訂新版　図説ICU-呼吸管理編，奥津芳人，磨田裕編，真興交易医書出版部，東京，2007：228-250．

COLUMN

呼吸ケア頻出用語：これだけは知っておきたい用語③

■各種デバイスに関する用語

アンビュー®バッグ＝バッグ・バルブ・マスク
　自動膨張式バッグ（蘇生バッグ）。これを押すことで、ガスが肺に送り込まれる用手人工換気バッグ。アンビュー®バッグはAmbu社の商品名。

ジャクソンリース回路
　用手換気の器具。ゴムやプラスチック製のバッグは通常萎んでおり、酸素を流さないと膨らまない。酸素と呼気による再膨張で、そのときの圧力（抵抗）や呼気の戻り具合を感じとれる。バッグを押す圧力も自分の手で確認でき、熟練していれば微調整もできる。高濃度の酸素投与が可能。弁の開口度の調節が必要。

バッグ・バルブ・マスク＝自動膨張式バッグ
　酸素の供給がなくてもこれを押すことで、空気を肺に送り込むことができる。アンビュー®バッグが代表的な商品名。リザーバーバッグを取り付けて酸素と接続しないと、高濃度酸素を送り込めない。

用手（徒手）換気
　人工呼吸器の動作停止の際や、気管挿管前の酸素投与、吸引前後の酸素化、患者移送時などにおいて、用手的に換気を行うこと。用手（徒手）換気器具（装置）には、蘇生バッグ（バッグバルブマスク）とジャクソンリース回路がある。

PART2 苦手な「換気モード」をマスターする

人工呼吸器の換気モード設定の仕方

磨田　裕

> **ここがポイント！**
>
> **1 指定の換気モードを確認する**
> - 人工呼吸器の各項目を設定する前には、必ず医師の指示した換気モードを確認する。最初に規定した換気モードによって設定すべき項目が決まってくるためである。
>
> **2 代表的な換気モードを確認する**
> - 人工呼吸器によって、指示された換気モードの名称どおりの記載があるとは限らず、換気モード名が異なって表記されていることがある。
>
> **3 指定の換気モードが確実に設定できたことを確認する（テスト肺で動作確認）**
> - 指定の換気モードを設定した後には、必ずテスト肺をつないで確認する。
> - PSV、CPAPは自発呼吸がないと作動しないため、テスト肺を手で引っ張って膨らませるなどして、肺の動きを模倣しながら確認する必要がある。

　人工呼吸器設定の基本的な項目は、以下の4つです。
　①換気モード（例：SIMV）
　②酸素濃度（例：60%）
　③一回換気量（例：400mL）
　④呼吸回数（例：15回）
　これらの設定の方法は、人工呼吸器の機種によってかなり異なります。例えば、「ダイヤルを回して設定するもの」「タッチパネルで設定するもの」「キーボードで設定するもの」などです。
　最も多いのは「ダイヤル式での設定」（図1）だと思われますので、ここではダイヤル式をもとに解説します。なお、タッチパネルやキーボードで設定するものは、基本的には、①「設定しようとする項目を選ぶ（呼び出す）」→②「数値を選ぶ」→③「確定（またはENTER）」という手順になります。

人工呼吸器の換気モードの設定

　人工呼吸器にはさまざまな設定項目がありますが、一般に、換気モード別に考えていきます。それは換気モードによって設定項目の詳細が異なってくるからです。
　換気モードで注意したいのは、機種によっては呼び方が異なるものもあることです。例

図1 | モードと各種値の設定方法（ダイヤル式）

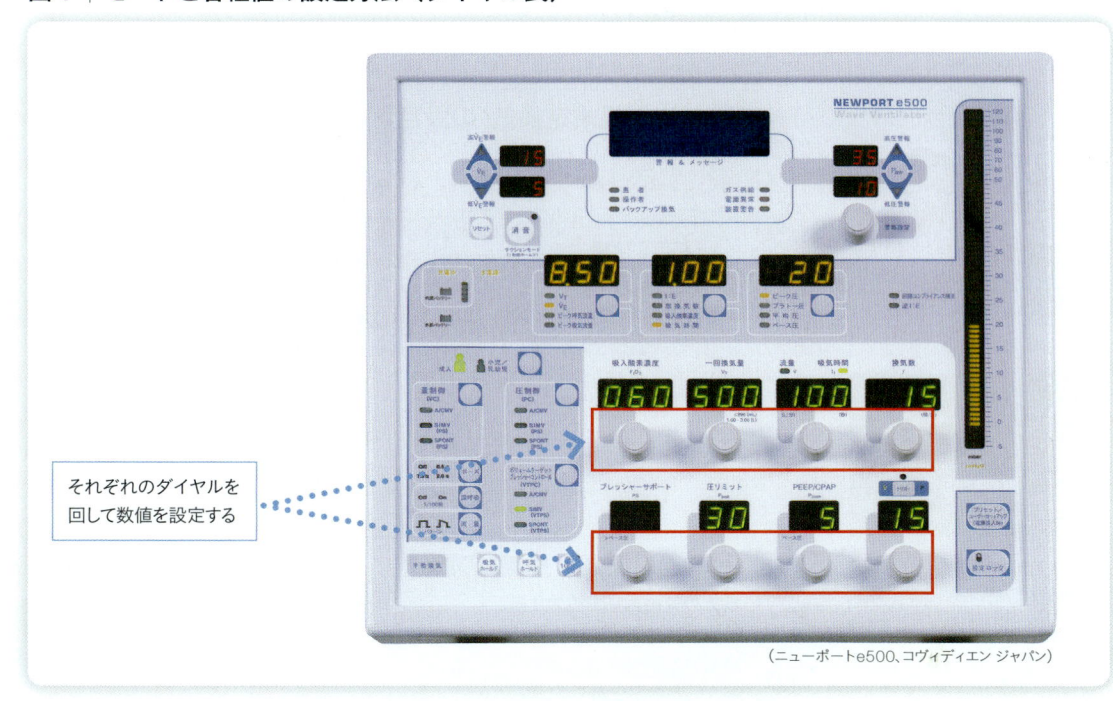

それぞれのダイヤルを回して数値を設定する

（ニューポートe500、コヴィディエン ジャパン）

えば「CMV」と指定されていても、換気モードの選択肢に"CMVという名称"で示されておらず、「アシスト／コントロール（A/C）」「SIMV/Control」「IPPV」と、他の表記になっていることがあるのです。

そのため、換気モードの特徴を理解しておく必要があるのです。「アシスト／コントロール（A/C）」＝"アシスト（補助換気）またはコントロール(CMV)が可能である"、「SIMV/Control」＝"SIMVまたはCMVが可能である"という意味なので、CMVにしたいときはこの位置に合わせるといいことになります。

1 CMV（VCV/PCV）の設定

CMV（調節換気）では、①VCV（量規定換気）か②PCV（圧規定換気）かを設定する場合があります。その流れを図2に示しました。

1）VCVの設定

VCVでは一回換気量を設定する必要があ

りますが、"400mL（0.4L）"などの一回換気量について、おおむね以下の3つの設定方法があります。

①「一回換気量」があって、直接設定するもの

サーボi（マッケ）、ニューポートe500（コヴィディエン ジャパン）、ベネット840（コヴィディエン ジャパン）、エビタXL（ドレーゲル・メディカルジャパン）、アコマ社製など大部分の機種がこの方法です。

②「吸気流量（吸気フロー）」と「吸気時間」の2つで直接セットするもの

「吸気流量×吸気時間」で一回換気量を決定する機種です。ニューポートE200がこの方法です。

一回換気量は、「吸気流量（0.4L／秒）×吸気時間（1秒）」で0.4Lとなります（400mL×1秒＝400mLと同様）。

つまり、吸気ガスの流れ（フロー）の速さを1秒に400mL（0.4L）の速さにして、1秒間流れていけば、その量（一回換気量）が400mL（0.4L）になる、という設定のしかた

PART 2 苦手な「換気モード」をマスターする

人工呼吸器の換気モード設定の仕方　55

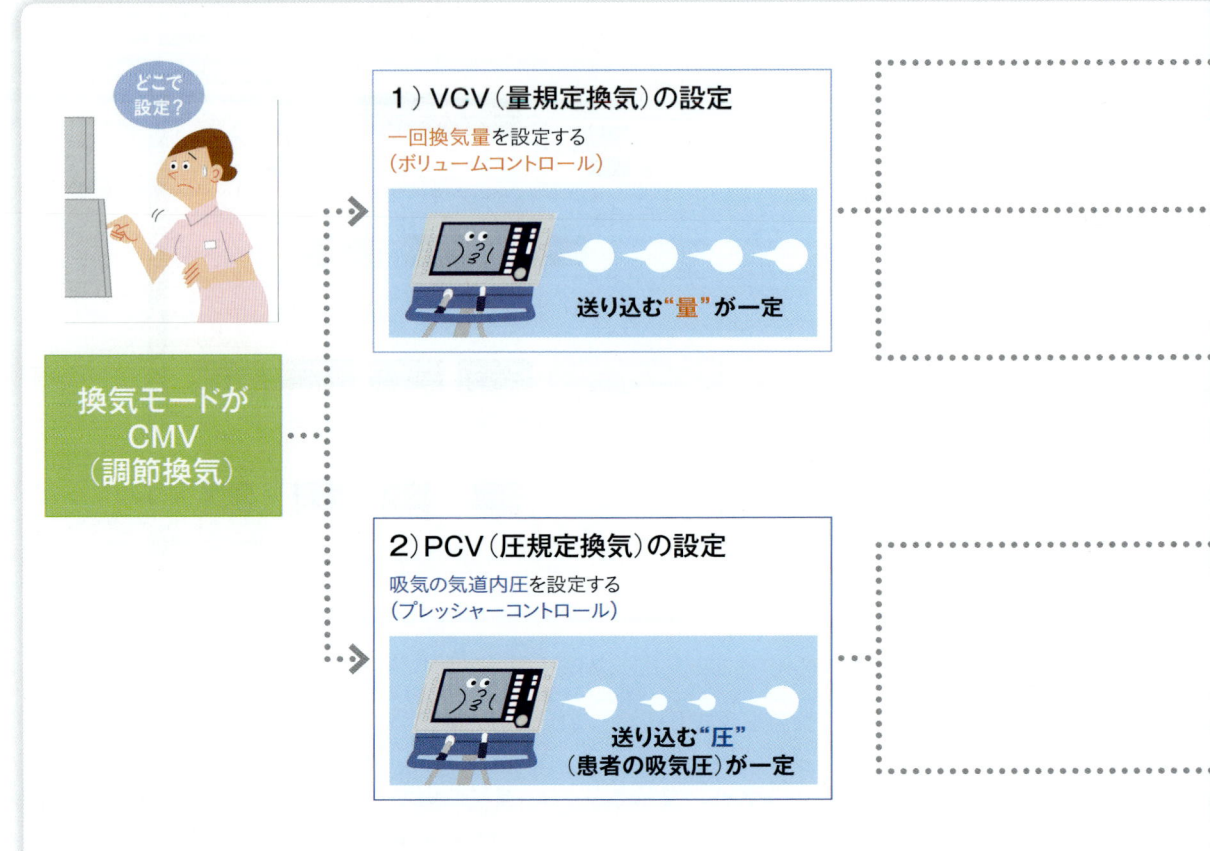

図2 | CMV（調節換気）の設定の流れ

換気モードが
CMV
（調節換気）

1）VCV（量規定換気）の設定
一回換気量を設定する
（ボリュームコントロール）

送り込む"量"が一定

2）PCV（圧規定換気）の設定
吸気の気道内圧を設定する
（プレッシャーコントロール）

送り込む"圧"
（患者の吸気圧）が一定

VCVとPCVの違い

	一回換気量	吸気気道内圧	換気回数(f)
①VCV	設定する	設定しない	設定する
②PCV	設定しない	設定する	設定する

です。

このとき、一回換気量は流量と時間の掛け算なので、例えば、200mL／秒×2秒でも400mLになります。さまざまな組み合わせがありますが、たいていは吸気時間を1〜2秒程度の値に決めるでしょう。

③「分時換気量」を計算してセットするもの
この方法で行う機種がサーボ900Cです。
この場合、一回換気量×呼吸回数＝分時換気量という関係を押さえておく必要があります。

例えば一回換気量を400mLに設定したい場合、1分あたりの呼吸回数を決め、一回換気量（0.4L）×呼吸回数（15回／分）で6L／分、つまり分時換気量を6L／分に設定するわけです。換気回数も、設定する15回／分に合わせる必要があります。

なお、VCVを設定後は、モニタ上の実測値データをもとに、以下を確認する必要があります。

● テスト肺が換気されること。

56　PART 2　苦手な「換気モード」をマスターする

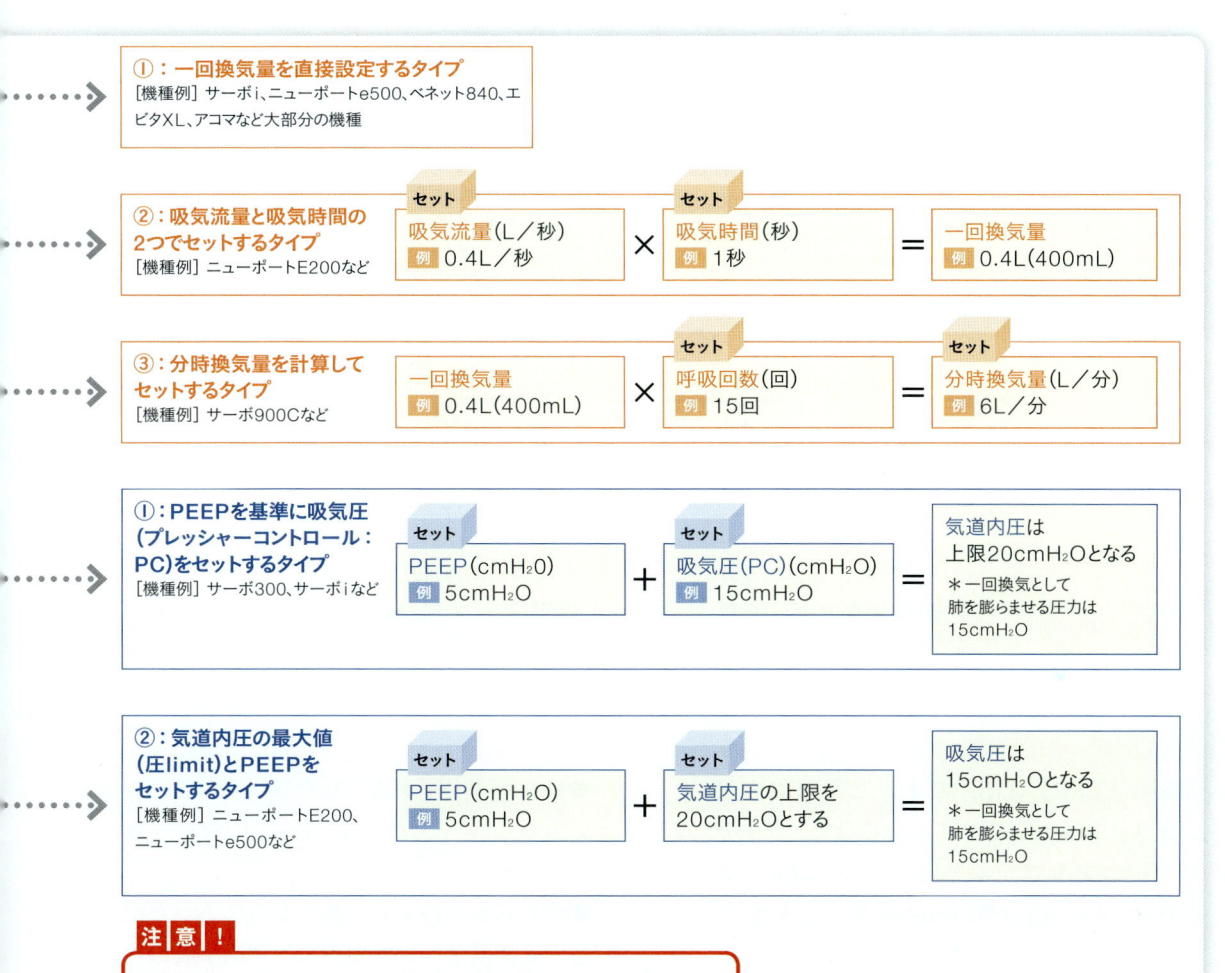

PART 2 苦手な「換気モード」をマスターする

①：一回換気量を直接設定するタイプ
[機種例] サーボi、ニューポートe500、ベネット840、エビタXL、アコマなど大部分の機種

②：吸気流量と吸気時間の2つでセットするタイプ
[機種例] ニューポートE200など

セット 吸気流量(L／秒) 例 0.4L／秒 × セット 吸気時間(秒) 例 1秒 = 一回換気量 例 0.4L(400mL)

③：分時換気量を計算してセットするタイプ
[機種例] サーボ900Cなど

一回換気量 例 0.4L(400mL) × セット 呼吸回数(回) 例 15回 = セット 分時換気量(L／分) 例 6L／分

①：PEEPを基準に吸気圧（プレッシャーコントロール：PC）をセットするタイプ
[機種例] サーボ300、サーボiなど

セット PEEP(cmH_2O) 例 $5cmH_2O$ + セット 吸気圧(PC)(cmH_2O) 例 $15cmH_2O$ = 気道内圧は上限$20cmH_2O$となる
＊一回換気として肺を膨らませる圧力は$15cmH_2O$

②：気道内圧の最大値（圧limit）とPEEPをセットするタイプ
[機種例] ニューポートE200、ニューポートe500など

セット PEEP(cmH_2O) 例 $5cmH_2O$ + セット 気道内圧の上限を$20cmH_2O$とする = 吸気圧は$15cmH_2O$となる
＊一回換気として肺を膨らませる圧力は$15cmH_2O$

注意！
同じCMV（VCVあるいはPCV）を設定する場合でも、機種により"セットするところ"が異なるので注意!

- 気道内圧が上昇すること（圧上昇の程度は、テスト肺の硬さによる）。
- 一回換気量が設定値に近似すること。
- 分時換気量が一回換気量×回数（ここでは6L／分）に近似すること。
- 設定回数の換気が行われていること。

2) PCVの設定

PCVは、以前に"従圧式"と呼んでいたものとは少し異なり、「圧規定換気」という語が一般的です。

プレッシャーコントロールの圧力（プレッシャーコントロールの値、気道内圧）を設定する必要があり、「吸気圧」「圧リミット」などで設定します。ここでも、機種によって圧設定には、おおむね以下の2つの方法があります。

① 「PEEP」を基準にプレッシャーコントロールを設定するもの

多くの機種（サーボ300、サーボiなど）がこの方法です。

プレッシャーコントロールは、たいてい

人工呼吸器の換気モード設定の仕方　57

図3 │ SIMVでの強制換気と自発呼吸との同期のタイミングのとり方

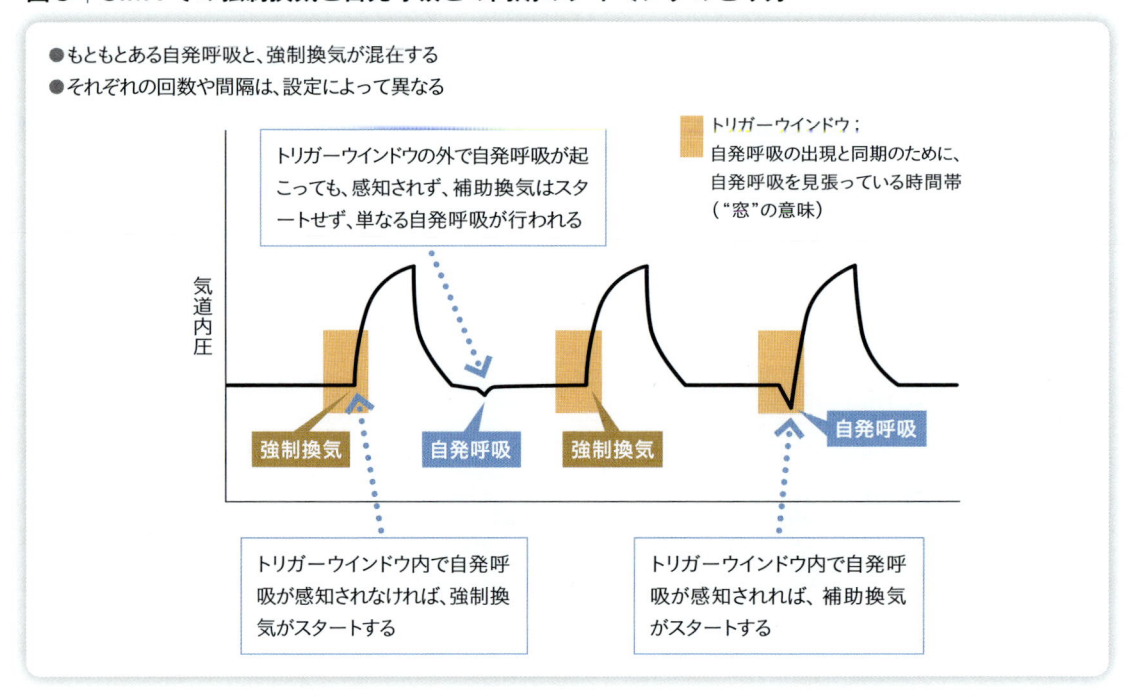

- もともとある自発呼吸と、強制換気が混在する
- それぞれの回数や間隔は、設定によって異なる

■ トリガーウインドウ：
自発呼吸の出現と同期のために、自発呼吸を見張っている時間帯（"窓"の意味）

トリガーウインドウの外で自発呼吸が起こっても、感知されず、補助換気はスタートせず、単なる自発呼吸が行われる

気道内圧

強制換気　自発呼吸　強制換気　自発呼吸

トリガーウインドウ内で自発呼吸が感知されなければ、強制換気がスタートする

トリガーウインドウ内で自発呼吸が感知されれば、補助換気がスタートする

「above PEEP」（PEEPの上）と記載されています。例えばPEEPが5cmH₂Oで、プレッシャーコントロールを15cmH₂Oと設定したときは、気道内圧が20cmH₂O程度になります。

② 「気道内圧の最大値」を基準にプレッシャーコントロールを設定するもの

PEEPによらず、「気道内圧の最大値（上限、Limit）」でプレッシャーコントロールを合わせていく考え方です。機種では、ニューポートE200、e500などがこの方法です。「圧limit（P-limit）」などのダイヤルが、プレッシャーコントロールの設定になります。

以上の設定をもとに、VCVと同様に、換気回数を決定します。また、吸気時間の設定が必要です。普通は1～2秒程度です。この時間のあいだ、呼吸器回路を通して気道に一定の圧力（プレッシャーコントロールの値）が加わります。

設定後はモニタ上の実測値データをもとに、以下を確認します。

- テスト肺が換気されること。
- 最高気道内圧が設定したプレッシャーコントロール（または圧Limit）の値に一致すること。
- 呼吸回数が設定した値になること（ただし一回換気量、分時換気量はテスト肺の硬さによるので、私たちは決めません。

2 SIMVの設定（図3）

これは簡単に言うと、"機械による強制換気"と"自発呼吸"が混ざった方式です。

設定としては、換気モード選択ダイヤルで「SIMV」を選ぶか、「SIMV／コントロール」を選びます。

後者がなぜそういう区分になっているかというと、SIMVとCMVは自発呼吸の有無によって容易に移行しうるからです。つまり、SIMVに設定していても自発呼吸がなければ、見かけはCMVと同一になります。

1）VCとPCの2とおりの方式

CMVのときにVCV方式とPCV方式の2つ

図4｜トリガー感度

- 「トリガー」とは「引き金」。自発呼吸が検出されたら、ガスを送る（引き金を引く）という動作を指している
- 「トリガー感度の調節」とは、自発呼吸検出感度の調節のこと

＊右図は圧力として検出されるタイプ（圧トリガー）を示す。これとは別に「フロートリガー＊」方式もある

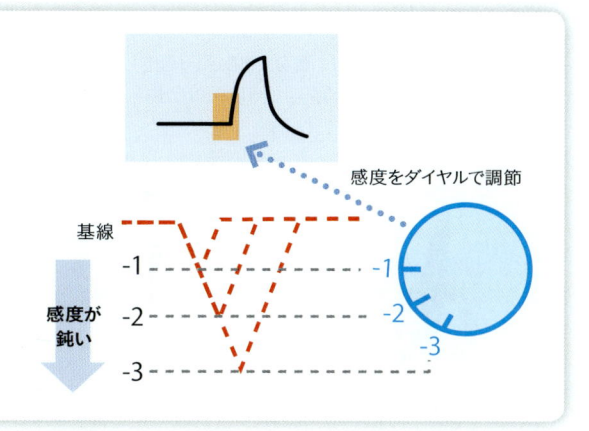

があったのと同様に、強制換気部分はVC（volume control：ボリュームコントロール）方式、またはPC（pressure control：プレッシャーコントロール）方式を選べます。ただし、機種によってはVC（またはPC）のみしか選べないものもあります。

2) VCの設定

　一回換気量の設定など、VCVのときと同じです。強制換気の間の自発呼吸は、自分で吸いたいだけの量を吸えます。したがって、この自発呼吸部分に対する一回換気量や気道内圧の設定はありません。

3) PCの設定

　気道内圧の設定方法などは、CMVの項で示したPCVのときと同じです。

4) トリガー感度の設定

　SIMVでは、人工呼吸器は自発呼吸ができるように、しかも自発呼吸にタイミングを合わせてガスを送り込むように動作します。そのため、自発呼吸を検出する機構の設定をします。この検出感度をトリガー感度と呼びます（**図4**）。

値は－1〜－2cmH$_2$O、またはフロートリガー＊の場合、5〜8L／分程度にします。

5) PSとの併用（SIMV＋PS）

　PSは自発呼吸を楽にします。SIMVにおける強制換気以外の自発呼吸は、吸いたいだけ吸えます。このとき自発呼吸に少し圧（PS：プレッシャーサポート）をかけて補助することができます。圧がかかった分、楽に吸えるようになります。

　設定後はテスト肺が換気されることなどを確認します。その他は、VCV、PCVのときと同様です。

3 PSVの設定

　PSV（pressure support ventilation：プレッシャーサポート換気）は、呼吸を楽に行えるように、吸気に合わせて一定の圧力（＝PS）でバッグバルブマスクを加圧するのと同じような換気方法です。

　設定としては、換気モードダイヤルで「PSV」を選択します。この表現は、他にも「spont（スポント、自発呼吸）」「CPAP（シーパップ）」など、機種により異なります。

　ここではPSの値（圧）を設定する必要が

＊　フロートリガー　呼吸回路の中には常にガスが流れており、いつでもこのガスを吸える状況になっている。このガスを吸ったことを検出できるようにする動作が「フロートリガー」である。

図5 | PSVのテスト肺を用いた確認

| 1 | テスト肺を、手で少し膨らませる（引っ張る）ように動かす（またはテスト肺を手で押しつぶしたあと、すばやく手を離す） |

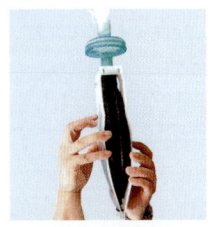

テスト肺を引っ張って、自発呼吸を模擬する

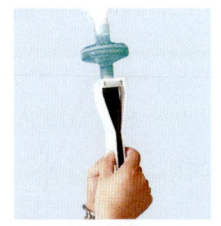

テスト肺を手で押しつぶしたあと、すばやく手を離す

2	これにより、気道内圧が少し低下する
3	人工呼吸器は"自発呼吸が開始した"と認識し、PSVが開始される（吸気がトリガーされる）
4	テスト肺が膨らむ（一回換気量は、テスト肺の硬さによる）
5	気道内圧の上昇を確認する（圧は、設定しているプレッシャーサポートの値になる）
6	呼気になり、テスト肺はしぼむ。1 に戻り、次の吸気が始まる

注意！
PSVは自発呼吸がないと動き始めないため、自発呼吸を模擬する必要がある。この方法でテストする。CPAPも同様に行う

ありますが、その値は10～15cmH$_2$O程度です。PSVでは、基本的には他に設定する項目はありません。トリガー感度は−1～−2cmH$_2$O、またはフロートリガーの場合5～8L／分程度にします。

PSVは自発呼吸を補助するため、自発呼吸がないと使えません。テスト肺は自発呼吸がないため、テスト肺に接続した場合は、そのままではPSVで動かすことができません。そこでPSVの場合は**図5**のようにテスト肺を手で動かし、自発呼吸を模擬して作動状況を確認します。

4 CPAPの設定

CPAP（持続気道陽圧）は、吸気のときも呼気のときも、ほぼ一定の圧力（＝CPAP）で肺に圧力をかけて膨らませておくものです。つまり、吸気のときも呼気のときも気道内圧が一定圧（＝CPAP、PEEP）になるのが特徴です。そのため、基本的に自発呼吸です。

他にも、「spont（自発呼吸）」「自発」「PSV」「SIMV＋CPAP」などで選択する場合があります。

設定するのは、PEEP（＝CPAP）を5～15cmH$_2$Oに合わせるのみです。換気モードダイヤルでPSV、SIMV＋CPAPで設定している場合は、PSV、SIMVの値をゼロにします。

トリガー感度は−1～−2cmH$_2$O、またはフロートリガーの場合5～8L／分程度にします。設定の確認として、CPAPは基本的に自発呼吸のため、テスト肺をつけても、そのままではテスト肺（＝自発呼吸しない）は膨らんだまま静止します。PSVと同様に自発呼吸を模擬すれば（図5）、テスト肺は作動（＝呼吸）します。

共通して設定する項目（酸素濃度、PEEP）

換気モードにかかわらず、共通して設定する項目を**図6**に示します。

これでひととおりの設定が完了です。ここ

図6｜共通して設定する項目

酸素濃度（％）

- すべての換気モードで設定する、人工呼吸器を使うときには必ず必要な項目である。

- 空気の酸素濃度は21％である。そのため人工呼吸器で使う酸素濃度は21〜100％の間に設定する（例：40％、70％、100％など）。

- どの程度の値が指示されるかは、そのときの肺の状態、特にPaO_2（動脈血酸素分圧）の状況によるが、"肺の状況がまったく不明で、かなり悪そう"というときは、とりあえず100％に設定されることが多い。

- 酸素濃度のことをF_IO_2（吸入気酸素濃度）で記載している機種もある。F_IO_2で表すと、一般に小数での表記、すなわち0.21（空気）〜1.0（100％酸素）になる。

- 酸素濃度の設定は、換気モードやその他の設定とは独立している。したがって、最初でも最後でも設定可能。

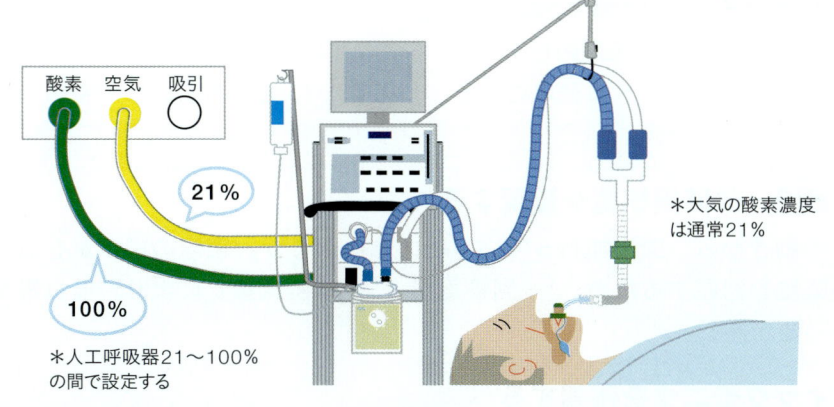

酸素　空気　吸引

21％

100％
＊人工呼吸器21〜100％の間で設定する

＊大気の酸素濃度は通常21％

PEEP施行

PEEP（cmH₂O）

- PEEPは肺がつぶれないように、呼気のときに圧力をかけておくものである。

- これは一回換気量などとは独立して、「PEEPダイヤル」で設定する。

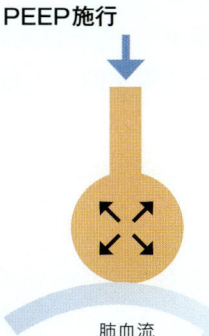

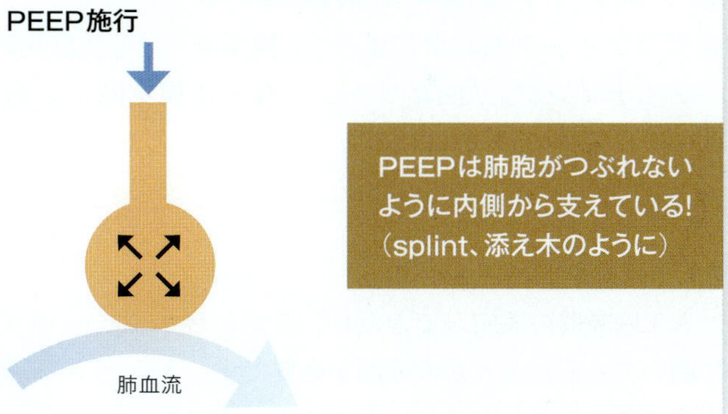

PEEPは肺胞がつぶれないように内側から支えている！（splint、添え木のように）

肺血流

まではテスト肺を接続しており、テスト肺が換気されて拡張（吸気）・収縮（呼気）を繰り返していることを確認します。

そのとき、テスト肺をよく観察してみましょう。PEEPをかけていれば、呼気のとき、テスト肺は完全にはつぶれません。これがPEEPの効果です。

＊

人工呼吸器の設定は機種によってかなり異なります。ここでは、一般的な項目を中心に解説しました。実際には使用している人工呼吸器それぞれの取扱説明書を確認することが必要です。

PART2　苦手な「換気モード」をマスターする

換気モードの確認：グラフィックモニタの見方

磨田　裕

(((ここがポイント！)))

1 換気モードの差異と特徴を確認する
- 換気モードは以前から、"気道内圧の変化"を波形として表してきた。
- 現在では、各種換気モードの登場により、いちがいに気道内圧だけで特徴づけられなくなった。

2 一回換気量、分時換気量を確認する
- 気道内圧の動きから、肺に加わっている圧力はわかるが、実際の換気量を示すものではない。換気量を把握するため、「一回換気量」「分時換気量」により、換気量をモニタリングする必要がある。

3 グラフィックモニタを確認する
- グラフィックモニタにより、「換気モード」「自発呼吸と人工呼吸の同調性」「PEEP」「ファイティング」「回路リーク」などが視覚的にとらえられる。グラフィックモニタで観察できる機種であれば、チェックすることが重要である。

人工呼吸器の設定ができたら、設定どおりに動いているかどうかの確認が必要です。人工呼吸器を装着した当初はもちろん、その後も定期的に、あるいは "何か変！" と思ったときには必ず動作を確認しなければなりません。どのような点を確認していくか、最近使われるグラフィックモニタでの波形、見方などを解説します。

換気モードの差異と特徴

換気モードの多くは、"気道内圧波形の違い"などをもとに分類されていました。なぜ「いました」という過去形にするかというと、以前は、気道内圧の変化を示す用語が主流に使われていたからです。例えば、**図1**にようにシンプルな表し方がされていました。

しかし、現在このような考え方だけでは分類・表現できないほど各種の換気モードが使われています。それでも、気道内圧の変化は

図1 | 以前からの換気モードの示し方（例：IPPVとCPPV）

IPPV*（間欠的陽圧換気）…CMV、PEEPなし
- 気道内圧の変化は"間欠的に陽圧になる"
- つまり吸気のときだけ陽圧になり、呼気は大気圧、すなわちゼロになる

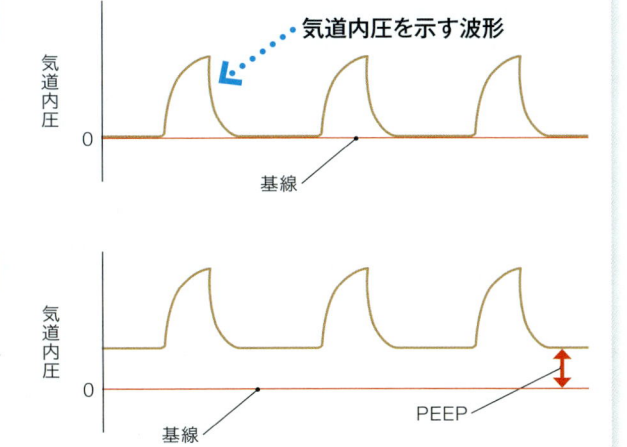

CPPV（持続陽圧換気）…CMV＋PEEP**
- 気道内圧の変化は"常に陽圧になっている"
- つまり呼気のときも陽圧である（すなわちPEEPをかけているということ）

最も重要な所見であるため、多くのテキストや文献では、各種換気モードにおける"気道内圧の特徴"が記載されています。主要な換気モードでの気道内圧波形の特徴をみてみましょう（図2-①）。

気道内圧計は、実際は針が動くだけで、波形は出ません。針先の動きが図2-②のようになるということを理解しておいてください。

最近の人工呼吸器では、この波形を表示するものもたくさん出てきました。この波形表示が「グラフィックモニタ」です。

一回換気量、分時換気量の確認

気道内圧の動きで、"肺に加わる圧力"がわかります。しかし、圧力だけでは、実際の換気量がどのくらい入っているかはわかりません。

実際にガス交換をするときは、圧力ではなく、換気量が必要です。そのため、いずれの換気モードでも、「換気量モニタ」をチェックすることが重要になります。具体的には、「一回換気量」「分時換気量」を確認します。

1 一回換気量

人工呼吸器は"1回ごと"に換気量を測定しています。

ほとんどの人工呼吸器は本体の呼気弁のあたりに換気量測定装置をもっています。これで測定した値は、「一回換気量」「tidal volume」「TV、VT」などと表示されます（機種によっては表示部を切り替えて示すものもある）。単位はmLまたはLであり、だいたい体重当たりで6〜10mL（/kg）、すなわち300〜500mL（0.3〜0.5L）程度になります。

ARDS（acute respiratory distress syndrome：急性呼吸窮迫症候群）などでは換気量が大きすぎると（12mL/kg以上）、肺を過膨張させ肺を傷害させる危険があるとされるため、注意が必要です。

なお、一回換気量は一般には"呼気の量"を意味します。機種によっては吸気の一回換気量を示せるものもあります。その場合は、人工呼吸器で設定した値、または実際に送り

---
*IPPV ：intermittent positive pressure ventilation
**CPPV：continuous positive pressure ventilation

図2 | 各種換気モードの気道内圧波形の比較

1 換気モードと波形の特徴

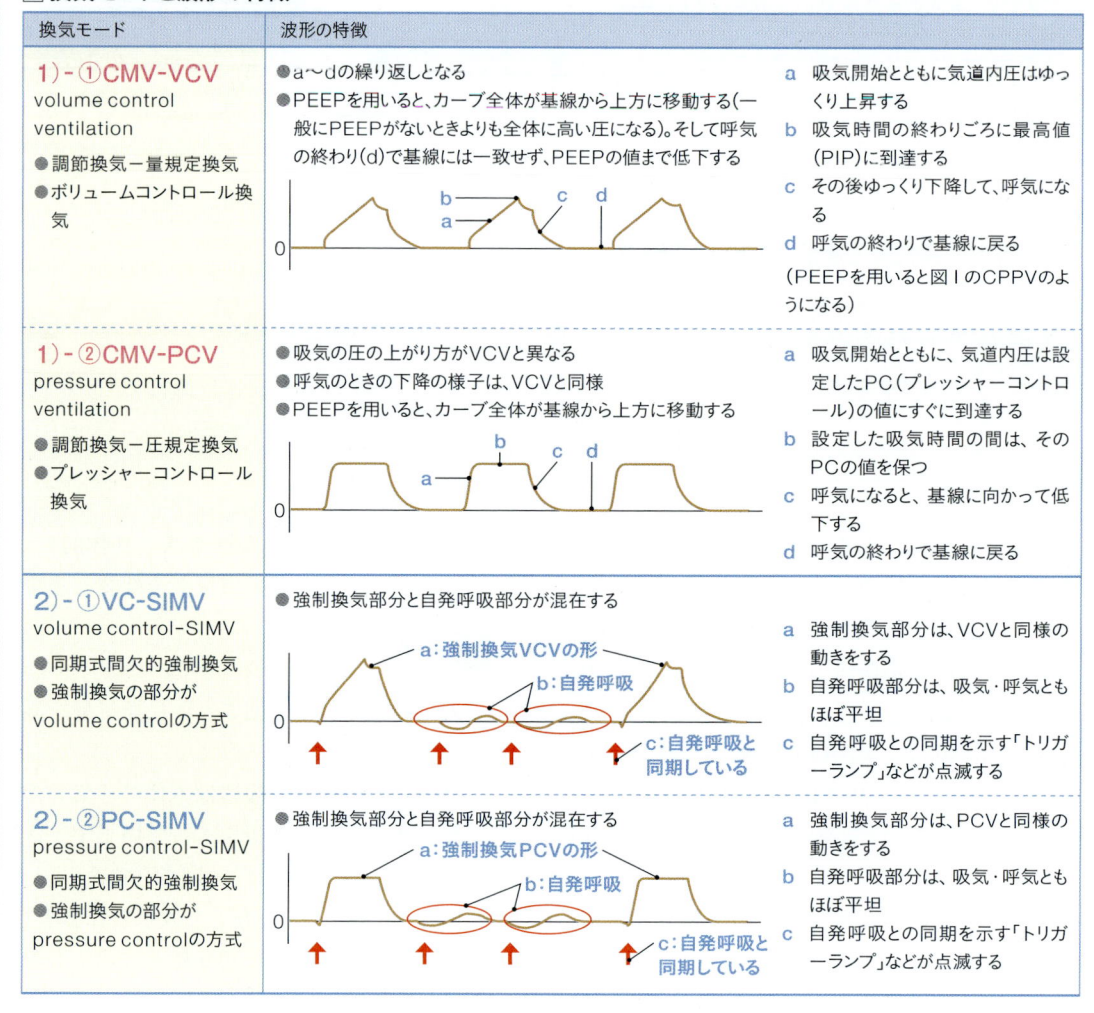

換気モード	波形の特徴	
1)-①CMV-VCV volume control ventilation ●調節換気-量規定換気 ●ボリュームコントロール換気	●a〜dの繰り返しとなる ●PEEPを用いると、カーブ全体が基線から上方に移動する（一般にPEEPがないときよりも全体に高い圧になる）。そして呼気の終わり(d)で基線には一致せず、PEEPの値まで低下する	a 吸気開始とともに気道内圧はゆっくり上昇する b 吸気時間の終わりごろに最高値(PIP)に到達する c その後ゆっくり下降して、呼気になる d 呼気の終わりで基線に戻る （PEEPを用いると図1のCPPVのようになる）
1)-②CMV-PCV pressure control ventilation ●調節換気-圧規定換気 ●プレッシャーコントロール換気	●吸気の圧の上がり方がVCVと異なる ●呼気のときの下降の様子は、VCVと同様 ●PEEPを用いると、カーブ全体が基線から上方に移動する	a 吸気開始とともに、気道内圧は設定したPC（プレッシャーコントロール）の値にすぐに到達する b 設定した吸気時間の間は、そのPCの値を保つ c 呼気になると、基線に向かって低下する d 呼気の終わりで基線に戻る
2)-①VC-SIMV volume control-SIMV ●同期式間欠的強制換気 ●強制換気の部分がvolume controlの方式	●強制換気部分と自発呼吸部分が混在する a：強制換気VCVの形 b：自発呼吸 c：自発呼吸と同期している	a 強制換気部分は、VCVと同様の動きをする b 自発呼吸部分は、吸気・呼気ともほぼ平坦 c 自発呼吸との同期を示す「トリガーランプ」などが点滅する
2)-②PC-SIMV pressure control-SIMV ●同期式間欠的強制換気 ●強制換気の部分がpressure controlの方式	●強制換気部分と自発呼吸部分が混在する a：強制換気PCVの形 b：自発呼吸 c：自発呼吸と同期している	a 強制換気部分は、PCVと同様の動きをする b 自発呼吸部分は、吸気・呼気ともほぼ平坦 c 自発呼吸との同期を示す「トリガーランプ」などが点滅する

出している値が反映されています。メカニズムとしては、「吸気量」と「呼気量」は一致するはずですが、実際には10％程度の差が出ます。

2 分時換気量

分時換気量は、"1分間あたりの合計の換気量"（通常は呼気量）です。これは「MV（minute volume、minute ventilation）」「V_E（expiratory minute ventilation；呼気分時換気量）」などと表示されます。

換気モードがVCVならば一回換気量は一定なので、「分時換気量＝一回換気量×回数」になります。しかし、SIMV、PSVなどでは一回換気量・回数が一定とは限らないので、人工呼吸器では1分間当たりの平均的な値で表示されます。単位はL/分で、だいたい5〜10L/分ですが、多いときは10〜20L/分にもなります。

なお、吸気側の換気量しか測定しないもの

換気モード	波形の特徴	
3) PSV pressure support ventilation ●プレッシャーサポート換気	●呼吸のリズムは自発呼吸なので一定とは限らない。吸気時間、呼気時間も同様に一定ではない	a 吸気開始とともに、気道内圧は設定したPSの値にすぐに到達する。すべての自発呼吸に対して、自発呼吸に合わせてaのように動作する b 患者吸気が続いている間は、そのPSの値を保つ c 呼気になると、基線に向かって低下する。呼気の終わりで基線に戻る d 自発呼吸との同期を示す「トリガーランプ」などが点滅する
4) CPAP continuous positive airway pressure ●シーパップ ●持続気道陽圧	ア:CPAPの値、すなわちPEEP a:吸気(気道内圧が少し低下) b:呼気(気道内圧が少し上昇) イ:自発呼吸と同期している	ア 気道内圧計の針は常にプラスの値(＝設定したPEEP)付近を示す a、b 気道内圧は吸気のとき少し低下し(a)、呼気のとき少し上昇する(b) イ 自発呼吸との同期を示す「トリガーランプ」などが点滅する

2 気道内圧計の針の動きと気道内圧カーブの対比

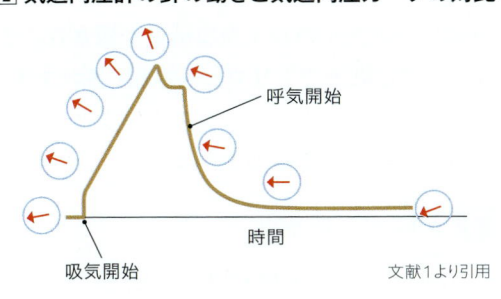

文献1より引用

3 組み合わせて用いた場合の波形

- 上記の換気モードのいくつかは組み合わせることが可能(特にPEEPはいずれも併用可能)
- ここでは組み合わせ例として、「PC-SIMV+PS+PEEP」を示す(機種によっては、「PC-SIMV+PS+CPAP」ともいう)

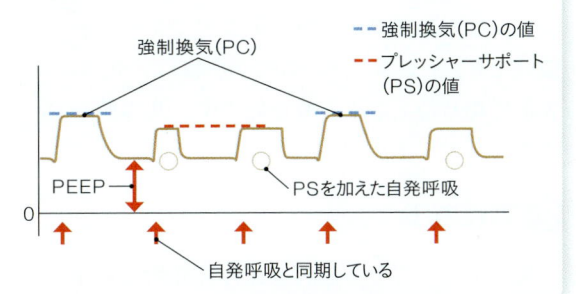

(機種:ニューポートE-200など)では、吸気の値(人工呼吸器が送り出している量。肺に入った量ではない)を表示しています。

3 その他

「吸気時間」「換気回数(呼吸数)」などを設定する換気モードでは、実際に設定どおりになっていることを確認します。

なお、Assist(アシスト)では、回数はたいてい設定値以上になっています。

グラフィックモニタの確認

グラフィックモニタとは、気道内圧波形、さらにフロー(流量)カーブ、換気量カーブなどを人工呼吸器画面に表示する方式です。1990年代以降の機種では積極的に採用されています。例えば、サーボi、ニューポートe-500、エビタXLなど多くの機種がこのモニタ画面をもっています。

図3 | グラフィックモニタの例

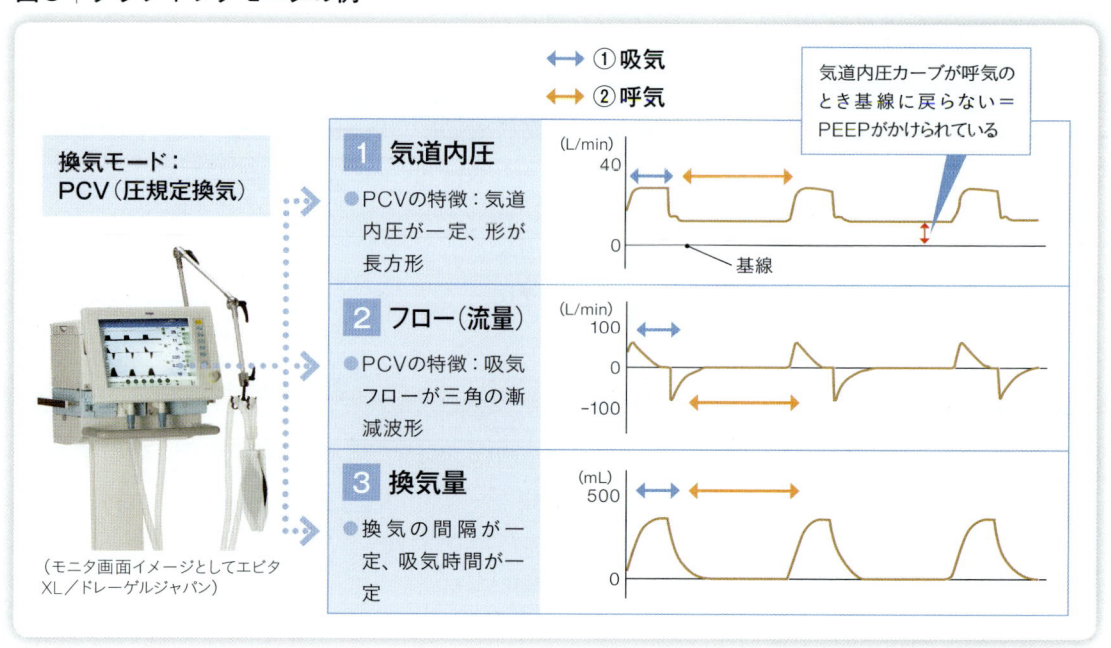

換気モード：PCV（圧規定換気）

（モニタ画面イメージとしてエビタXL／ドレーゲルジャパン）

→ ① 吸気
→ ② 呼気

1 気道内圧
- PCVの特徴：気道内圧が一定、形が長方形

気道内圧カーブが呼気のとき基線に戻らない＝PEEPがかけられている

(L/min) 40 / 0 基線

2 フロー（流量）
- PCVの特徴：吸気フローが三角の漸減波形

(L/min) 100 / 0 / -100

3 換気量
- 換気の間隔が一定、吸気時間が一定

(mL) 500 / 0

グラフィックモニタの波形の例を**図3**に示しました。たいてい3つの波形（気道内圧、フロー〈流量〉、換気量）が同時に表示されます。また、フローと換気量などでループを描いたり、トレンド（時間的な推移のグラフ）表示に切り替えることも可能です。基本的な3波形を考えます。

1 気道内圧

換気モードごとにそれぞれの特徴的な形が観察されます。基本的には一定のパターンで、大きくぶれたりしません。大きく変動するのは自発呼吸との不同調、ファイティングの場合などです。

呼気相（図3-②）で、PEEPの有無、大きさ、PEEPが維持できているかを見ます。PEEPがうまく維持できないと、呼気相がダラダラと基線方向に低下していきます（この場合、回路からのリークの存在や呼気弁不良を疑う）。

自発呼吸が出現し、これに同期している（人工呼吸器が合わせている）ときは、吸気開始直前に気道内圧のわずかな低下が観察されます。この圧低下でトリガー（感知）されます。このとき、トリガーランプの点滅などで、トリガーされたことがわかります。

2 フロー（流量）

一般に基線の上側が吸気（図3-①）、下側が呼気（図3-②）のガスの流れを示します。口元でのガスの流れを表したものです。

吸気は長方形（VCV）、三角（または台形）に近い漸減波形（PCV、PSV）などの形になります。

呼気は基線の下側で、呼気開始は基線から離れていますが、だんだん基線に近づきます。呼気の終わりでほぼ基線に一致します。

呼気フローはVCVもPCVも同様な形です（呼気の形での区別はできない）。PEEPがかかっていても、呼気の終わりは基線に戻ります（気道内圧と異なる）。

CPAPでは、吸気フローの形は少し丸みを帯びます。

図4 | グラフィックモニタを見るときのポイント

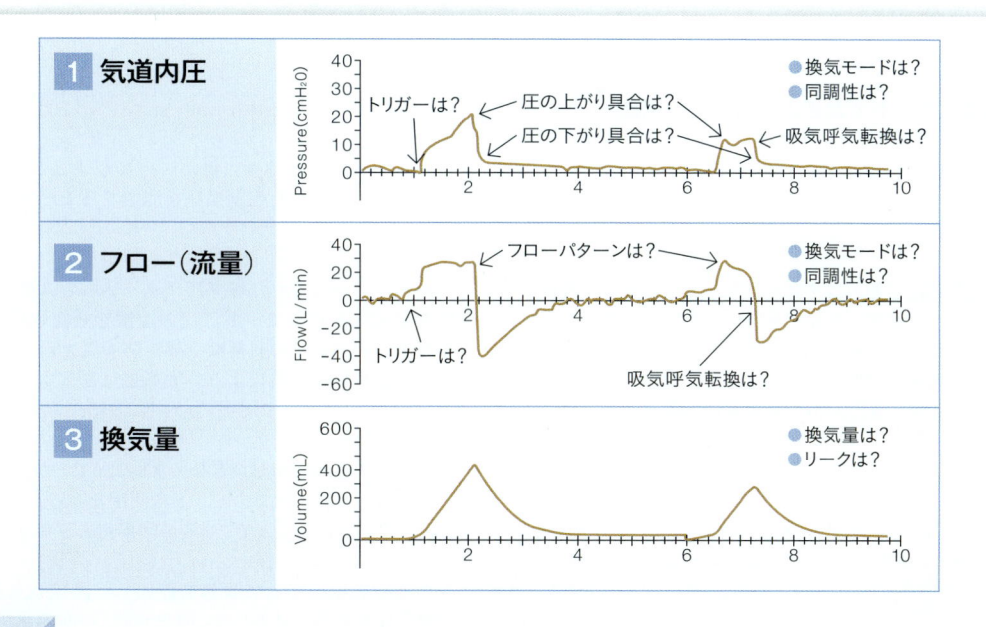

1 気道内圧
- トリガーは？
- 圧の上がり具合は？
- 圧の下がり具合は？
- 吸気呼気転換は？
- 換気モードは？
- 同調性は？

2 フロー（流量）
- トリガーは？
- フローパターンは？
- 吸気呼気転換は？
- 換気モードは？
- 同調性は？

3 換気量
- 換気量は？
- リークは？

設定
- VC-SIMV+PSの例
- 2つの呼吸波形が記載されている（左側の呼吸はVCでの強制換気の形、右はPSVの形）
- PEEPはゼロ

3 換気量

吸気で上昇、呼気になると下降します。換気モードによる違いはあまりはっきりせず、山型になります。呼気の終わりで基線に戻ります。戻らないとき（吸気量＞呼気量）は、回路リークを疑います。基線に戻らない場合でも、次の呼吸は基線に強制的に戻され、吸気は基線から始まります。

グラフィックモニタを見るときのポイントを図4に示しました。

グラフィックモニタの観察により、「換気モード」「自発呼吸と人工呼吸の同調性」「PEEP」「ファイティングの有無」「回路リークの有無」などが視覚的にとらえられます。

〈引用文献〉
1. 磨田裕：人工呼吸器のグラフィックモニタを使いこなそう．クリニカルエンジニアリング 2010；21(2)：117-120．

COLUMN

呼吸ケア頻出用語：これだけは知っておきたい用語④

■換気モードでおさえておきたい用語

A/C（assisted/control ventilation）
＝A/C MV（assisted/controlled mandatory ventilation）
＝補助／調節換気または補助／強制換気

自発呼吸があればそれを検知して自然呼吸を補助するために設定した換気を行い、なければ設定された分の換気を強制換気するモード。設定換気の回数以上の自発呼吸があってもすべてに同期して強制換気を行ってしまうため、過換気に注意が必要。プレッシャーサポートを使えないが、PEEPは付加できる。

APRV（airway pressure release ventilation）
＝気道圧開放換気

CPAPにおいてPEEPを定期的に開放（pressure release）する換気法。これによる換気量の増加が目的。

BIPAP（バイパップ）
＝biphasic positive airway pressure
＝気道圧開放換気

高・低２つのCPAPの値を周期的にくり返す。くり返しを早くすると、PCVと同じになる。
BiVent（サーボ i）、BiLevel（ベネット840）も同様の動作である。

CMV（controlled mechanical ventilation またはcontinuous mandatory ventilation）
＝調節換気または持続強制換気

設定時間ごとに強制換気が行われる様式。量規定式（VCV）と圧規定式（PCV）がある。

CPAP（continuous positive airway pressure）
＝持続気道陽圧

強制換気がない最も生理的なモード。自発呼吸の全過程に対して常に一定の陽圧をかけた状態。PEEPは各モード中の呼気終末にかける陽圧そのものを指すが、CPAPはモードの１つである。

CPPV（continuous positive pressure ventilation）
持続的陽圧換気

IPPVにPEEPがかかったモード。

IMV（intermittent mandatory ventilation）
間欠的強制換気

強制換気の間に、患者が自由に自発呼吸できるようにしたモード。しかし、常に強制換気が患者の吸気に一致するわけではないため、自発呼吸の呼気時に強制換気が行われると気道内圧が著しく上昇してしまうことから、今ではSIMVが実施されることが多い。また、SIMVも含めてIMVということもある。

IPPV（intermittent positive pressure ventilation）
間欠的陽圧換気

CMVとほぼ同義。吸気時に加圧して行う人工呼吸で、呼気は肺の弾性によってガスの呼出が行われる。

MMV（mandatory minute ventilation）
強制分時換気

患者の呼吸の分時換気量が一定値以下になった場合に、設定された強制換気を開始するモード。

PCV（pressure control ventilation）
＝圧規定式（定圧式、従圧式）調節換気

あらかじめ設定した吸気圧（送り込むガスの圧）で強制換気を行うモード。圧の上限を一定に保てるため、気道内圧の異常な上昇を防ぐことが可能。肺の固さや気道抵抗により、換気量は変化する。

PEEP（positive end-expiratory pressure）
呼気終末陽圧

呼気の気道内圧がゼロとならないように一定の圧をかけること。すべてのモードに使用できる。肺胞の虚脱を防止することで、血液の酸素化を改善する。

PSV（pressure support ventilation）圧支持換気

自発呼吸を検知して吸気を開始し、設定した圧で吸気圧を維持するモード。吸気時間、一回換気量、呼吸回数を決めるのは患者自身。患者と人工呼吸器の同調性がよい。

SIMV（synchronized intermittent mandatory ventilation）同期式間欠的強制換気

自発呼吸を検知して、設定した換気回数分だけ自発呼吸と同調（シンクロ）して強制換気されるモード。このときの強制換気部分の設定は、VC・PCどちらも可能。無呼吸となっても、最低限SIMV回数だけ強制換気される。PEEP、PSVとの併用も可能。

SPONT（Spontaneous breathing）

人工呼吸器では自発呼吸主体の方式。CPAPとPSV。

time cycle（時間サイクル）式

吸気時間、換気回数（すなわち換気の間隔を決めている）を設定する方式。調節換気の基本的な設定方式がこのタイムサイクルに相当する。

VCV（volume control ventilation）
量規定式（定量式、従量式）調節換気

あらかじめ設定した換気量（送り込むガスの量）の分だけ強制換気を行うモード。量の上限が一定に保たれるため換気量は保証されるが、肺の硬さや気道の抵抗により気道内圧が変化してしまう。

volume cycle（量サイクル）式

一回換気量を設定し、吸気量が設定量に達すると呼気に切り換わる。

VSV（volume support ventilation）量支持換気

自発呼吸を検知して吸気が開始され、一定の圧を維持する。PSVは一回換気量が患者の状態により変化してしまうが、VSVはサポート圧を自動的に変化させて、設定換気量を保証しようとする。

PART 3

人工呼吸器装着患者のケア

PART3　人工呼吸器装着患者のケア

人工呼吸器装着患者のフィジカルアセスメント

今中秀光

ここがポイント！

1 シーソー呼吸の徴候
- 人工呼吸器による管理中、最も怖いのは気道狭窄・閉塞である。シーソー呼吸をいち早く察知する。

2 人工呼吸器のグラフィックモニタの変化
- グラフィックモニタのある人工呼吸器であれば、気道狭窄・閉塞の徴候が流量波形の変化によりとらえられる。「流量波形のピークが低い」「流量の減り方がゆっくり」の2点により見抜くことができる。

3 気道閉塞のその他の徴候
- 呼吸苦による努力呼吸の状態では、中枢神経への影響として「せん妄」「不穏」「顔の紅潮」「発汗」、また頸部で観察できる特徴として「呼吸補助筋の収縮」、循環には「頻脈」「血圧上昇」「不整脈」という異常が現れる。これらの観察からも気道閉塞の徴候を見抜く。

　人工呼吸に関連して最も怖い出来事は気道の閉塞・狭窄です。このときの呼吸パターンの代表は「シーソー呼吸」です。

　ひと口にシーソー呼吸といっても、軽度のものから重症なものまでさまざまありますが、とても危険な呼吸パターンです。シーソー呼吸は、見逃してしまったり、対応が遅れてしまったり、適切な対応がされないと、10－15分で循環虚脱に至る可能性のある危険な事態です。

シーソー呼吸とは

　シーソー呼吸というのは、胸郭と腹部が呼吸で逆方向に動く現象のことです。

1 正常な呼吸運動

　正常な呼吸運動では吸気時に横隔膜と外肋間筋が一緒に収縮するため、胸郭と腹部が同期して拡張します（図1-①）。

2 シーソー呼吸の現象とメカニズム

　シーソー呼吸では胸部と腹部の動きが"逆

図1 | シーソー呼吸の特徴

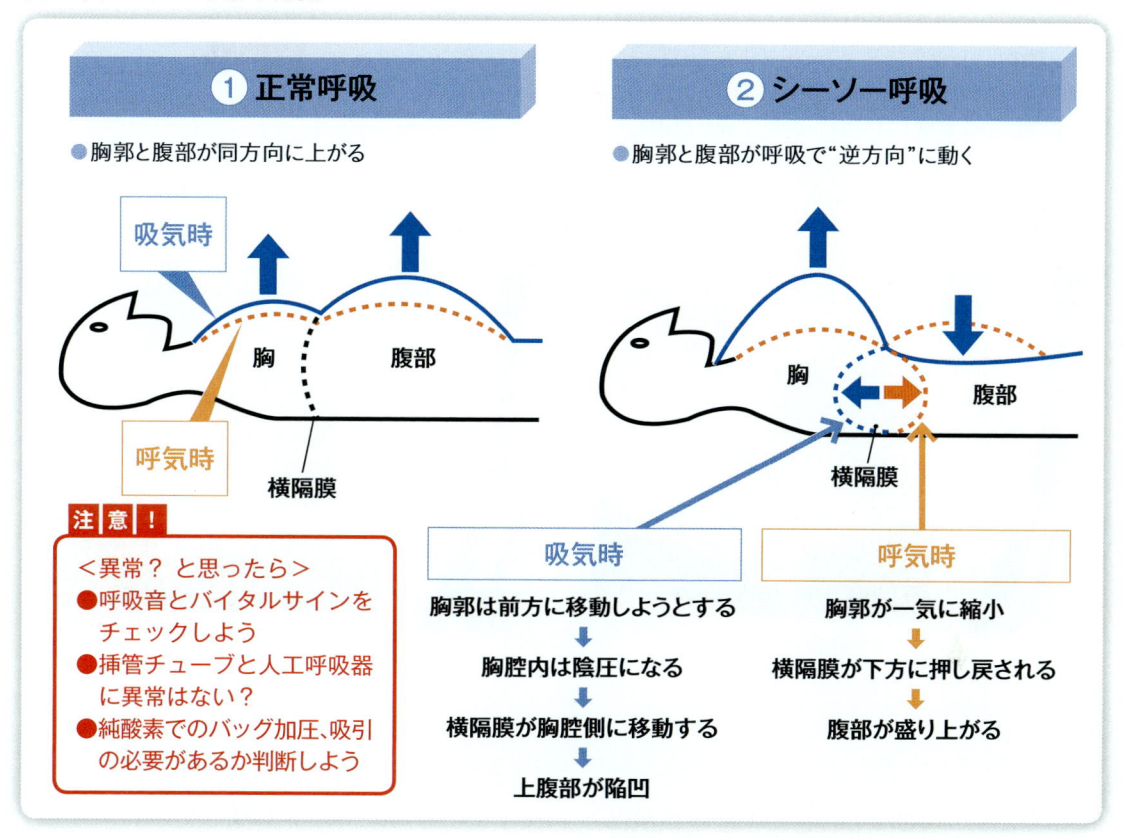

① 正常呼吸
- 胸郭と腹部が同方向に上がる

吸気時／呼気時／胸／腹部／横隔膜

注意！
<異常？ と思ったら>
- 呼吸音とバイタルサインをチェックしよう
- 挿管チューブと人工呼吸器に異常はない？
- 純酸素でのバッグ加圧、吸引の必要があるか判断しよう

② シーソー呼吸
- 胸郭と腹部が呼吸で"逆方向"に動く

胸／腹部／横隔膜

吸気時
胸郭は前方に移動しようとする
↓
胸腔内は陰圧になる
↓
横隔膜が胸腔側に移動する
↓
上腹部が陥凹

呼気時
胸郭が一気に縮小
↓
横隔膜が下方に押し戻される
↓
腹部が盛り上がる

方向"になります（図1-②）。なぜ、そうなるのでしょうか？ 呼吸苦の状態では、吸気時には努力吸気を行うため、上部の胸郭は通常より前方に移動しようとします。一方、最大の吸気努力となるため、胸腔内の陰圧が非常に大きくなります。この陰圧に負けて横隔膜が胸腔側に移動するため、上腹部は陥凹してしまいます。

一方、呼気時には、呼気補助呼吸筋群が一気に収縮し、胸郭が縮小します。腹部では腹筋などが収縮するとともに、横隔膜が下方へ押し戻されるため、腹部が盛り上がってきます。

3 シーソー呼吸への対応

シーソー呼吸は気道閉塞の際によく現れます。また、気道閉塞がなくても、呼吸努力が強くて気道が相対的に狭くなった患者、ある いは慢性閉塞性肺疾患（chronic obstructive pulmonary disease：COPD）の患者、胸郭がやわらかい小児でもよく認められます。気道閉塞によるシーソー呼吸では、すぐに重篤な呼吸不全に陥るため、早急に治療しないと危険です。

なお、シーソー呼吸と類似したものに「陥没呼吸」があります。鎖骨上窩や肋間がへこむ現象で、やはり上気道の閉塞や、強い呼吸努力などによって見られます。

シーソー呼吸を呈した患者の症例

1 抜管後の小児の症例

生後1歳の小児に、先天性心疾患に対する手術を行いました。麻酔では内径5mmの気

図2 ｜ 上気道閉塞によるシーソー呼吸（症例1）

- 1歳の小児、術後で気管チューブ抜去後にシーソー呼吸、頻呼吸になった
- SpO$_2$は90％を切り、徐脈、無呼吸になった
- 酸素でも改善せず、再挿管。声帯浮腫が原因と考えられた

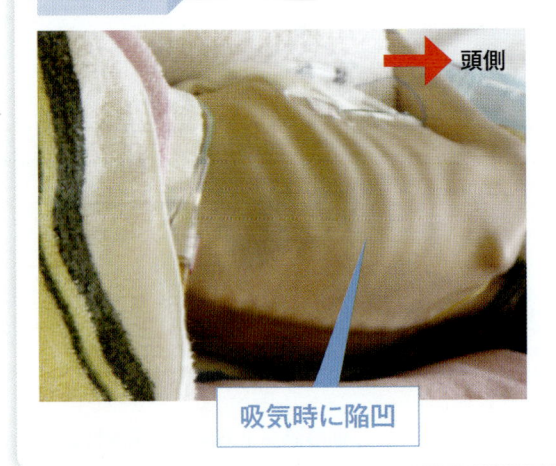

注意！ 吸気時に特に肋間が激しくへこみ、シーソー呼吸が認められる

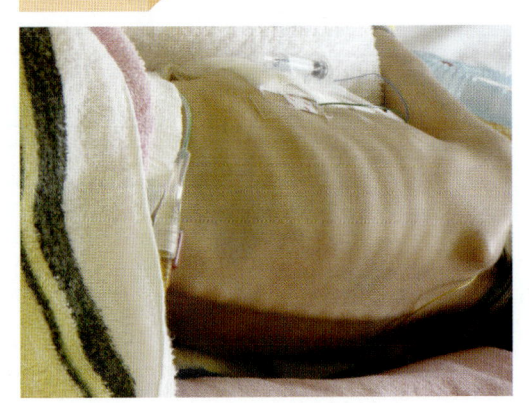

吸気 → 頭側／吸気時に陥凹
呼気

管チューブが挿管されました。術中・術後の経過は順調で、ICU入室8時間後に抜管することができました。

しかし、吸気時に肋間が激しくへこみ（**図2**）、シーソー呼吸、頻呼吸となりました。パルスオキシメータの値（SpO$_2$）はあっという間に90％を切り、徐脈に陥りました。さらに、呼吸疲労からか無呼吸に陥り、まさに"死にそう呼吸"*です。

純酸素でバッグ加圧をしてもうまく換気できず、冷や汗をかきながら、なんとか再挿管できました。以前と同じ太さの気管チューブを挿管すると抵抗を感じたため、細めの気管チューブに入れ替えました。これは、声帯浮腫による上気道閉塞です。心臓手術や体外循環の侵襲、太めの気管チューブのため、声帯浮腫をきたしたと考えられます。

小児はもともと気道が狭く、声門浮腫や声門下浮腫が起こりやすいため、抜管後の声帯浮腫に注意しなければなりません。また、小児の胸郭はやわらかいため、呼吸努力が大きいと胸郭が歪んでしまったり、肋間・心窩部・横隔膜付着部が容易に陥凹します。

2 人工呼吸中の症例

20歳代の男性が心疾患術後にICUに入室しました。もともとヘビースモーカーの患者でした。人工呼吸器のモードはPCV（プレッシャーコントロール換気）としました（**図3**）。喫煙歴のためか喀痰は大量で、頻回の吸引が必要でした。

吸引チューブ挿入の際に抵抗を感じるようになり、数時間後、人工呼吸器のアラームが鳴り始めました。一回換気量が大幅に減少し

---

*筆者はあるときひらめきました。「シーソー」に横棒を1本加えて、「シニソー（死にそう）呼吸」——どうでしょうか？ いかにも重症な感じが伝わってきませんか？

図3｜人工呼吸器開始時のグラフィックモニタ

気道内圧

流量

←1秒→

PCV（プレッシャーコントロール換気）で開始
＝一定の"圧"を加える換気モード（圧規定換気）

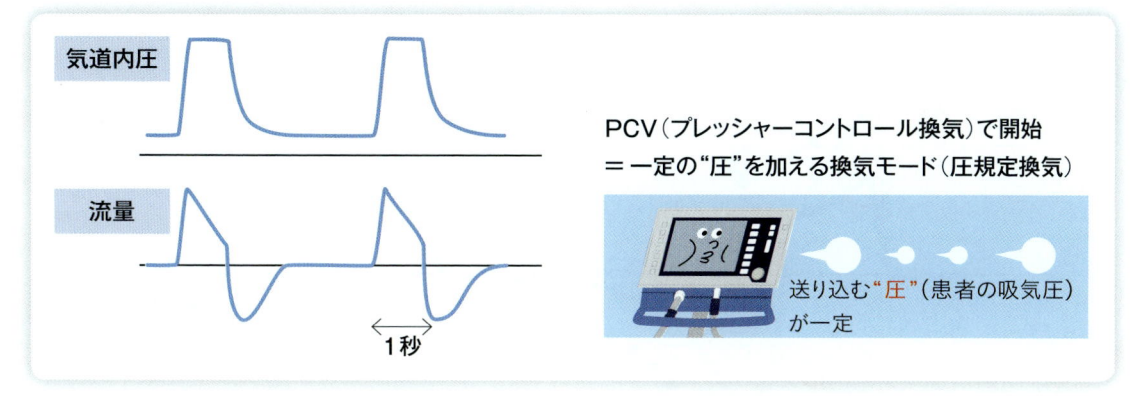

送り込む"圧"（患者の吸気圧）が一定

図4｜気道閉塞時のグラフィックモニタ

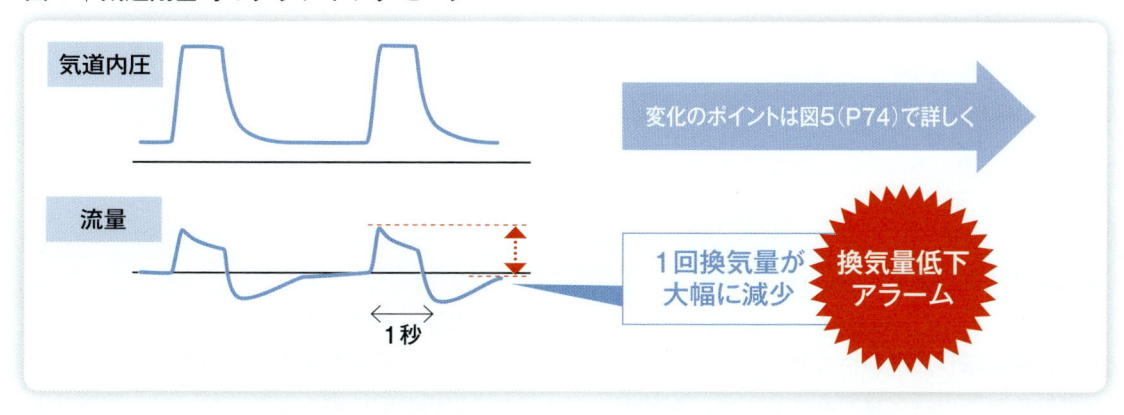

気道内圧

流量

←1秒→

変化のポイントは図5（P74）で詳しく

1回換気量が大幅に減少

換気量低下アラーム

たからです。このときのグラフィックモニタが図4です。

ここから、喀痰による気管チューブ狭窄が想像できます。そこで気管支ファイバースコピーを実施すると、喀痰で気管チューブのほぼ半分が閉塞していました。喀痰を除去したところ、呼吸状態は元どおりになり、その後、安定しました。

ちなみに、内径8mmの気管チューブで呼吸するときの抵抗を「1」とすると、半径が1mm減って内径6mmになると抵抗は3倍、半径が2mm減って内径4mmになると16倍に急増します。高度の気管チューブ狭窄は、窒息と同じくらい危険です。グラフィックモニタを活用し、軽症のうちに気道閉塞を発見

できるようにしましょう。

PCVで注目すべきはグラフィックモニタ上の流量波形です（気道内圧は狭窄があってもなくても四角形のままです）。図5に、PCVの開始時と、一回換気量低下時の波形を比較しました。このとき注目すべきポイントは以下の2つです。

1）流量のピークが低い

PCV中に、流量と一回換気量が大幅に減少しました。PCVでは一回換気量は設定圧と患者の状態で変動します。そのため設定上の圧を上げれば、一回換気量が増えるのは当然です。しかし、肺・胸郭が硬くなったり、気道抵抗が高くなったりすると、流量と一回

人工呼吸器装着患者のフィジカルアセスメント　73

図5 | グラフィックモニタ（流量波形）の変化

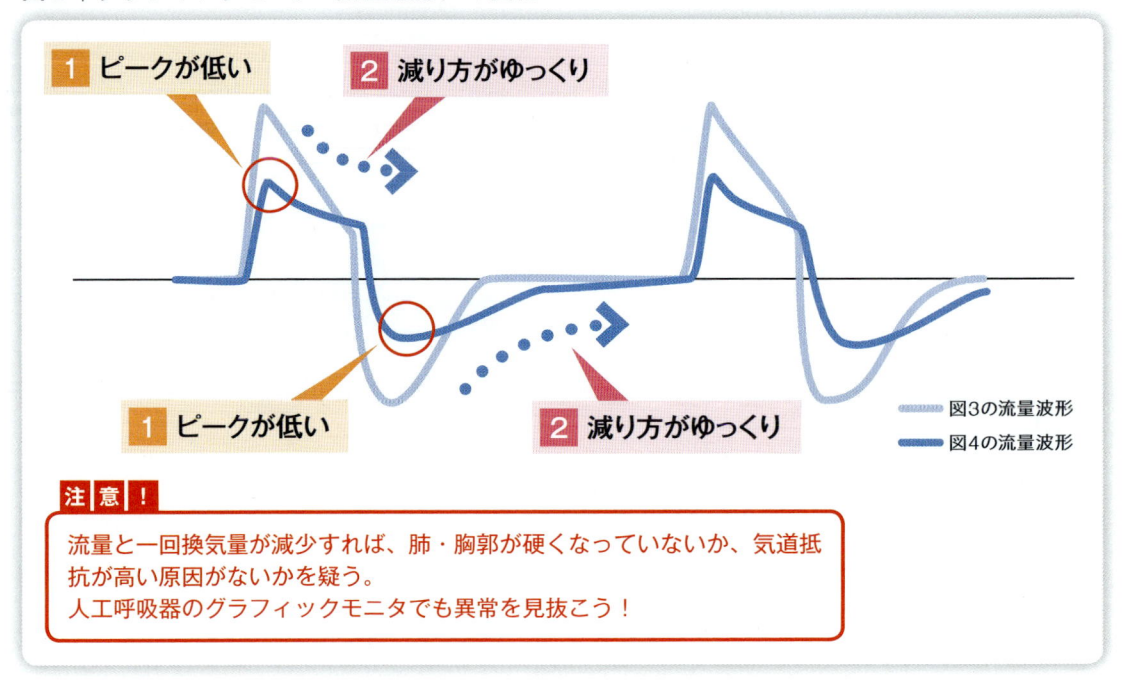

1 ピークが低い
2 減り方がゆっくり
1 ピークが低い
2 減り方がゆっくり

図3の流量波形
図4の流量波形

> **注意！**
> 流量と一回換気量が減少すれば、肺・胸郭が硬くなっていないか、気道抵抗が高い原因がないかを疑う。
> 人工呼吸器のグラフィックモニタでも異常を見抜こう！

換気量は減少します。

2）流量の減り方がゆっくり

流量のパターンを見てみましょう。流量の減り方がゆっくりです。気道狭窄があると、ガスが流れにくくなり、流量の変化に時間がかかるようになります。

気道狭窄・閉塞の原因

気道狭窄・閉塞はさまざまな原因で起こります。気管チューブを挿管中であれば、喀痰による狭窄が最も多いでしょう。

喀痰量の多い患者で、加温加湿不足の状態が長く続くと、粘稠な喀痰が気管チューブの内側にこびりつき蓄積していきます。また、気管チューブの位置が浅すぎたり、逆に深すぎたり、気管壁に先端が当たっていたりすると、狭窄となり得ます。人工鼻の目詰まりや、人工呼吸回路の屈曲にも気をつけなくてはな

りません。

呼吸努力が強すぎると、気管チューブを流れるガスの流量が大きくなるため、気管チューブが相対的に細くなり、シーソー呼吸をしばしば呈します。

抜管直後の患者では、声帯浮腫や舌根沈下が起こると、急激に上気道閉塞を呈します。

呼吸パターン以外のフィジカルアセスメント

呼吸パターン以外からも、気道閉塞の徴候に気づきましょう。

1 中枢神経

努力呼吸のため、苦悶様表情、せん妄、不穏に陥ります。動脈血二酸化炭素が上昇し、交感神経が興奮するため、顔が真っ赤、玉の汗となります。

抜管後であれば、声が出にくい、かすれる、空咳が続く場合も声帯浮腫を疑う必要があり

ます。

2 頸部

　努力呼吸による胸鎖乳突筋・斜角筋・僧帽筋など呼吸補助筋の収縮に注意しましょう。

　甲状腺や甲状軟骨が大きな胸腔内陰圧に引き込まれるため、これらが呼吸によって上下動するのも特徴的です。

　抜管後の気道狭窄が疑われる場合、胸部だけでなく頸部や頬にも聴診器を当ててみましょう。頸部や頬は声帯に近いので、吸気時に大きな喘鳴が聞こえてくるでしょう。

3 循環

　努力呼吸で交感神経が興奮することで、頻脈、血圧上昇が急激に悪化し、不整脈が出現しやすくなります。心電図モニタにも注目しましょう。

*

　最後に、チェックする事項を**表1**に整理しておきます。

表1｜気道閉塞の徴候を見抜くポイント

1	胸部と腹部を観察。シーソー呼吸になっていないか？
2	努力呼吸となっていないか？ 呼吸補助筋が緊張・収縮していないか？
3	挿管患者では、流量波形は気道狭窄パターンになっていないか？
4	抜管後では、気道狭窄音が、胸部だけでなく頸部や頬でも聞こえていないか？
5	バイタルサインは維持されているか？（頻脈、血圧上昇、不整脈が起こっていないか？）

PART3　人工呼吸器装着患者のケア

加温・加湿

山本信章

ここがポイント！

1 気管チューブ等の人工気道への加温・加湿は不可欠である
- 人工呼吸器からは通常、湿度０％、かつ低温のガスが供給されている。生理的な呼吸に近づけるために、加温・加湿は欠かせない。
- 気管チューブや呼吸回路の吸気側に水滴がついていること、および加温加湿器チャンバー内または自動給水チャンバーであれば給水ボトル内の水が減っていることを確認する。

2 温度設定は中枢温に合っていることが重要である
- 加温加湿器は、適切な温度と湿度を保っていることが重要である。患者の中枢温（深部測定温）に基づき、Yピース部や加温加湿器のチャンバー出口部でモニタリングしながら合わせていく必要がある。

　人工呼吸器には「加温加湿器」が付属品として装備されているものと、呼吸回路の先端部に「人工鼻（heat and moisture exchanger：HME）」が付けられているものがあります。
　加温加湿器は日常的に使っているため安易に考えられがちですが、本来、人工呼吸器の設定や測定値と同じくらい厳重な管理が求められます。

加温・加湿の重要性

　外気は通常、湿度が40〜60％程度あります。通常の自然呼吸では、上気道で「外気を温めて（加温）」「湿度を与え（加湿）」、吸入に適したガスにすることができます（図1-**1**）。

　しかし、人工呼吸器が装着されている場合は、多くは気管チューブなどにより、上気道をバイパス（迂回）する「人工気道」を介した呼吸管理がされています。そのため、実際の上気道で行われている機能が失われていることになります。
　湿度をもった酸素や圧縮空気が人工呼吸器に入ると故障の原因になるため、限りなく湿度０％に近いガスが使用されます。そこで、人工呼吸器からは湿度０％、かつ低温のガスが供給されているのです（図1-**2**）。
　この温度・湿度ともに低いガスを吸入してしまうと、気道の線毛運動が阻害され、異物や分泌物の排出がされにくくなり、感染を起こしたり、気管支を閉塞させて無気肺を発生させたりすることがあります。そのため人工

図1 | 加温・加湿の必要性

1 自然呼吸の場合
- 上気道では、外気を温め（加温）、湿度を与え（加湿）、吸入に適したガスにしている

湿度40〜60%を鼻から吸入

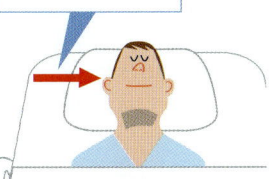

注意！
湿度・温度ともに低いガスが入ってしまうと、気道の線毛運動を障害。「感染」「気管支閉塞」「無気肺」の原因に！

2 人工呼吸の場合
- 人工呼吸器から出るガスは湿度ほぼ0%、かつ低温
- 加温加湿器、あるいは人工鼻を用いて加温・加湿する必要がある

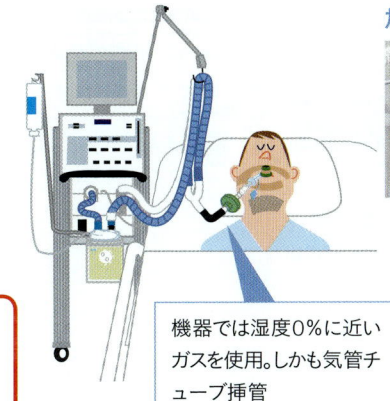

加温加湿器　人工鼻

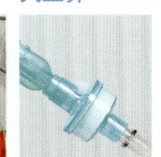

機器では湿度0%に近いガスを使用。しかも気管チューブ挿管

呼吸では、加温加湿器、もしくは人工鼻を用いて、吸入気に温度・湿度を与えることが必要になってくるのです。

加温加湿器の役割

加温加湿器を用いる場合は、チャンバー内に滅菌蒸留水を入れたうえで電源を入れ、加温加湿を行います（**図2**）。

1 温度設定を確認する

加温加湿器は"適切な温度で作動している"ことが重要です。つまり温度設定ができない加温加湿器は、人工呼吸器用として使ってはいけません。温度設定は、できるだけ患者の中枢温（深部測定温）に合わせます。

患者への加温の確認（モニタリング）は呼吸回路の口元であるYピース部で行っていますが、ここで注意したいのは、患者中枢温が37℃ならば、Yピース部では39〜41℃が必要であることです。なぜなら、Yピース部から気管チューブ先端までの間では、3〜6℃も温度が低下するからです[1]（**図3**）。不思議なことに経口気管チューブよりも短い気管切開チューブでも、同様の温度低下が起こります。

2 吸気流速を確認する

吸気流速が速い場合は、加温加湿器のチャンバー出口部でYピース部より0〜3℃程度高い温度で設定すると、良好な加湿が得られる場合があります[1]。

吸気流速があまりに速い場合は、加温加湿器の能力を超えてしまい、加湿不足になることがあります。人工呼吸器の設定やモニタ上の吸気流量を確認する必要があります。

3 結露を除去する

Yピース部よりもチャンバー出口の温度が高い場合は、吸気回路内に多くの水滴（結露）が観察されます。結露が患者側に流れると誤嚥の原因となり、不要な咳や気管収縮等を起

図2 | 加温加湿器のしくみ

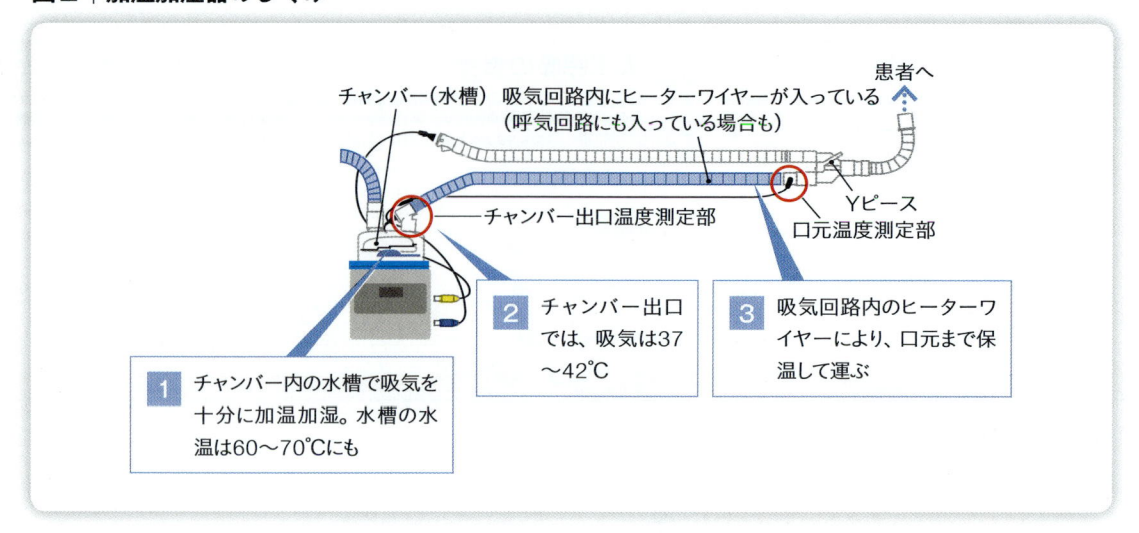

- チャンバー(水槽)
- 吸気回路内にヒーターワイヤーが入っている(呼気回路にも入っている場合も)
- チャンバー出口温度測定部
- Yピース
- 口元温度測定部
- 患者へ

1. チャンバー内の水槽で吸気を十分に加温加湿。水槽の水温は60〜70℃にも
2. チャンバー出口では、吸気は37〜42℃
3. 吸気回路内のヒーターワイヤーにより、口元まで保温して運ぶ

図3 | 加温のモニタリング

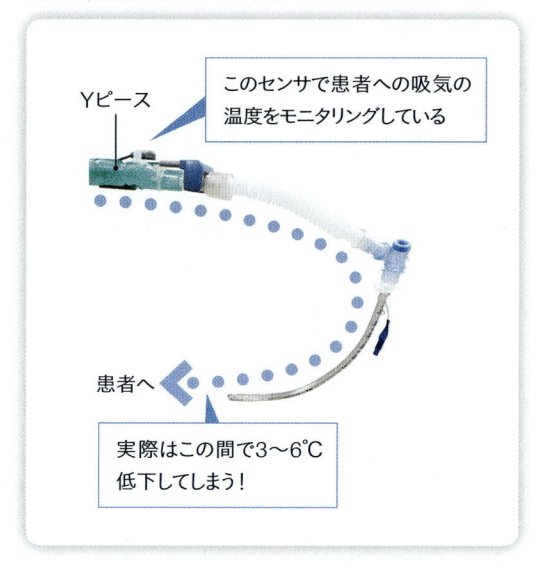

- Yピース
- このセンサで患者への吸気の温度をモニタリングしている
- 患者へ
- 実際はこの間で3〜6℃低下してしまう!

こすことが考えられるため、適宜、除去します。

その際、気管チューブコネクターが一番高い位置にあれば、呼吸回路内の結露水が患者側に流れることはありません。注意しながら結露水を呼気側回路に導きます。難しいと判断したら、一時的に気管チューブを外して、きわめて短時間で結露水除去を行います。

加温加湿器と人工鼻の使い分けを

人工鼻は、加温加湿器ではなく、「保温保湿器」です。人工鼻は自らの力で水分と熱を作ることはできず、患者の呼気に含まれている水分と熱を次の吸気時に返しているだけです。そのため、長期の使用では加湿不足になります。

人工鼻を長期にわたって使用していた患者の痰が硬くなったために加温加湿器に切り替えたところ、痰がやわらかくなったという場合も多く見られます。

明確なデータはありませんが、人工鼻は長くても3日が限度という意見が多いようです。しかし最近の人工鼻はバクテリアフィルターつきの製品(HMEフィルター、HME F、図4)が多く、救急室での急な人工呼吸管理などでは第一選択として使用してもよいでしょう。

また、人工呼吸器を装着したまま搬送する場合も、加温加湿器を用いると水が波打って呼吸回路内に入ってしまい、そのまま気管チューブまで流れて誤嚥してしまう恐れがあるので、人工鼻を使用したほうが安全です。

図4｜バクテリアフィルターつき人工鼻

バクテリアフィルターつき人工鼻をなぜ使う？
- 99.9999％（メーカーによって小数点以下の桁数で性能を競っている）以上のバクテリア除去能をもつといわれる
- 一般の加温加湿器では、患者から出された呼気は回路を通ってそのまま排気されてしまう。未知の菌を院内に持ち込んでいる可能性がある気管挿管された救急患者では、気管チューブにバクテリアフィルターを取りつけることによって感染拡大を防ぐ目的がある

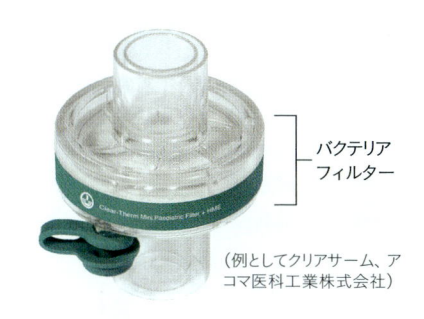

（例としてクリアサーム、アコマ医科工業株式会社）

図5｜加温・加湿の"3つの関係"

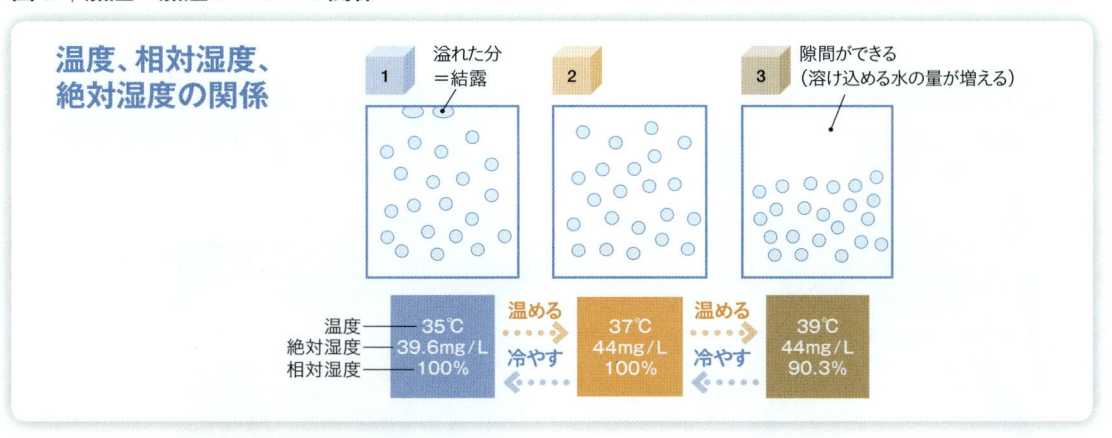

温度、相対湿度、絶対湿度の関係

	1	2	3
温度	35℃	37℃	39℃
絶対湿度	39.6mg/L	44mg/L	44mg/L
相対湿度	100％	100％	90.3％

1：溢れた分＝結露
3：隙間ができる（溶け込める水の量が増える）
温める／冷やす

加温・加湿の3つの関係

加温・加湿を理解するためには、「温度」「相対湿度」「絶対湿度」の3つの関係を理解する必要があります（**図5**）。

中央の容器（**図5-2**）の中には「温度：37℃」「絶対湿度：44mg/L」「相対湿度：100％」の水分を含んだガスがあります。ここで容器内のガスを「温度：39℃」に温めると（**図5-3**）、「絶対湿度」は変わらないものの、「相対湿度：90.3％」に低下します。これは、同じ体積でも温度が上がることによって隙間ができ、溶け込める水の量が増えるためです。

この気体を元の「温度：37℃」に冷やすと、再び「絶対湿度：44mg/L」「相対湿度：100％」になります。

逆に、この温度を下げて「温度：35℃」にすると（**図5-1**）、溶け込める水の量が減るため、"溢れた分"が結露となって現れます。溢れた分があるということは、それ以上水分は溶け込めないので、「相対湿度：100％」になります。

別の見方をすれば、「温度が上がると容器が大きくなる」「温度が下がると容器が小さくなる」と考えてもよいかもしれません。

これらのことが理解できていれば、例えば発熱している患者や低体温療法を行っている患者に対する加温加湿器の設定を考える場合や、加温加湿器の故障以外での加湿不足また

加温・加湿　79

図6 | 加温加湿器のセットと注意点

1 チャンバーを装着する

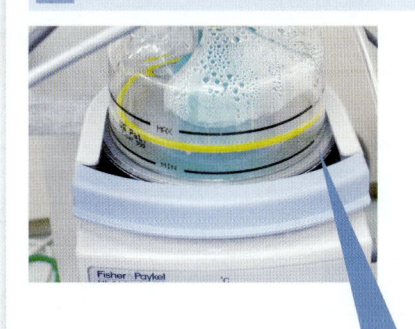

きちんと枠内に収める

2 呼吸回路を接続する

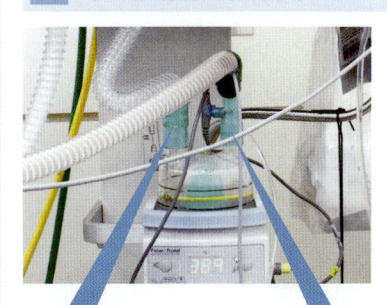

① 人工呼吸器からの吸気回路
② 患者への吸気回路（温度センサーがついている）

3 温度プローブ、ヒーターワイヤーのケーブルを接続する

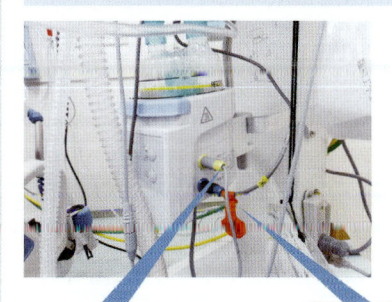

① 温度プローブ
② ヒーターワイヤーのケーブル

4 チャンバーへの給水を確認する

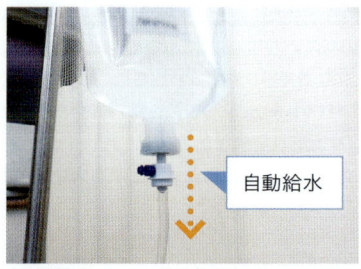

自動給水

- 自動給水システムを使用することが望ましい
- ない場合は専用の給水口もしくは呼吸回路を外して給水する（つなぎ忘れ、汚染など、危険な作業の1つである）

5 電源を入れ、温度を設定する。設定温度と表示温度に差がないことを確認する

温度設定が必要な機種

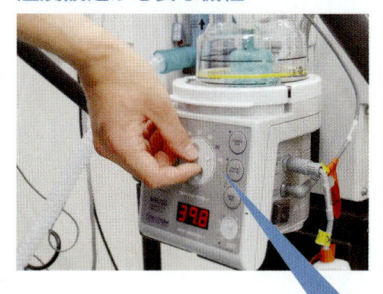

- 通常は口元温度を39℃とする
- チャンバー出口温度は、加湿状況を見ながら設定する

温度設定があらかじめされている機種

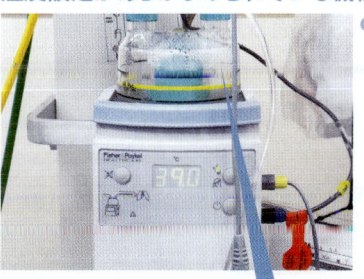

- 電源を入れたのち設定温度を確認する

吸気時にチャンバー内が水蒸気でうっすらくもることを確認

80　PART 3　人工呼吸器装着患者のケア

図7 | 加温加湿器がはたらいていない場合の対応

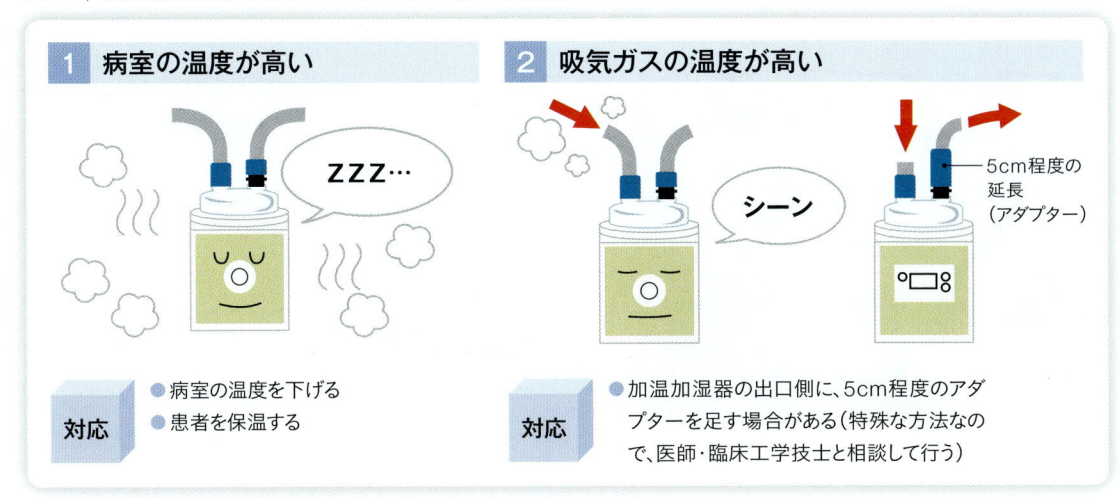

1 病室の温度が高い

ZZZ…

対応
- 病室の温度を下げる
- 患者を保温する

2 吸気ガスの温度が高い

シーン

5cm程度の延長（アダプター）

対応
- 加温加湿器の出口側に、5cm程度のアダプターを足す場合がある（特殊な方法なので、医師・臨床工学技士と相談して行う）

は過剰加湿が発生している場合などの解決策がわかるようになるでしょう。

加温加湿器のトラブル

加温加湿器を管理するためには、まず接続の際、「故障していないかどうか」をチェックすることが重要です（図6）。使用時は、以下の点にも注意しましょう。

1 滅菌蒸留水（加湿用水）が減らない

例えば、以下のような状況を思い浮かべてみましょう。

- 自動給水式の加温加湿器を用いている。
- 2時間前に加温加湿器の蒸留水ボトルの水位をチェックしたが、まったく水が減っていないことに気づいた。
- 加温加湿器の故障は確認できない。
- 観察上、患者の換気もまったく問題ないように見える。
- 温度表示も、Yピース部で39℃ある。
- 当日はとても寒い日で、病室がなんとなくヒンヤリしていたので、空調の温度を27℃にしていた。廊下から病室に入ると、少し暖かく感じた。

この場合、加湿用水が減らない原因には、以下の2つがあります。

1）理由① 病室の温度が高い

病室の温度が高いために、加温加湿器の水槽を温めるヒーターが休んでしまって、水槽内の水を蒸発させられない状態です（図7-1）。

このときチャンバーを見てみると、通常は部分的に水蒸気でくもっているはずなのに、全体がクリアであることが多いでしょう。しかし、温度コントロールはしっかり行っているということは、吸気回路内のヒーターワイヤーががんばって39℃を作っているという状態です。つまり、乾燥した温度の高い吸気ガスで換気されていることとなり、危険な状態となります。

対応として、病室温を23～24℃程度まで下げましょう。加えて、室温低下への対応として、布団、毛布などで患者を保温します。

2）理由② 吸気ガスの温度が高い

人工呼吸器によっては機械の中が温かく、かつ加温加湿器に入ってくるガスの温度自体が高いことが原因である場合があります（図7-2）。

加温・加湿 81

図8｜加温・加湿不足への対応の例

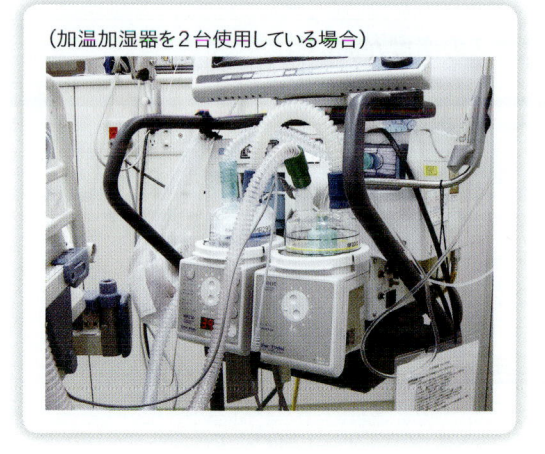

（加温加湿器を2台使用している場合）

このときの対応としては、チャンバー出口と温度プローブが入っているアダプターとの間に5cm程度の延長ホースを入れると、チャンバー出口部分の温度だけが下がり、加湿量を増やして解決できる場合があります。ただし、通常とは違った使い方なので、必ず人工呼吸器にくわしい医師か臨床工学技士などに相談してください。

2 温度が不安定

例えば、脳神経外科の患者で、短い時間の頻呼吸と20～30秒の無呼吸を繰り返すチェーン・ストークス呼吸をしている場合があります。このとき頻呼吸が始まると、加温加湿器の温度が下がり、アラームが鳴ってしまいます。

対応としては、チャンバーの水量を多くして水温が下がりにくくすれば解決することもあります。その場合の水の量は、チャンバーに印刷されている最高水位線を上限とします。

3 痰が硬い

例えば肺炎で気管挿管下人工呼吸管理を行っている患者を想定してみましょう。この患者は、身長185cm、体重95kgと、とても大柄です。

人工呼吸器の設定は、下記のようであったとします。

- モード：Assist/controlでPCV
- 吸気圧：25cmH$_2$O（一回換気量約900）
- 吸気時間：2.0秒
- PEEP：10cmH$_2$O
- 呼吸数：15回

昨日と同じ設定にもかかわらず、一回換気量が低下しています。痰が硬くなって、線毛運動がうまくはたらかずに、細い気管支を閉塞してしまったようです。なお、加温加湿器の「温度」「水の減り方」に問題はなく、正常に動いていました。

そこで考えられることは、患者の分時換気量が通常より多くて加温加湿器が作り出す水蒸気の量が足りず、加湿不足が起こっているのではないかということです。

このような場合の対応として、より多くの水分が患者に届くように設定を変更します。具体的には、チャンバー出口の温度を、Yピース部より2℃程度高くします。それでも加湿不足が起こる場合は、当院では図8のように加温加湿器を2台使用しています[2]。しかしこれは特殊な方法なので、患者や呼吸回路の状態を常に観察する必要があります。

*

以前は加湿不足を補うためにネブライザーを用いることもありましたが、現在では「感染の恐れ」「薬液・水分の到達度が疑問視されている」などの理由から、使用されなくなりました[3]。温度管理・湿度管理をしっかり行えば、ネブライザーは不要です。

加温・加湿は、人工呼吸器で呼吸管理されている患者だけの問題ではありません。気管切開チューブなど、人工気道を介して呼吸している患者や、酸素マスクやベンチュリーマスク等で酸素療法を受けている患者に対しても、吸入気の温度と湿度の供給に配慮する必要があります。

〈文献〉
1. 小谷透：人工呼吸の知識．真興交易株式会社医書出版部，東京，2004：84-89．
2. 小林祐治，他：加温加湿器MR850の加湿不足に対するMR410の追加使用の検討．第32回日本呼吸療法医学会学術総会抄録集：114．
3. 安本和正，小谷透：人工呼吸療法における30の謎．克誠堂出版，東京，2008；111-114．

ここをチェック！

1 呼吸流量が速すぎないか、頻呼吸はないか
- 流量や呼吸数によっては、加温加湿器が追いつかないことがある。その場合は、別の加温・加湿対策が必要である。

2 呼吸回路内に結露はないか
- 結露は、誤嚥や咳、気管支収縮の原因となる。気管チューブコネクターを高い位置に設定して結露水を呼気側回路に導くか、一時的に気管チューブを外してきわめて短時間で結露水を除去する。

3 人工鼻を長期に使用していないか
- 人工鼻は長期に使用すると加湿不足になる。3日間程度が限度とされることが多い。

4 室温が高すぎないか
- 加温加湿器を使用している場合、室温が高すぎることで加温加湿器が作動しない場合がある。

COLUMN

人工鼻を使用するとき気をつけたいこと

　人工鼻を使用するとき、最も注意が必要なのは「加温加湿器やネブライザ（吸入）と、人工鼻は、けっして同時に使用してはいけない」という点です。併用してしまうと、人工鼻の水分含量が増加して、抵抗の増大を招くため、非常に危険です。

　人工鼻と気道チューブによって生じる抵抗は、通常3～6cmH₂O以下とされています。しかし、人工鼻やバクテリアフィルターに付着した水分や分泌物などが原因となって閉塞が生じると、抵抗が増加し、息苦しさが生じる恐れがあります。

　一方、人工鼻による加湿が不十分な場合には、気道の線毛運動低下に伴う合併症が生じる恐れがあります。人工鼻は、患者の呼気時に水分と熱をたくわえる原理のため、加温加湿器と比べて、どうしても加湿能力は劣ります。そのため「人工鼻を使用して1～2時間が経過したのに結露が発生しない場合」には、加湿不十分と考え、加温加湿器への変更を考慮すべきだといえます。

参考文献
1. 井上辰幸：人工鼻の適応と実際．道又元裕，小谷透，神津玲編，人工呼吸管理実践ガイド，照林社，東京，2009：212-215．
2. 露木菜緒：気道ケア．日本クリティカルケア看護学会学術集会プレカンファレンスセミナー配付資料，照林社，東京，2012．

PART3　人工呼吸器装着患者のケア

気管吸引：開放式吸引

中根正樹

ここがポイント！

1 患者は気管吸引が必要な状況なのかどうかを確認する
- 「視て」「聴いて」「触れて」で確認することが大切である。"分泌物が思ったように吸引できない"からといって、深追いして行うべきではない。

2 吸引カテーテルのサイズ・挿入長
- 吸引カテーテルの太さは「人工気道の内径の1/2以下」、挿入長は「人工気道の外に2～3cm出る程度」です。

3 吸引前・中・後のバイタルサイン
- 吸引手技に伴う変化を確認することは重要である。経皮酸素飽和度モニタ（パルスオキシメータ）は必須で、可能であれば心電図モニタを装着する。

人工呼吸器装着患者に対する呼吸ケアとして、気管吸引は最も重要な手技の1つです。しかし気管吸引の方法は各施設でまちまちであり、不適切な方法が慣習的に続けられていることもあります。

エビデンスはまだ不十分な状況ですが、日本呼吸療法医学会では、2007年に、人工気道を有する成人を対象とした『気管吸引のガイドライン』[1]を発表しました。

気管吸引の必要性

患者自身で気道分泌物を効果的に喀出できない場合には、より侵襲的な処置である気管吸引を行わざるを得ません。しかし、気管吸引は患者にとって非常につらいものです。そのため定時的な業務として不必要に気管吸引を行うと患者に苦痛を与え、合併症の可能性を高めてしまうことにもなります。

気管吸引が必要となる状況について、**図1**に示します。判断のポイントとして「視て」「聴いて」「触れて」みて、気管吸引の適応を判断しましょう。

なお、主気管支よりも末梢の分泌物は気管吸引では対処できない[1]とされています（**図2**）。そのため、分泌物が思ったように吸引できない場合、いたずらに気管吸引を繰り返しても意味がありません。以下のような排痰促進方法を併用し、気管吸引を実施したほう

図1 | 気管吸引が必要な状況

努力性呼吸が強くなってきたり、チューブ内に痰が見える
判断のポイント [視て]
- チューブ内が分泌物で汚れている
- 努力性呼吸が強い

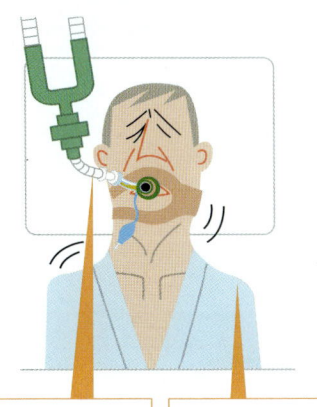

分泌物を示唆する副雑音が聴取される
判断のポイント [聴いて]
- 副雑音が聴こえる

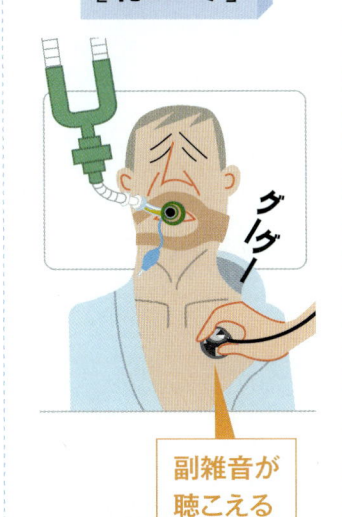

胸部の触診でガスの移動に伴う振動が感じられる
判断のポイント [触れて]
- ガスの移動による振動が感じられる

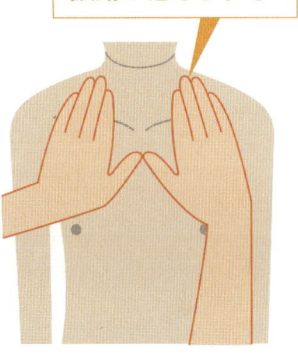

その他
- 誤嚥またはその疑い
- 低酸素血症などのガス交換障害の存在
- 量規定モードでの気道内圧上昇
- 圧規定モードでの換気量低下
- 喀痰検査のサンプリング時など

が効率よく痰が吸引できます。

- 適切に加温・加湿した空気の供給
- 水分管理
- 呼吸理学療法

開放式吸引の手技

1 準備

吸引手技に必要な物品を図3に示します。このうち、吸引カテーテル（図3-2）のサイズは人工気道（気管チューブや気管切開チューブ）の内径の1/2を超えない外径のものとします。基準として、mmとFr（フレンチ）の換算と合わせた計算式、「人工気道の内径（mm）×1.5（Fr）」以下、とすると覚えやすいでしょう。

安全のために、経皮酸素飽和度モニタ、用手換気装置（アンビュー®バッグなど）、酸素投与装置、心電図モニタを準備します。

吸引実施者が痰による汚染を受けないように、ゴーグル、マスク、ビニールエプロン、未滅菌手袋[1]を使用し、感染予防のために擦り込み式アルコール消毒液を使用します（図

気管吸引：開放式吸引　85

図2 気管吸引の範囲

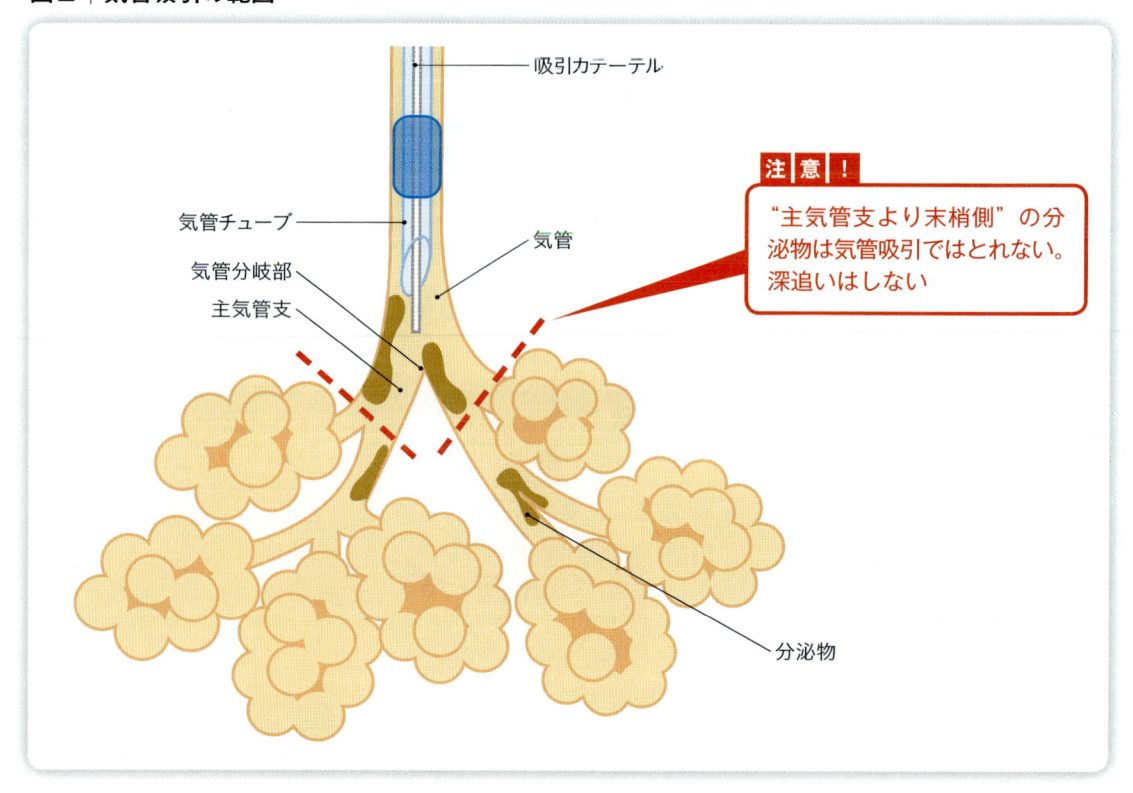

- 吸引カテーテル
- 気管チューブ
- 気管分岐部
- 主気管支
- 気管
- 分泌物

注意！ "主気管支より末梢側"の分泌物は気管吸引ではとれない。深追いはしない

3-5）。

2 手技の進め方

1）患者への説明

患者へ気管吸引の必要性や苦痛が生じたときの合図などを説明しておきます。

2）吸引前の酸素投与

低酸素血症の予防のために吸引前に高濃度酸素投与を行ってもよいのですが、過大な一回換気量を用いた肺の過膨張や過換気は行うべきではありません。人工呼吸器によっては、気管吸引時に使用できる換気モード（吸引前後に高濃度の酸素が投与される）がありますので、チェックしておきましょう。

3）開放式吸引の実際（図4）

自発呼吸のある患者では吸気時に合わせて吸引カテーテルをゆっくり挿入します。挿入中は吸引を止める（陰圧をかけない）ようにします。

カテーテル先端が気管分岐部に当たらない位置まで進めます。実際には人工気道の外に2～3cm程度出る位置になります。例えば、気管チューブであれば、留置位置（深さ）と、普段から使用している吸引チューブの長さを確認してみましょう。

陰圧をかけながら吸引カテーテルをゆっくりと引き戻し、分泌物が引けるところではさらにゆっくりにします。カテーテル挿入から抜去までを15秒程度で、吸引操作は10秒以内を目標に行います。低酸素血症を予防するために1回の操作を短時間で終了させるべきです。

吸引圧は最大で20kPa（＝150mmHg、＝200cmH₂O）を超えないように設定します。再吸引が必要なときは少し待って、呼吸・循環の状態が落ち着いてから行います。

86　PART 3　人工呼吸器装着患者のケア

図3 | 開放式吸引に使用する物品

1 吸引ビンと接続チューブ

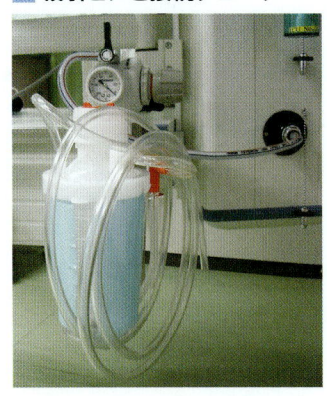

5 ゴーグル付きマスク
5 ビニールエプロン
4 アルコール綿
3 滅菌精製水
2 滅菌済み吸引カテーテル
5 擦り込み式アルコール消毒液
5 手袋

聴診器

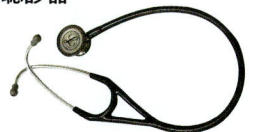

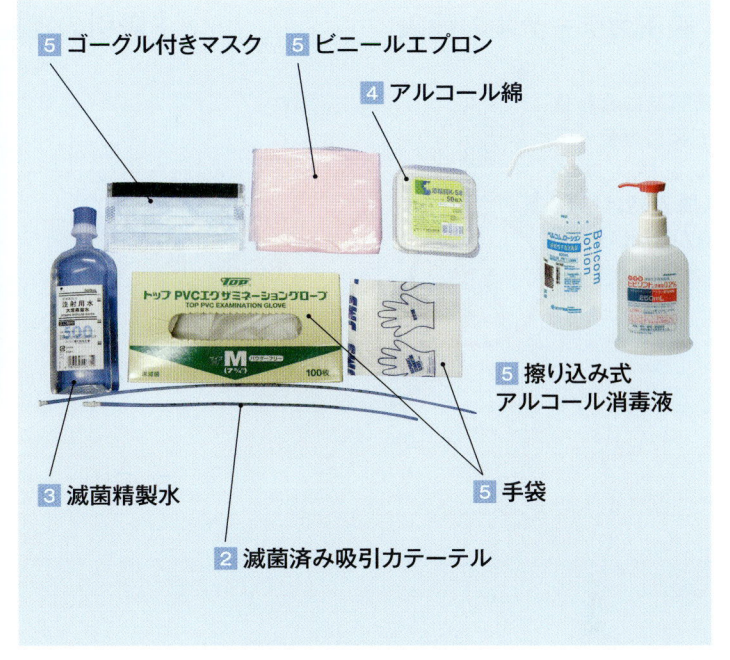

1 吸引ビン・接続チューブ
- 洗浄しやすいように水を入れてもよい
- 消毒薬の注入は必要ない

2 吸引カテーテル
- 滅菌済みの吸引カテーテルを使用する
- 外径が人工気道（気管チューブ、気管切開チューブ）の内径の1/2以下のものを使用する
- 一連の吸引ごとに破棄し、再使用しないことが推奨される

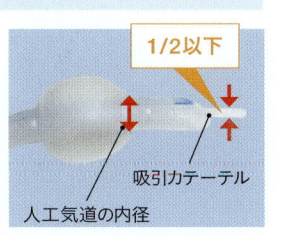

（図：1/2以下　吸引カテーテル　人工気道の内径）

3 滅菌精製水または生理食塩液＋滅菌カップ／水道水＋コップ
- 滅菌カップには滅菌精製水または生理食塩液を入れて、1回吸引ごとにカテーテル内を洗浄するために用いる
- 水道水の入ったコップは、吸引カテーテルから吸引ビンまでの接続チューブ洗浄のみに用いる

4 アルコール綿
- カテーテル内の洗浄後に用いる

5 ゴーグル、マスク、ビニールエプロン、手袋、擦り込み式アルコール消毒液
- 気管吸引の際には常にマスクとゴーグルを着用することが望ましい（特に感染症の場合）

6 経皮酸素飽和度モニタ（パルスオキシメータ）

7 安全対策のための物品
- 用手的蘇生バッグ（アンビュー®バッグなど）、酸素、心電図モニタ（可能なら）

（文献1を参考に作成）

図4 | 開放式吸引のポイント

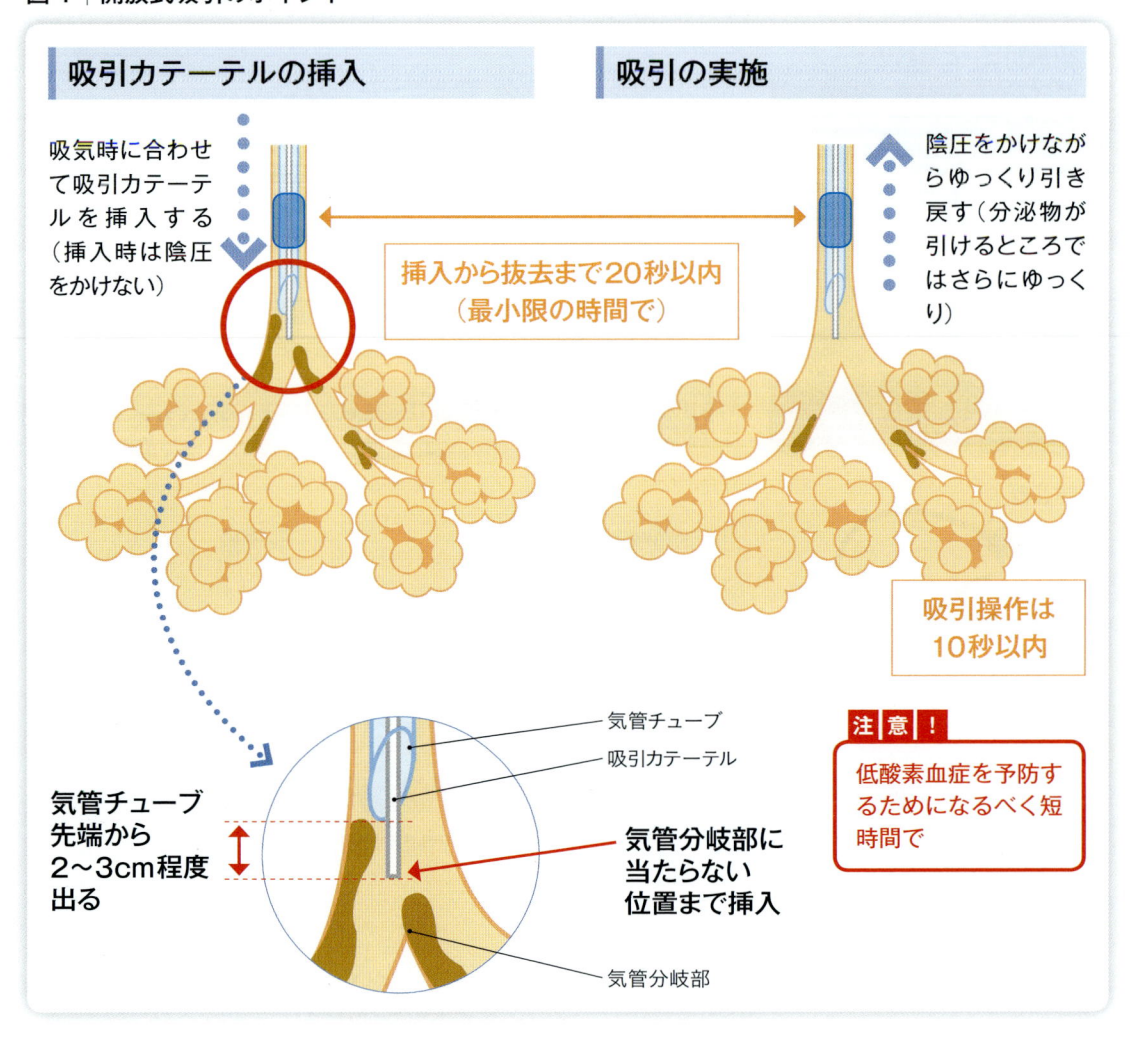

吸引カテーテルの挿入
- 吸気時に合わせて吸引カテーテルを挿入する（挿入時は陰圧をかけない）

吸引の実施
- 陰圧をかけながらゆっくり引き戻す（分泌物が引けるところではさらにゆっくり）

挿入から抜去まで20秒以内（最小限の時間で）

吸引操作は10秒以内

気管チューブ先端から2〜3cm程度出る

気管チューブ
吸引カテーテル
気管分岐部に当たらない位置まで挿入
気管分岐部

注意！ 低酸素血症を予防するためになるべく短時間で

なお、医療従事者以外が気管吸引を行う場合には、リスクを防ぐため、カテーテル先端を人工気道の先端から出さないようにします。そのためには、あらかじめ吸引カテーテルの挿入長を決めておくことが望ましいでしょう。

3 実施後の観察・アセスメント

吸引前に認められた所見（図1、p.85）が消失、または改善していることを確認します。
低酸素血症を生じやすい患者では、吸引後も高濃度酸素を投与します。吸引された分泌物の性状（色、粘度など）、量を評価し記録

表1 | Miller & Johnsの分類

M1	唾液様の痰、粘性痰
M2	粘性痰のなかに少量の膿性痰を含む
P1	膿性部分が1/3以下
P2	膿性部分が1/3〜2/3
P3	膿性部分が2/3以上

します。評価基準の一例としてMiller & Johnsの分類を**表1**に示します。

4 感染対策

一連の吸引手技が終わったら、使用した吸引カテーテルは廃棄し、再使用はしません。吸引中に使用した手袋やマスクなども合わせて廃棄します。手袋を外した後は、擦り込み式アルコール製剤で手指消毒をします。

〈引用文献〉
1. 日本呼吸療法医学会：気管吸引のガイドライン（2007年、http://square.umin.ac.jp/jrcm/）．人工呼吸 2008；25：48-49.
2. AARC Clinical Practice Guideline. Suctioning of the Patient in the Home. Respir Care 1999；44：99-104. http://www.rcjournal.com/cpgs/pdf/01.99.99.pdf
3. AARC Clinical Practice Guideline. Endotracheal Suctioning of Mechanically Ventilated Adults and Children with Artificial Airways. Respir Care 1993；38：500-504.http://www.rcjournal.com/cpgs/etscpg.html

〈参考文献〉
1. AARC Clinical Practice Guideline.Endotracheal Suctioning of Mechanically Ventilated Patients with Artificial Airways 2010.http://www.rcjournal.com/cpgs/pdf/06.10.0758.pdf
2. 日本呼吸療法医学会：気管吸引ガイドライン2013．人工呼吸2013；30：75-91

ここをチェック！

1 気管吸引に必要な物品がそろっているか？
- 吸引はできるだけ短時間（挿入から抜去まで20秒程度）で行うことが重要である。物品は確実に準備しておく。

2 モニタ類は適切に装着されているか？
- 不適切に装着されたモニタは役に立たない。気管吸引の実施前には、モニタが正しく作動しているかもう一度確認する。

3 感染対策はできているか？
- 汚染予防としてゴーグル、マスク、ビニールエプロン、手袋を装着するとともに、手洗いに留意する。

PART3　人工呼吸器装着患者のケア

気管吸引：閉鎖式吸引

中根正樹

ここがポイント！

1 閉鎖式気管吸引システムはクローズドシステム
- 閉鎖式気管吸引とは、気道を大気に開放することなく気管吸引を行う方法。吸引カテーテル全体がスリーブで覆われているために内部の清潔が保たれる。

2 人工呼吸器装着患者の吸引には閉鎖式が推奨される
- 感染防御の側面からは、開放式と閉鎖式で差はないが、気管吸引中の酸素化と肺容量の維持という点では、閉鎖式は明らかに優れている。

　閉鎖式気管吸引とは、**図1**に示したような特殊な吸引装置を使って、気道を大気に開放することなく気管吸引を行う方法です。

　気道の一部としてのコネクターに、スリーブと呼ばれるビニールの長細い袋に収められた吸引カテーテルが備えつけられています。吸引カテーテル全体がスリーブで覆われていることで、内部の清潔が保たれています。

開放式吸引から閉鎖式吸引へ

1 開放式吸引のデメリット

　閉鎖式吸引は、開放式吸引のデメリットを克服するために開発されたものです（**図2**）。開放式吸引では気道を大気に開放するため、もし不適切な処置が行われれば気道内が汚染されてしまうことがあります。また、開放中はPEEP（呼気終末陽圧）を含む陽圧換気がかからなくなってしまうため、低酸素を生じやすいと考えられます。

　特に肺炎の患者で気道内細菌感染を有している場合は、細菌を含む痰がまわりにまき散らされる恐れがあります。医療従事者の体や衣類に飛散して医療従事者自身が感染してしまったり、他の患者に細菌を移してしまう危険性があるのです。そこで、閉鎖式吸引を検討する必要があります。

2 閉鎖式吸引のメリット

　閉鎖式吸引では特殊な装置を使用し、また定期的な交換が必要なためコストがかかります。日本のガイドライン[1]では、人工呼吸中の閉鎖式吸引装置の使用を推奨しています。その理由は、閉鎖式吸引は感染防御の面においては開放式と同程度であり[2]、有益性に関してはエビデンスはないのですが、気管吸引

図1 | 閉鎖式気管吸引システムと使用法

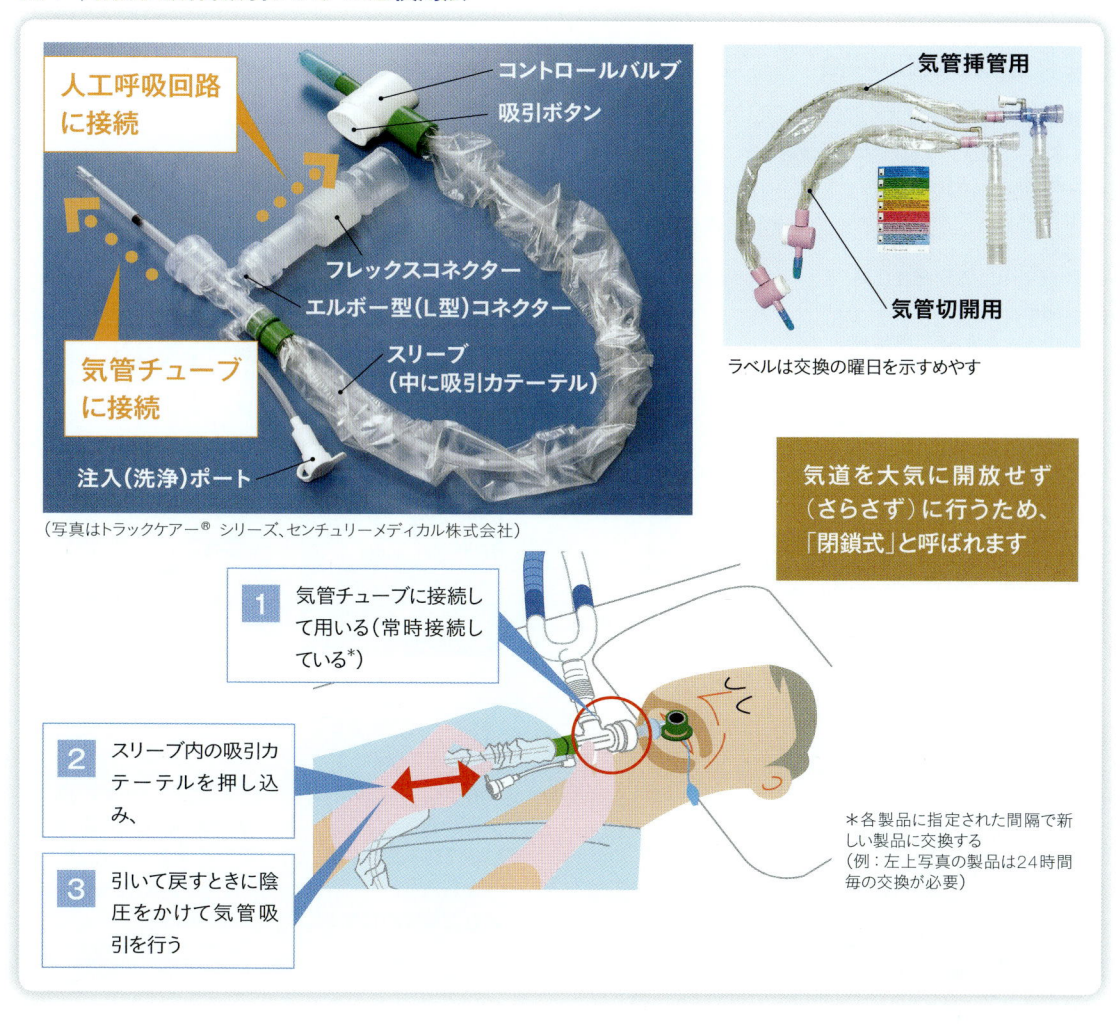

- 人工呼吸回路に接続
- 気管チューブに接続
- コントロールバルブ
- 吸引ボタン
- フレックスコネクター
- エルボー型（L型）コネクター
- スリーブ（中に吸引カテーテル）
- 注入（洗浄）ポート

（写真はトラックケアー® シリーズ、センチュリーメディカル株式会社）

- 気管挿管用
- 気管切開用

ラベルは交換の曜日を示すめやす

気道を大気に開放せず（さらさず）に行うため、「閉鎖式」と呼ばれます

1. 気管チューブに接続して用いる（常時接続している*）
2. スリーブ内の吸引カテーテルを押し込み、
3. 引いて戻すときに陰圧をかけて気管吸引を行う

*各製品に指定された間隔で新しい製品に交換する
（例：左上写真の製品は24時間毎の交換が必要）

中の酸素化と肺容量の維持という点では明らかに優れているためです[3]。

閉鎖式気管吸引の手技

1 準備

閉鎖式吸引に必要な物品を**図3**に示します。閉鎖式吸引システム以外は開放式吸引の必要物品と同様です。閉鎖式吸引システムの吸引カテーテルのサイズも、開放式吸引と同様に、「人工気道の内径の1/2以下の外径のもの（人工気道の内径mm×1.5Fr以下）」を選択します。吸引圧も、開放式吸引と同様で20kPa（＝150mmHg、＝200cmH$_2$O）とします。

2 手技の進め方

1) 患者への説明

マスク、エプロン、手袋などを着用し、これから気管吸引することを説明します。

2) 吸引前の酸素投与

吸引中の低酸素が予想される場合にはあらかじめ人工呼吸器で100%酸素の設定として数分間換気した後に、吸引手技を開始します。

図2｜開放式吸引で起こるリスクと閉鎖式吸引の適応

1 開放式吸引の場合

気道を大気に開放することによって、以下のリスクが起こる。
① 気道内が汚染される恐れ
② 吸引中に低酸素症に陥る恐れ
③ 痰をまき散らし、感染が拡大する恐れ

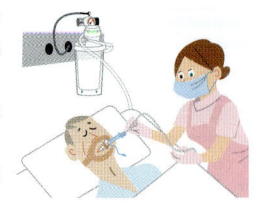

2 閉鎖式吸引を導入した場合

気道を大気に開放せず、上記のリスクが少なくなる。特に以下の患者で選択されることが多い。
① 人工呼吸器装着患者（推奨）
② 肺炎を起こしやすい易感染性の患者
③ 高いF_iO_2やPEEPを使用している患者
④ 気管吸引によって低酸素に陥りやすい患者
⑤ 痰が多いため開放式では周囲に痰をまき散らしてしまう可能性の高い患者

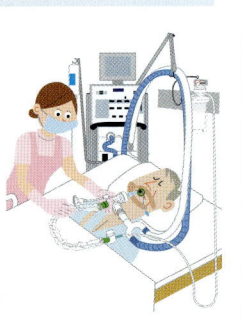

図3｜閉鎖式吸引の必要物品 ＊開放式吸引と異なる物品を赤字で示す

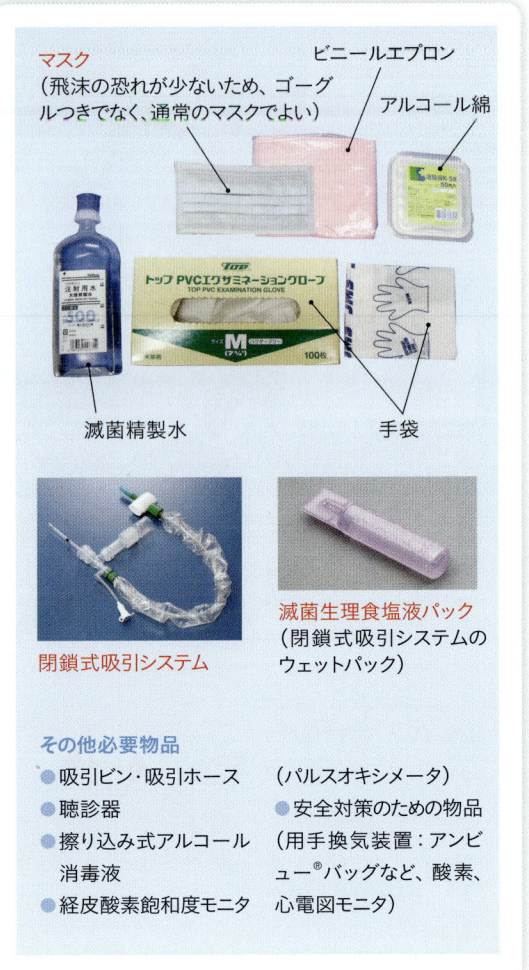

- マスク（飛沫の恐れが少ないため、ゴーグルつきでなく、通常のマスクでよい）
- ビニールエプロン
- アルコール綿
- 滅菌精製水
- 手袋
- 閉鎖式吸引システム
- 滅菌生理食塩液パック（閉鎖式吸引システムのウェットパック）

その他必要物品
- 吸引ビン・吸引ホース
- 聴診器
- 擦り込み式アルコール消毒液
- 経皮酸素飽和度モニタ
- （パルスオキシメータ）
- 安全対策のための物品（用手換気装置：アンビュー®バッグなど、酸素、心電図モニタ）

3）閉鎖式吸引の実際

まず閉鎖式吸引システムのコントロールバルブのキャップを外し、吸引ビンと接続された吸引ホースに接続します。

コントロールバルブを180度回転させてロックを解除し、吸引ボタンを押してみて、吸引圧がかかることを確認します（図4-①）。

片方の手で閉鎖式吸引システムのL型コネクターの部分を把持し、もう一方の手でスリーブ越しに吸引カテーテルを気管チューブ内に進めていき、気管チューブの先端から2〜3cmカテーテルが出るくらいの深さまで挿入します（図4-②）。

その手をコントロールバルブに持ち替えて、吸引ボタンを押して吸引しながら、まっすぐにカテーテルを引きます（図4-③）。痰が吸引される場所ではゆっくり引くようにして、実際の吸引時間が10秒以下になるようにします。なお、カテーテルを引き抜き過ぎると気道内のガスが閉鎖式吸引システムのスリーブ内に漏れてしまうので、マーカーの位置に注目します（図4-④）。

カテーテルの洗浄は、マーカーの位置までカテーテルを戻した後、吸引ボタンを押しながら洗浄液注入ポートに付属の生理食塩液パックを接続し、生理食塩液を注入して行いま

図4 | 閉鎖式吸引の実際（トラックケアー®シリーズの製品例で示す）

1 吸引ホース（吸引器）を接続し、コントロールバルブの作動を確認する

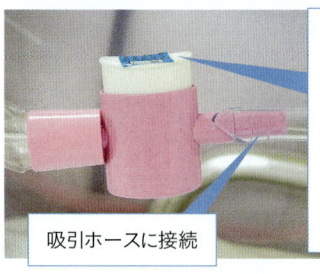

- コントロールバルブを180度回転してロックを解除する
- 吸引ボタンを押して陰圧がかかることを確認する

吸引ホースに接続

2 スリーブの中の吸引カテーテルを押し込む

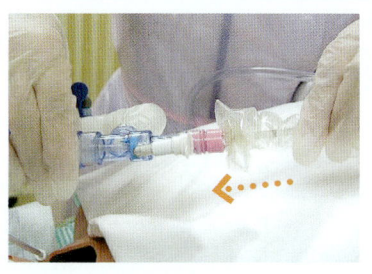

挿入する長さの確認方法は、右下の図を参照

3 陰圧をかけながらカテーテルをまっすぐに引く

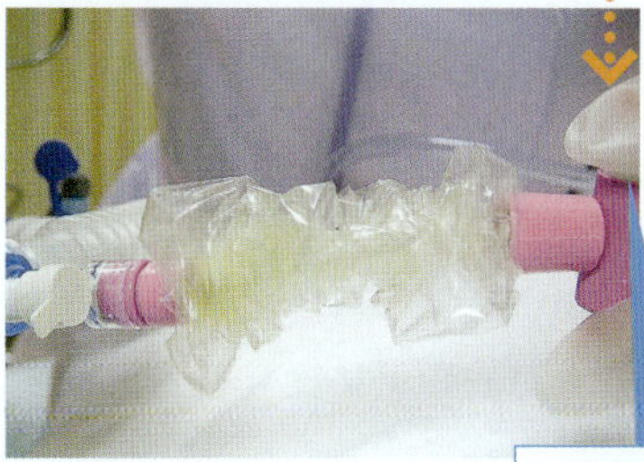

吸引ボタンを押して陰圧をかける

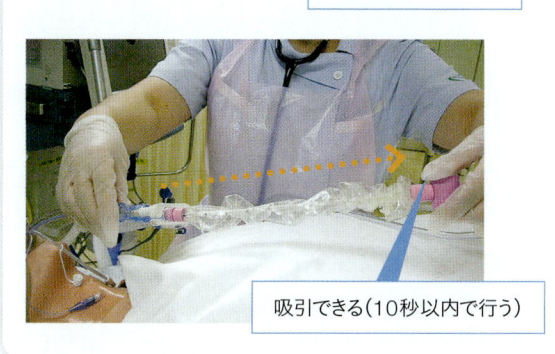

吸引できる（10秒以内で行う）

4 引き終わりはマーカーの位置に注意する

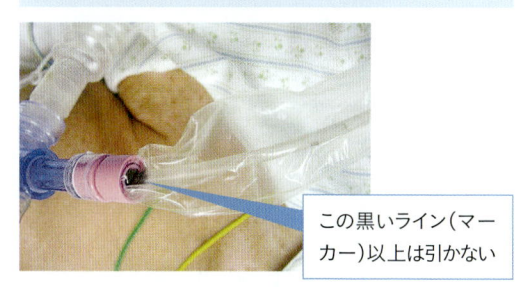

この黒いライン（マーカー）以上は引かない

5 生理食塩液を注入して吸引する

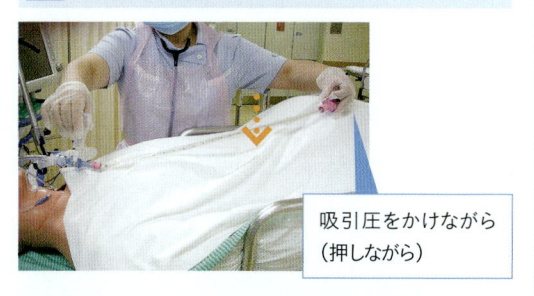

吸引圧をかけながら（押しながら）

6 吸引ホースを外してキャップをする

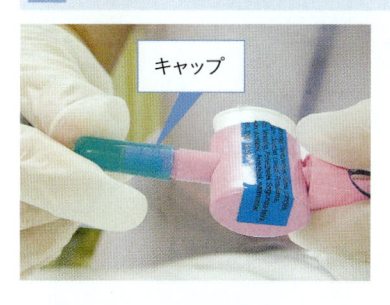

キャップ

挿入カテーテル長の確認

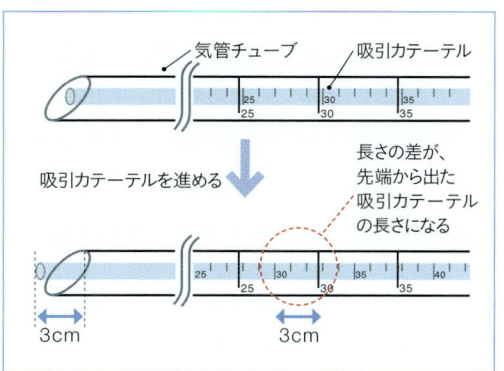

気管チューブ　吸引カテーテル

吸引カテーテルを進める

長さの差が、先端から出た吸引カテーテルの長さになる

3cm　3cm

PART 3　人工呼吸器装着患者のケア

気管吸引：閉鎖式吸引　93

す（図4-5）。この際、吸引しながら洗浄液を注入するようにしないと、気道内に洗浄液が流れ込んでしまうことがあるため注意が必要です。

終了したらコントロールバルブを180度回転させ、ロックしてからキャップをします（図4-6）。吸引ホースに汚れがあれば、滅菌精製水を吸引して洗浄します。

3 手技の注意点

閉鎖式吸引は慣れれば手技的に難しいものではありません。しかし油断して、カテーテルを挿入した後にコントロールバルブが回転されていない（ロックを解除していない）ことに気がついたり、吸引が終了した後に吸引ホースをコントロールバルブに接続したままその場を離れたり、生理食塩液を注入する洗浄を忘れたり、などのミスがたまに見受けられます。

開放式吸引・閉鎖式吸引の合併症と対処法

1 低酸素に注意

気管吸引の合併症を**表1**に示します。気管吸引で引き起こされる合併症のなかでは低酸素の頻度が最も高く、原因として「換気の中断」「吸引による気道内酸素の除去」「無気肺（肺胞虚脱）の発生」などが考えられます。中等度〜高度な低酸素血症に陥れば、心筋の低酸素により不整脈や心停止の原因にもなります。低酸素を予防するためには、吸引前の100％酸素投与と迅速な気管吸引手技が肝要です。

2 吸引カテーテルによる刺激に注意

吸引カテーテルによる気管・気管支粘膜への物理的刺激は、咳嗽を誘発したり、気管支攣縮（喘息発作）を誘発したり、疼痛刺激に

表1｜気管吸引の合併症

1	気管・気管支粘膜の損傷
2	低酸素症、低酸素血症
3	不整脈、心停止
4	徐脈、頻脈
5	血圧変動
6	呼吸停止
7	咳嗽の誘発による疲労
8	嘔吐
9	気管支攣縮（喘息発作）
10	疼痛、不快感
11	院内感染
12	無気肺
13	頭部疾患の場合は、頭蓋内圧上昇、脳内出血、脳浮腫増悪など
14	気胸

（文献1より引用）

より血圧上昇や頻脈を招いたりすることがあります。

咳嗽は分泌物を気道から排出するための生体防御反応ですが、頻繁に繰り返すと以下のようなことが起こります。

①筋疲労を起こす。
②気道内圧の急激な上昇で気胸を生じる。
③腹圧の上昇で嘔吐を誘発する。
④胸腔内圧の上昇に伴って心臓への静脈環流が低下して心拍出量が低下する。
⑤迷走神経反射による徐脈を誘発する。

さらに、乱暴な気管吸引手技による気管支粘膜の損傷で気道出血が起こりえます。出血した血液が凝血塊となると、通常の吸引手技ではなかなか除去できず、気管支を閉塞し無

気肺の原因となったり、気管チューブを閉塞させると窒息の原因にもなります。これらの合併症を防ぐためには予防が大切であり、万が一凝血塊による気道閉塞が疑われた場合は、気管支ファイバースコープ（気管支鏡）で取り除くなどの処置が必要です。吸引手技は愛護的に行うことが重要です。

3 脳圧亢進に注意

特に、頭部疾患のため頭蓋内圧が上昇している患者への気管吸引は、脳圧亢進を助長することになるため、注意深く慎重に、さらに愛護的に行う必要があります。

〈引用文献〉
1. 日本呼吸療法医学会：気管吸引のガイドライン（2007年、http://square.umin.ac.jp/jrcm/).人工呼吸 2008；25：48-59.
2. Subirana M, Solá I, Benito S. Closed tracheal suction systems versus open tracheal suction systems for mechanically ventilated adult patients. Cochrane Database Syst Rev. 2007；4：CD004581.
3. Cereda M, Villa F, Colombo E, Greco G, Nacoti M, Pesenti A. Closed system endotracheal suctioning maintains lung volume during volume-controlled mechanical ventilation. Intensive Care Med. 2001；27：648-654.

〈参考文献〉
1. AARC Clinical Practice Guideline: Endotracheal Suctioning of Mechanically Ventilated Patients with Artificial Airway 2010. http://rcjournal.com/cpgs/pdf/06.10.0758.pdf
2. 日本呼吸療法医学会：気管吸引ガイドライン2013.人工呼吸2013；30：75-91

ここをチェック！

1 閉鎖式気管吸引システムの交換は、適宜行われているか
- 製品によって24時間や72時間など、交換頻度が決まっている。自分の施設で使用している製品をチェックし、指定の交換頻度で適切に交換されているか確認する。

2 気管吸引の合併症が起きたときの対処法は？
- 合併症が発生しうる手技であることを認識し、終了後も患者の状態を観察する。医師への連絡が可能かどうかも確認しておく。

PART3　人工呼吸器装着患者のケア

気管チューブの
カフ圧管理

磨田　裕

ここがポイント！

1 気管チューブのカフの役割を知る
- 気管チューブにおけるカフの役割は、人工呼吸器の送るガスを"漏れないように"することであり、気管チューブが抜けないように留置するためではない。

2 適切なカフ圧に維持する
- 気管チューブのカフ圧は、低すぎるとVAPを引き起こす恐れがあり、高すぎると気管粘膜の圧迫壊死を招く。20〜30cmH$_2$Oの範囲に維持することが必要である。

3 カフ圧管理の方法を確認する
- 従来行われていた"カフの膨らみ"を感覚的に確認する方法は、あてにならない。カフ圧計を用いて、実測して確認する。

気管チューブのカフの役割

　挿管されている気管チューブにおいて、カフのない状態では、気管と気管チューブの間に隙間があるため人工呼吸器の送るガスは隙間から漏れてしまい、有効な換気ができません（**図1-1**）。そこでカフを膨らませることによって、隙間がなくなり（**図1-2**）、人工呼吸器からのガスが漏れなくなります。これが気管チューブにおけるカフの役割です。尿道留置カテーテルと違って、気管チューブを引っ張っても抜けないようにする役割をもっているわけではなく、より重要な機能をもつものです。

　新生児・小児では、通常は声門下が狭く、カフの接触・圧迫により気管狭窄が起こりやすいため、カフなしチューブを使用します。この場合、多少のガスリーク（漏れ）があるような設定で管理されています。

気管チューブの構造

　気管チューブは**図2**のような構造をもち、先端にカフがあります。カフを膨らませるための細いインフレーティングチューブがあり、それにはパイロットバルーンがつながれています。カフ空気注入部は弁になっており、シリンジなどを差し込むと開通し、外すと閉鎖

図1 | 気管チューブのカフの役割

1 カフなしチューブ

- カフがないと、ガスが漏れる
- 新生児・小児ではカフなしチューブが用いられる

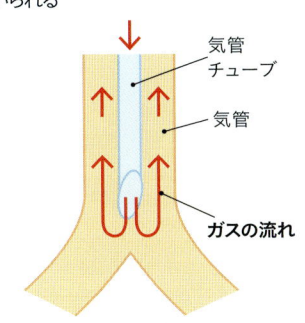

（図：気管チューブ、気管、ガスの流れ）

2 カフによるシール（密閉）

- カフがあればガスは漏れない

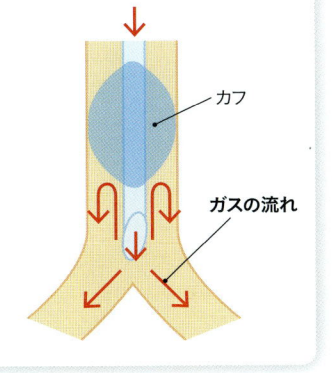

（図：カフ、ガスの流れ）

図2 | 気管チューブの構造
（製品例：ハイ・ロー™気管内チューブ／コヴィディエン ジャパン株式会社）

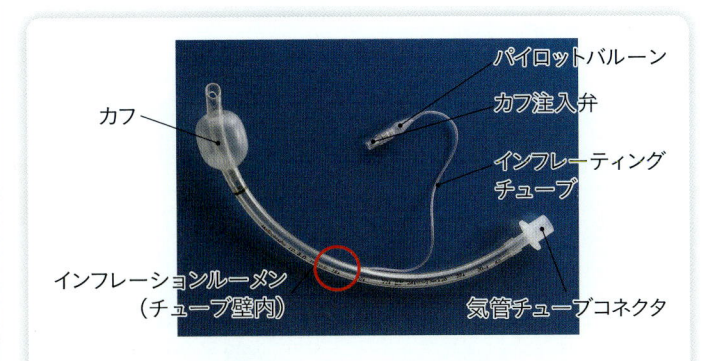

（写真：カフ、パイロットバルーン、カフ注入弁、インフレーティングチューブ、インフレーションルーメン（チューブ壁内）、気管チューブコネクタ）

カフ取り扱い上の注意点

① 使用前（挿管時）	● 気管チューブ挿管前（あるいは気管切開チューブ挿入前）にカフをチェックする ● 破損やリークがないか、カフ部分を滅菌水などの中に入れて膨らませて漏れがないことを確認する（以前は気管チューブ全体を水に浸して漏れがないことを確認した。この方法はインフレーティングチューブ、弁の故障も発見できるので望ましい） ● 気管挿管に失敗し再施行するときなどは、再施行の前にカフをチェックする（挿管操作でカフを損傷することがある）
② 使用中	● 挿管中、吸気のときに前頸部で"ゴロゴロ"という音が聴こえる（直接または聴診）ときは、ガス漏れが考えられるためカフ圧をチェックする ● よく"患者がいびきをかいている"と報告されることがあるが、気管挿管しているときにはいびきをかくことはない
③ 抜管時	● 気管チューブ抜管のときは、直前にカフを完全に脱気する（気管などを損傷する危険があるため） ● 弁の故障などで脱気できなくなったときは、インフレーティングチューブを切断する ● 抜管操作は、「加圧抜管」と「吸引抜管」がある

します。

　図3はX線撮影で見た気管チューブの様子です。気管チューブにはX線不透過ラインがあり、それは写真に映って見えますが、一般にカフ自体はX線写真上は明瞭には見えません。そのため、カフの位置は不透過ラインとの関係から推測することになります。

　人工呼吸器装着患者のX線写真を見たときは、気管チューブが左右どちらかの気管支に入っていないか、抜けていないかなど、必ず留置されている気管チューブの深さを確認することが必要です（p.40図5参照）。カフの位置は図3のようになりますが、その部位が黒く丸く見えるようなときは、カフの過膨張が疑われるためカフ圧をチェックします。

カフ圧管理の方法

　気管チューブカフを膨らませるための圧力を調節するのが「カフ圧管理」です。

　カフ圧管理においては、昔は膨らませるために入れる"空気量"を確認していましたが、現在は、膨らませたときの"圧力"が注目されています。

　カフ圧を測定するためにはカフ圧計を用い、

図3 | X線写真での気管チューブの見え方とカフの位置

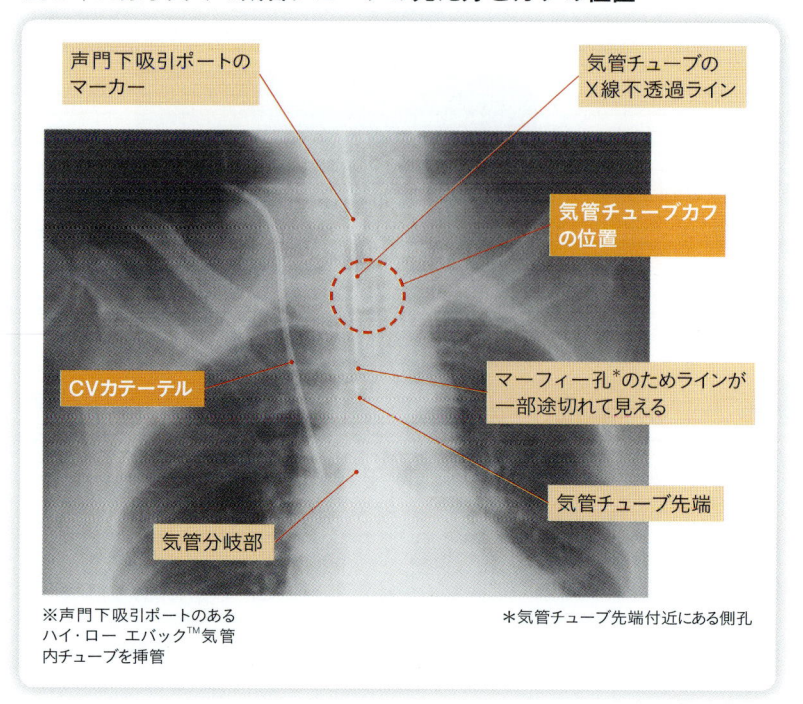

- 声門下吸引ポートのマーカー
- 気管チューブのX線不透過ライン
- 気管チューブカフの位置
- CVカテーテル
- マーフィー孔*のためラインが一部途切れて見える
- 気管分岐部
- 気管チューブ先端

※声門下吸引ポートのあるハイ・ロー エバック™気管内チューブを挿管

*気管チューブ先端付近にある側孔

図4 | カフ圧の確認

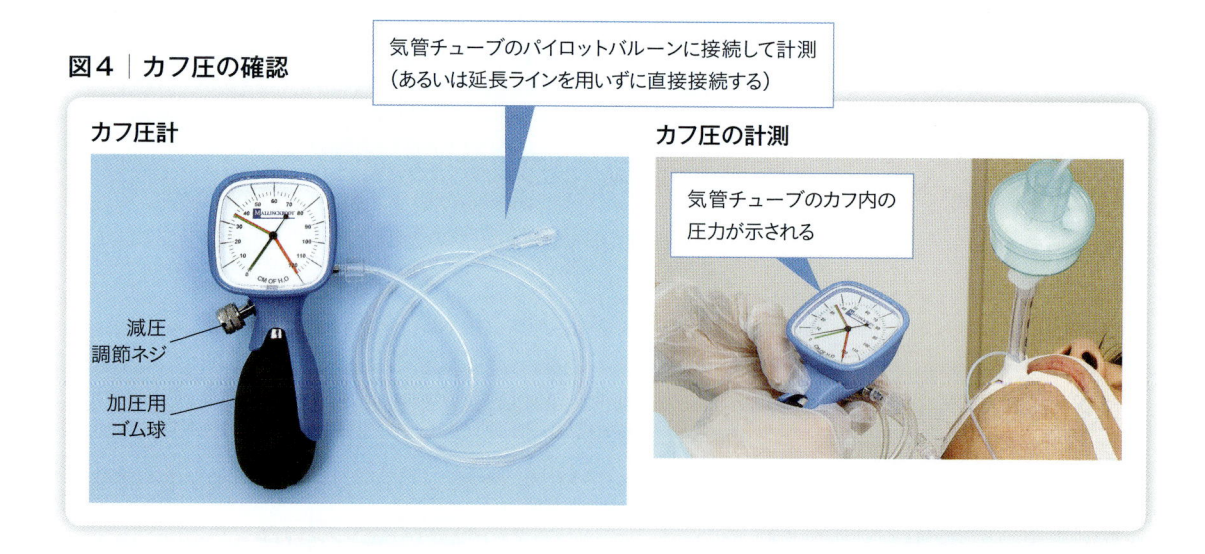

気管チューブのパイロットバルーンに接続して計測（あるいは延長ラインを用いずに直接接続する）

カフ圧計
- 減圧調節ネジ
- 加圧用ゴム球

カフ圧の計測
気管チューブのカフ内の圧力が示される

パイロットバルーンに接続して計測します（図4）。このとき、カフ圧が低すぎるとシールできません。シールできても、20cmH₂O以下では、VAP（ventilator-associated pneumonia：人工呼吸器関連肺炎）の発生が増えるため、20cmH₂Oを下回らないように管理することが勧められます[1]。

カフ圧が高いとカフが気管粘膜を圧迫し（図5）、気管粘膜の血流が阻害されて圧迫壊死に陥ります。そのため、カフ圧は30cmH₂O以上にならないようにすべきであるとされています。

これらのことを考慮すると、今のところカフ圧は20〜30cmH₂Oの範囲に維持するのが

図5｜気管粘膜の血流

動脈系
30mmHg
(41cmH$_2$O)

静脈系
18mmHg
(24cmH$_2$O)

気管チューブカフ

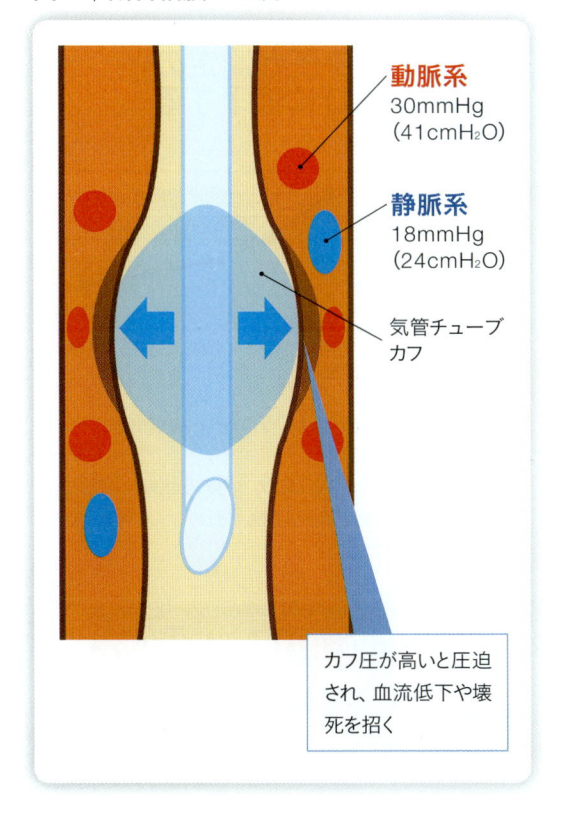

カフ圧が高いと圧迫され、血流低下や壊死を招く

図6｜カフ圧の管理（概念図）

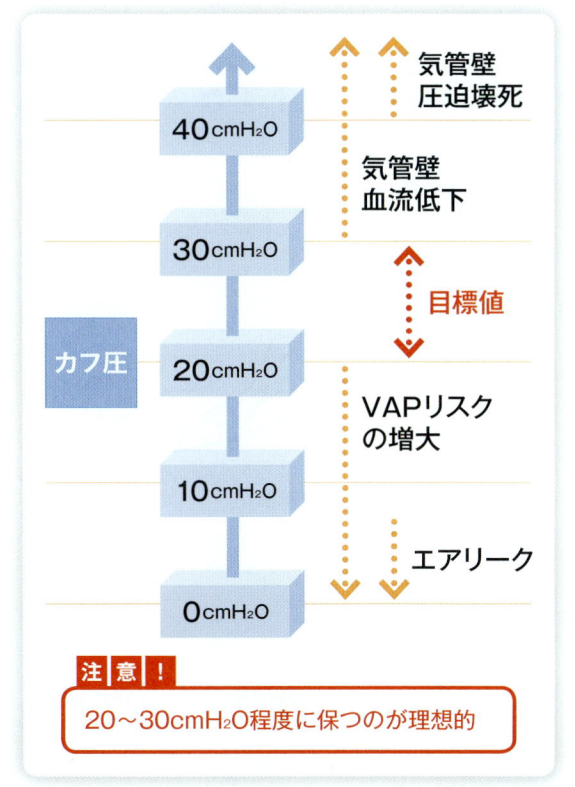

- 40cmH$_2$O：気管壁圧迫壊死
- 30cmH$_2$O：気管壁血流低下
- 20cmH$_2$O：目標値
- 10cmH$_2$O：VAPリスクの増大
- 0cmH$_2$O：エアリーク

注意！
20〜30cmH$_2$O程度に保つのが理想的

よいことになります（**図6**）。

実際のカフ圧管理としては、気管挿管直後はとりあえず5mL程度の容量でカフを膨らませ、気管挿管が確認された後、カフ圧計で圧力を調節します。

AHA（American Heart Association：アメリカ心臓協会）のACLS（二次救命処置）のマニュアルなどには「カフは10mLの空気を注入して膨らませる」と記載されています。しかし、これは必ずしも適正でないこともあります。気管の太さ・形状（断面は円形とは限りません）、気管チューブの太さ、カフの大きさ・形状など、相互の関係によってカフを膨らませたときの圧力は大きく異なります。

一般に日本人、特に体格の小さな人では10mLで膨らませた場合、相当の圧力（しばしば100cmH$_2$O以上）になり、危険な場合があります。低圧高容量カフでは、とりあえずリークのない程度に膨らませるための空気量は5〜7mL程度のことが多いようです。

圧を足す際には、カフ圧計の加圧用のゴム球を用います。これは血圧計のゴム球と仕組みは同じですが、血圧計のように"シュッ、シュッ"と加圧するのではなく、ゴム球をゆっくり、針の動きを見ながら押しつぶすように握るとうまく加圧できます。加圧用のシリンジなどは特に用いなくても操作できます。

圧が高いときは、カフ圧計の減圧レバーを押して、または減圧調節ネジをゆるめて空気を抜きます。パイロットバルーンはカフの膨らみを反映します。以前は、その膨らみ具合の目安として"耳たぶくらい"などと言われることがありました。しかし、これはパイロットバルーンの材質や調べる側の個人差が大きくあてになりません。したがって、カフ圧

図7 | カフ圧低下の原因

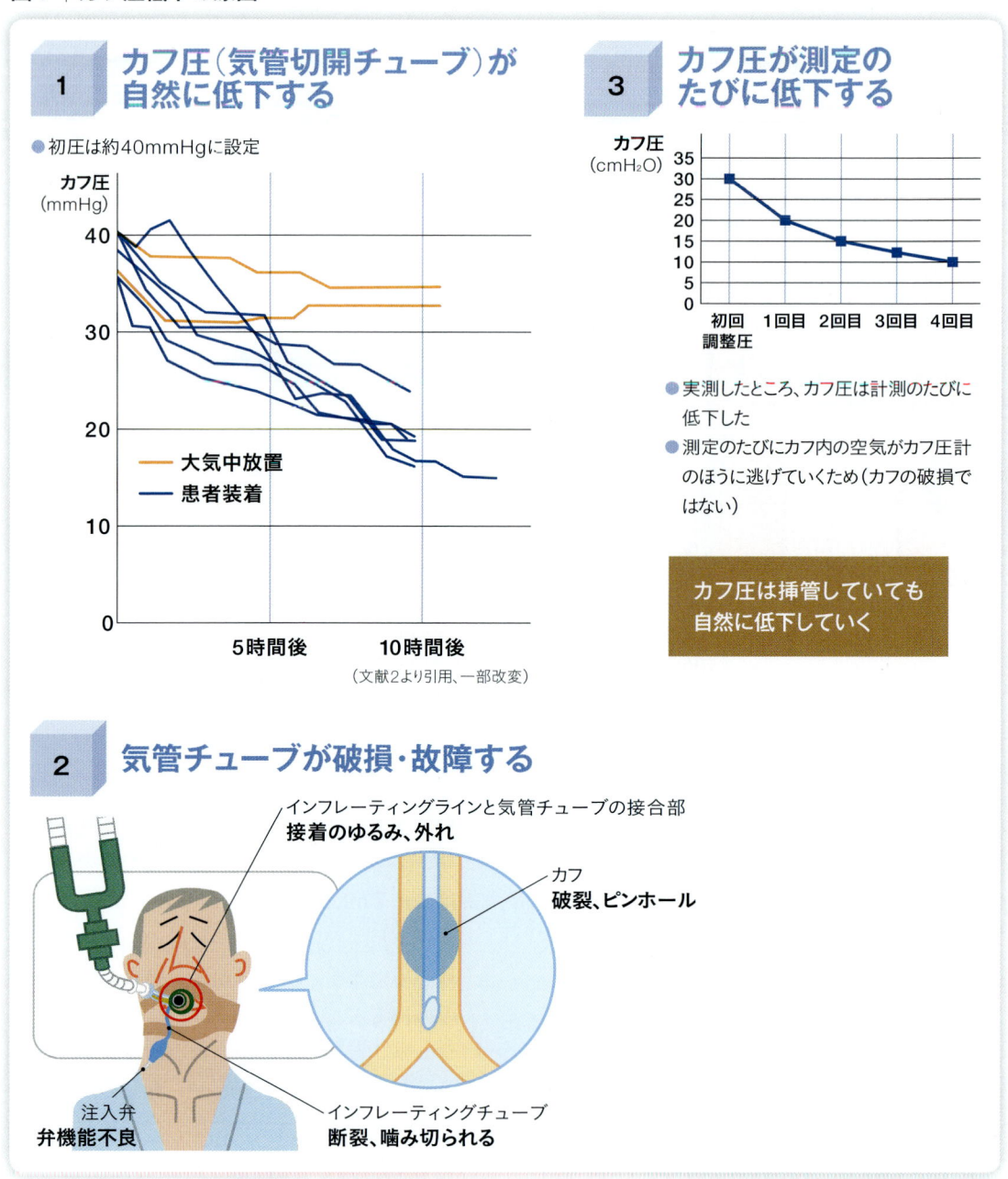

1 カフ圧（気管切開チューブ）が自然に低下する

- 初圧は約40mmHgに設定

（縦軸：カフ圧（mmHg）、横軸：5時間後、10時間後）
凡例：大気中放置／患者装着

（文献2より引用、一部改変）

3 カフ圧が測定のたびに低下する

（縦軸：カフ圧（cmH₂O）、横軸：初回調整圧、1回目、2回目、3回目、4回目）

- 実測したところ、カフ圧は計測のたびに低下した
- 測定のたびにカフ内の空気がカフ圧計のほうに逃げていくため（カフの破損ではない）

カフ圧は挿管していても自然に低下していく

2 気管チューブが破損・故障する

- インフレーティングラインと気管チューブの接合部：接着のゆるみ、外れ
- カフ：破裂、ピンホール
- インフレーティングチューブ：断裂、噛み切られる
- 注入弁：弁機能不良

計で実測することがどうしても必要なのです。

カフ圧の低下の原因

カフ圧は以下のような理由で変化します。

1 自然の低下

カフはそのままにしておくと、圧力が自然に低下していきます。図7-1 は、気管切開チューブのカフ圧についての研究データです。初めのカフ圧を40mmHg（54cmH₂O／以前のデータなので高めになっている）に設定し

100　PART 3　人工呼吸器装着患者のケア

て、圧トランスジューサでカフ圧の経時的変化を測定したものです。低下の速さは、チューブの種類、カフ圧力、特にカフ材質によりますが、およそ3〜4時間以上経過すると、かなり低下します。これはカフに破損があるわけではなく、カフの壁を通して（主に気管壁接触面から）ガスが移動するためです。

カフの空気は一定時間経過したら（およそ3〜4時間ごと）、圧力を確認して追加する必要があります。特にシリコーン製チューブではカフ圧低下速度は、より速くなります。これはシリコーンという材質が、ガス透過性が大きいためです。

例外として、笑気を使った吸入麻酔を行っている場合、図とは逆に笑気がカフの中に拡散してくるため、時間経過とともにカフ圧は上昇します。

2 カフの破損、カフエアの漏れ

カフが破損する場合もあります。この場合はたいてい気管チューブの交換が必要になります。カフの破損だけではなく、空気注入部の弁の故障の場合もあります。これを鑑別するには、空気注入部を紙コップなどの水につけてみます。エアが漏れている場合、気泡が見られるのです。もし弁の故障なら、気管チューブを交換しなくても、空気注入部に三方活栓を取りつけることで漏れを防止できます。

気管チューブの破損に注意したい部分を図7-2に示します。

3 カフ圧計接続に伴う低下

カフ圧計で何回も繰り返し測定すると、計るたびに圧力が低下していきます（図7-3）。これは測定のたびにカフ内の空気がカフ圧計のほうに逃げていくためで、カフの破損を意味しているわけではありません。そのため、通常のようにカフ圧を保つことで対処できます。

カフの種類

カフにはさまざまな種類があります。現在最も一般的に用いられているのは低圧高容量タイプ（図8-1）であり、カフ圧についての記載は、たいていはこのタイプです。なお、カフは塩化ビニルなどの材質でできており、キシロカイン®スプレーなどで破損してしまうため、カフにスプレーは禁止です（含有するアルコールによる）。

カフとVAP予防

VAP（人工呼吸器関連肺炎）についての詳細な解説は他項で詳述されていますが、VAPは人工呼吸器に関連した肺炎というよりも、「気管挿管に起因する肺炎」としてとらえられています。VAP対策としてはカフのまわりからの微生物の侵入を予防することが重要です。

1 カフ上部（声門下）吸引

カフ上部（声門下）の病原性微生物を含む唾液などの気管への垂れ込み予防のため、貯留物を吸引することはVAP低減に有効とされています。これにはカフ上部に吸引ポートのある気管チューブ（ハイ・ロー™エバック気管内チューブ・図9、SACETT®チューブなど）が必要です。

2 カフ形状の工夫

カフ上部の貯留物はカフの形状によっても垂れ込みが異なるとされています。そのためしわがよりにくいカフ（テーパーガード™気管チューブ）などが開発されています。

*

その他、カフ圧管理とは異なりますが、発声可能な気管切開チューブ（スピーチカニュ

気管チューブのカフ圧管理　101

図8 | 気管チューブのカフの種類

1 低圧高容量タイプ（low pressure high volume カフ）

- 高容量低圧カフ(high volume low pressure カフ)とも呼ばれる。
- 大きなサイズのカフで、低圧でシールすることを目的としたカフである。

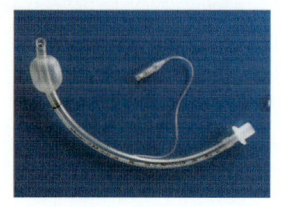

2 高圧低容量タイプ（high pressure low volume カフ）

- 以前に使われていたが、気管壁への圧力がより高くなることなどから、長期人工呼吸管理では使われなくなった。

3 ダブルカフ

- 気管チューブにカフが2つついており、一定間隔で交互に膨らませて使用し、気管粘膜への圧迫部位を交互に移動することを目的としていた。
- しかし、1個のカフ自体は必然的に小さくなり、気管壁圧迫は大きくなる危険性が指摘され、今日では使われない。

4 ランツタイプ

- カフ圧を自動的に22mmHg（30cmH$_2$O）以下に保つ特殊な弁とラテックスバルーンとがカフに接続されている（ランツシステム）。
- カフ圧が上昇するとカフ内の空気はバルーンへ移動し、カフ圧上昇を抑える。反対にカフ圧が低下すると、バルーンは収縮して空気をカフへ送り出し、カフ圧を上げるように作動する。すなわち、カフ圧の自動コントロールが行われる。

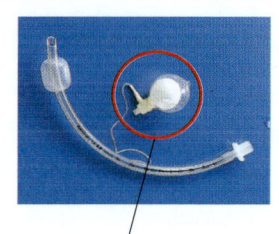

ランツシステム
（ハイ・ロー™気管内チューブ ランツ™付／コヴィディエン ジャパン株式会社）

5 フォームカフ

- 通常のカフは空気を注入すると膨らむ。しかし、このチューブではカフ内にスポンジ（foam、フォーム、スペルが異なるが名称の由来）が内蔵されているため、カフはもともと膨らんでいる。よって、シリンジでカフを吸引してつぶしてから気管挿管する。
- 気管壁への側圧が小さく維持される。

図9 | カフ上部吸引ポートのある気管チューブ

- 吸引ポートを吸引ホースに接続して使用
- 例としてハイ・ロー エバック™気管内チューブ（経口用）／コヴィディエン ジャパン株式会社

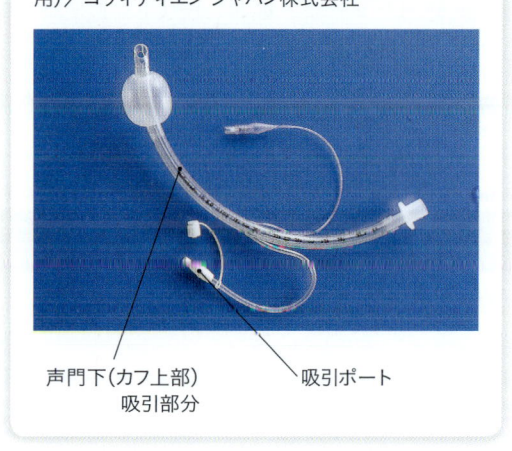

声門下(カフ上部)吸引部分　　吸引ポート

ーレなど）は特殊な構造なので、カフの膨らませ方、内筒、キャップの取り扱いを誤らないことが重要です。わからない際には必ず教えてもらって対応します。取り扱いを誤ると窒息の危険性があるからです。

〈引用文献〉
1. Guidelines for the Management of Adults with Hospital-acquired, Ventilator-associated, and Healthcare-associated Pneumonia. Am J Respir Crit Care Med 2005；171：388-416.
2. 羽尻悦朗, 関野長昭, 工藤一大, 磨田裕, 奥津芳人, 沼田克雄：人工呼吸中の気管カニューレカフ内圧の低下の原因について. ICUとCCU 1987；11：657-661.

〈参考文献〉
1. 磨田裕：気道確保と気道管理. 第15回3学会合同呼吸療法認定士認定講習会テキスト（3学会合同呼吸療法認定士認定委員会, 編）；2010.

ここをチェック！

1 定期的にカフ圧をチェックする
- カフ圧はそのままにしておくと、自然に低下する。3〜4時間以上経過するとかなり低下するため、およそ3〜4時間ごとにチェックする必要がある。

2 気管チューブの破損をチェックする
- 空気注入部である「カフ注入弁」の破損でも、カフ圧の低下が起こりうる。異常があればあわせてカフ注入弁も確認する。

COLUMN

カフ上部吸引（＝声門下分泌物の吸引）

カフ上部吸引は、カフ上部に貯留する分泌物を、低圧持続吸引器を用いて持続吸引（または頻繁な間欠吸引）を行うことで、垂れ込まなくする手技を指します。つまり、カフ上部吸引は、カフ上部吸引ポートのある気管チューブが挿管されている場合にのみ実施できる手技なのです。

カフ上部吸引を行うことは、VAP（→p.124）の予防に効果があるとして、CDCガイドラインなどで推奨されていますが、実施にあたって、いくつか注意すべきポイントがあります。

まず、カフ上部吸引は「気管吸引を実施する前に行う」という点です。開放式吸引であっても、閉鎖式吸引であっても、吸引操作によって気道内圧は変化（低下）します。重力の影響でカフ周囲からの誤嚥が増えてしまわないよう、カフ上部吸引はケア実施前に行う必要があります。

また、カフ上部吸引は、「口腔ケア実施後」にも実施するのが理想です。口腔洗浄後の水が気道内に流れ込まないよう、咽頭部や気管チューブを介して流入するまでの時間的ロスも考慮し、口腔ケア実施後10分程度まで、カフ上部吸引を持続的に実施することが望まれます。

なお、カフ上部の吸引孔は、通常、気管チューブの後面に位置しています。カフ上部の吸引が不十分な場合、体位の変化などにより、カフ周囲に貯留している分泌物が、吸引孔から気管に垂れ込む可能性があることも、忘れてはいけません。

参考文献
1. 沢田聡子：カフ管理は、正しい圧設定と適切なカフ選びで行う．道又元裕編，人工呼吸ケアベスト・プラクティス．照林社，東京，2008：74-78．
2. 佐藤憲明：口腔ケアは、肺炎防止を第一目的として行う．道又元裕編，人工呼吸ケアベスト・プラクティス．照林社，東京，2008：90-93．

カフに関するアドバンス知識

1．もし、カフが膨らまなくなってガスリークを起こしたら

カフを膨らませるインフレーティングチューブが噛み切られるなどで、損傷すると、カフが萎んでガスリークを起こします。このような状況では、急速に低換気、低酸素血症になります。酸素100％で用手換気に切り替え、胸の動きを見ながら大きめの加圧で換気し、カフ部分（前頸部）を圧迫、また口腔内ガーゼパックなどをしながら、応援を呼び再挿管の準備をします。もし気管チューブが抜けていたらマスク換気を行います。ガスリークに対応するため酸素流量は最大に設定します。

2．カフ圧の自動調節装置

カフ圧はしばしば低下するため、これに対処すべくカフ圧を自動的に設定値（任意）に維持する装置も開発・市販されています。

PART3 人工呼吸器装着患者のケア

人工呼吸器装着患者の鎮静

長谷川隆一

ここがポイント！

1 RASSなどを用いて鎮静レベルを評価する
- 鎮静や鎮痛の程度を評価することで、至適鎮静レベルが維持され、薬の過剰投与を防ぎ、人工呼吸時間やICU滞在期間、入院期間の短縮や、さまざまな合併症の減少などの効果が得られる。

2 疼痛の有無および程度を評価する
- 人工呼吸中は、鎮痛薬を積極的に使用して患者の苦痛を取り除くことが重要である。いたずらに鎮静薬のみを投与して、患者の不快感を見過ごさないように留意する。

3 不穏の徴候を見逃さない
- 鎮静薬の使用に「不穏」を誘発する可能性が示唆されている。不穏の徴候を早めにとらえ、薬物治療を含めた集中的なケアを行うことが重要である。

　人工呼吸中の多くの症例では、気管チューブの不快感や気管吸引、同調性の不良（バッキング）などの苦痛や気分不快を経験します。これらの不快や不安が精神的・肉体的苦痛となり、人工呼吸器の離脱や創傷治癒を遅らせたり、場合によっては気管チューブ抜去などの医療事故を招く場合があります。

　人工呼吸器装着中の鎮静・鎮痛は、患者の不快感を減じて安全に治療を進めるための重要な手段の1つといえます。一方で、鎮静薬、鎮痛薬は呼吸・循環抑制および腸管麻痺などの患者管理に影響を与える副作用もあり、ガイドラインなどに即した標準的な方法を遵守することが求められます。

ガイドラインに沿った鎮静の方法

　2007年、日本呼吸療法医学会から『人工呼吸中の鎮静のためのガイドライン』[1]が発表されました。これには、成人人工呼吸患者の鎮静法の標準的な考え方が示され、鎮静・鎮痛の意義や評価法、具体的な薬剤の使用法などが記されています。

　作成に当っては、医師だけでなくコメディカルにも理解しやすい内容とすること、鎮静・鎮痛レベルの評価を前提とすること、鎮痛に重点を置くこと、我が国の実情に照らした薬剤や方法を具体的に記述すること、などが配

表1 | 鎮静の利点・欠点

	利点	
I	患者の快適性・安全性の確保	a. 不安をやわらげる b. 気管チューブの不快感の減少 c. 動揺・興奮を抑え、安静を保つ d. 睡眠改善 e. 事故抜管防止 f. 気管吸引の苦痛緩和 g. 処置・治療の痛み改善 h. 筋弛緩薬投与中の記憶消失
II	酸素消費量・基礎代謝の減少	
III	換気の改善と圧外傷[*1]の減少	a. 人工呼吸器との同調性改善 b. 呼吸ドライブ[*2]抑制

欠点
● 呼吸抑制や血圧低下
● 鎮静の遅延、イレウス、意識レベル判定困難
● 筋の廃用萎縮
● DVT（深部静脈血栓症）、廃用のリスク
● 無気肺、VAP（人工呼吸器関連肺炎）
● 興奮・不穏を招く

*1【圧外傷】＝barotrauma（バロトラウマ）。人工呼吸による高い気道内圧と、肺の過膨張が加わって生じる肺の損傷。気胸などが代表的。
*2【呼吸ドライブ】＝呼吸中枢から出される、呼吸を促す命令。

（文献1より引用、一部改変）

慮されています。

このガイドラインでは、まず鎮静を行う前に患者とのコミュニケーションや体位変換、環境整備、生活のリズムと睡眠の確保、家族とのふれあいなどを考慮し、そのうえで鎮静薬・鎮痛薬を加えることが取り上げられています。鎮静の利点・欠点を**表1**に示しました。

鎮静の評価法

ガイドラインで特に重視されたのは「鎮静・鎮痛レベルの評価」です。鎮静や鎮痛の程度を評価することにより、患者が至適鎮静レベルで管理され、薬の過剰投与を防ぎ、人工呼吸時間やICU滞在期間、入院期間の短縮や気管切開の減少などの効果が得られます。

評価法にはさまざまなものがありますが、ガイドラインではRichmond Agitation-Sedation Scale（RASS）（**表2**)[1]を推奨しています。RASSは理解しやすく、適切な評価階層をもち、不穏や興奮の評価も可能で、信頼性と妥当性の検討がなされている点で優れています。各部署でRASSに関する教育を行い、慣れてしまえば、導入はそれほど難しくないでしょう。

鎮痛薬・使用時の注意点

「鎮静」には鎮静薬（ミダゾラムなど）が、「鎮痛」には鎮痛薬（フェンタニルなど）が用いられますが、人工呼吸中は、気管チューブや気管吸引の刺激にさらされ、ほとんどの症例が痛みやストレスを感じており、安定した呼吸管理のためには「鎮痛薬」をむしろ積極的に使用すべきです。鎮痛管理を主とした鎮静管理は「analgesia based sedation」と呼ばれ良好な人工呼吸管理を行うことができるとされています[2]。

人工呼吸中の鎮痛には、オピオイドや拮抗性鎮痛薬などを用いるのが一般的です。オピオイドは内因性モルヒネ様物質のことで、モルヒネ塩酸塩やフェンタニルのこと、拮抗性鎮痛薬は麻薬と結合して受容体に作用する鎮

表2｜鎮静・鎮痛のレベルの評価：Richmond Agitation-Sedation Scale（RASS）

スコア	用語	説明	刺激
+4	好戦的な	明らかに好戦的な、暴力的な　スタッフに対する差し迫った危険	
+3	非常に興奮した	チューブ類またはカテーテル類を自己抜去　攻撃的な	
+2	興奮した	頻繁な非意図的な運動　人工呼吸器ファイティング	
+1	落ち着きのない	不安で絶えずそわそわしている、しかし動きは攻撃的でも活発でもない	
0	意識清明な　落ち着いている		
−1	傾眠状態	完全に清明ではないが、呼びかけに10秒以上の開眼およびアイ・コンタクトで応答	呼びかけ刺激
−2	軽い鎮静状態	呼びかけに10秒未満のアイ・コンタクトで応答	呼びかけ刺激
−3	中等度鎮静状態	呼びかけに動きまたは開眼で応答するがアイ・コンタクトなし	呼びかけ刺激
−4	深い鎮静状態	呼びかけに無反応、しかし身体刺激で動きまたは開眼	身体刺激
−5	昏睡	呼びかけにも身体刺激にも無反応	身体刺激

ステップ1
30秒間、患者を観察する。これ（視診のみ）によりスコア0〜+4を判定する

ステップ2
❶ 大声で名前を呼ぶか、開眼するように言う
❷ 10秒以上アイ・コンタクトができなければ繰り返す。以上2項目（呼びかけ刺激）により、スコア−1〜−3を判定する
❸ 動きが見られなければ、肩を揺するか、胸骨を摩擦する。これ（身体刺激）により、スコア−4、−5を判定する

（文献1より引用・改変）

痛薬で、ブプレノルフィンやペンタゾシンなどのことを指します。術後や外傷の患者では創痛の緩和も必要であり、これらに加えて、消炎鎮痛薬（NSAIDs）や硬膜外ブロックなどを併用します。

大切なことは、患者には痛みがあることを前提とし、まずそれを的確に評価して対応することです。鎮静薬のみを投与する（眠らせておく）ことは避けなければなりません。

しかし、鎮痛レベルの客観的な評価は困難であり、気管挿管されコミュニケーションがとれない症例ではより難しくなります。したがって、ケア担当者は、表情（例：face pain scale）、体動や呼吸状態、交感神経緊張のサイン（例：頻脈、高血圧、流涙、発汗など）から総合的に痛みの有無とレベルを判断する必要があります（**図1**）。

会話ができなくてもコミュニケーションがとれる場合は、VAS（visual analogue scale）や数値評価スケール（numeric rating scale：NRS）、筆談などで評価できます。ここで鎮静薬のみで管理すると、必要以上に鎮静薬投与量が増え、痛みがあっても外から判断することができません。鎮痛薬を上手に使用して鎮静のレベルを下げ、患者の不快感をケア担当者が共感することが求められます。

ガイドラインに示されている鎮痛薬および鎮痛法を**表3**に示します[1]。我が国では欧米であまり用いられない拮抗性鎮痛薬が比較的多く用いられる傾向がありますが[3]、それぞれの施設でその薬剤に慣れていれば、良好な効果が得られています[4,5]。

図1 | 鎮静中の痛みのアセスメント

コミュニケーションがとれない場合

患者のサインから総合的に痛みを判断

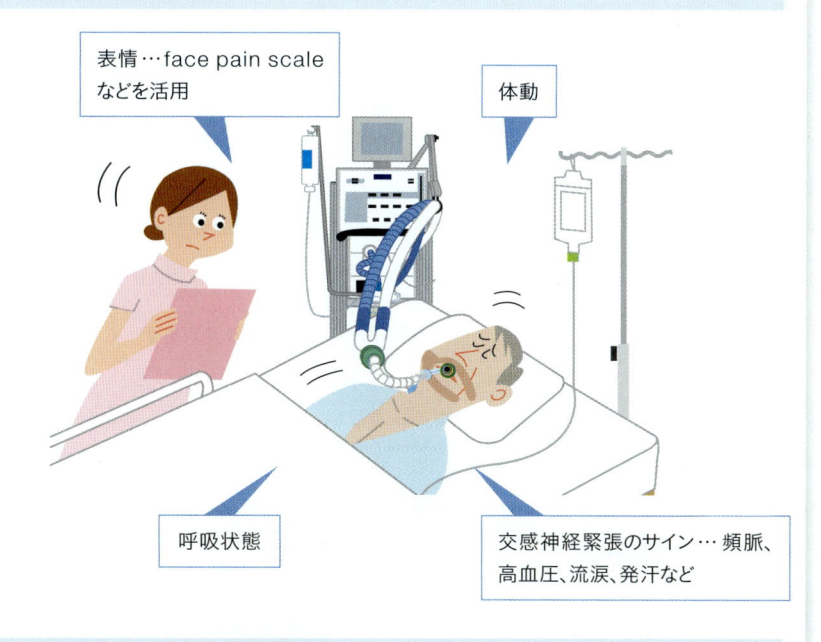

- 表情…face pain scaleなどを活用
- 体動
- 呼吸状態
- 交感神経緊張のサイン…頻脈、高血圧、流涙、発汗など

会話ができなくても意思表示ができる場合

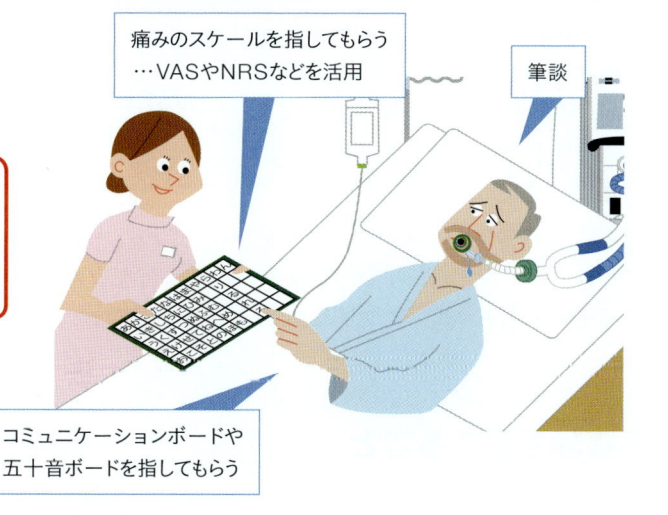

- 痛みのスケールを指してもらう…VASやNRSなどを活用
- 筆談
- コミュニケーションボードや五十音ボードを指してもらう

注意！
鎮静薬をひかえて鎮痛薬を併用することで患者の"痛みのサイン"を受け取りやすくする！

鎮静薬・使用時の注意点

主な鎮静薬を**表4**に示します[1]。呼吸管理中に鎮静薬・鎮痛薬を用いる場合は、"自発呼吸に影響を与えにくい"ことが理想です。

特にII型呼吸不全例（$PaCO_2$＞45mmHg）では、鎮痛薬・鎮静薬により高二酸化炭素血症が容易に増悪します。このような症例では調節性がよく、蓄積性のないものを用います。この条件を満たす薬剤としては、プロポフォールやデクスメデトミジンがあります。特に後

表3 | 主な鎮痛薬・鎮痛法とその特徴、副作用など

(文献1より引用・改変)

薬品名または方法	投与方法、特徴など	副作用と注意点
フェンタニル（フェンタニル）	● 1～2mcg*/kg/時で持続投与 ● 循環抑制少ない	● 長期使用で蓄積あり ● 腸管麻痺
モルヒネ（モルヒネ塩酸塩）	● ワンショット投与 2～10mg ● 作用時間は4～5時間 ● 血管拡張、ヒスタミン遊離	● 血圧低下 ● 腎不全患者には使用しにくい ● 腸管麻痺
ブプレノルフィン（レペタン）	● ワンショット投与 0.1～0.2mg ● 鎮痛効果は高く、作用時間も長い	● 依存少ない ● 欧米ではあまり使用されない
ペンタゾシン（ソセゴン®、ペンタジン®）	● ワンショット投与 15～30mg筋注または静注 ● 血管収縮作用あり、心筋酸素消費量↑	● 依存多い ● 効果は3～4時間(short acting)
NSAIDs（ボルタレン®、ロキソニン® など）	● ジクロフェナクやインドメタシン、フルルビプロフェンなど ● オピオイドの使用量を減ずる	● 低血圧になることが多いので注意 ● 連用で消化管出血、血小板機能抑制
持続硬膜外鎮痛法	● 体幹部および四肢の手術で用いられ、術後神経支配に応じて留置した硬膜外カテーテルより局所麻酔薬とオピオイドの混合液を持続注入	● 抗血小板薬、抗凝固療法、出血傾向あればカテーテル留置そのものを中止（カテーテル抜去時も同様） ● 硬膜外血腫、感染などの合併症あり

者は睡眠に近い鎮静効果を有し、呼吸抑制がほとんどなく、咽頭や気道の反射も抑制しないため、気管チューブを抜去した後も使用できます。一方、呼吸促迫・頻呼吸により人工呼吸器との同調性が悪い場合は、鎮静薬・鎮痛薬で呼吸抑制することで同調性が改善します。呼吸抑制効果は、薬剤の投与量が同じでも症例によって大きく異なるため、呼吸への影響を見ながら、少量から始めて徐々に増量します。

長期の鎮静で起こること

人工呼吸が長期になり、鎮静薬・鎮痛薬の投与期間が長くなると、呼吸への影響など、薬剤の作用が遷延する場合があります。いったん作用が遷延すると、人工呼吸器からの離脱が遅れ、脳卒中など疾患の影響の鑑別も困難になります。長期投与や過量投与はできるだけ避け、鎮静レベルを評価して投与量の調節を行い、可能であれば1日1回減量・中止して意識レベルを確認しましょう。

また、鎮静薬・鎮痛薬の長期投与では離脱に伴う症状にも注意が必要です。頻脈や高血圧といった循環器症状や頭痛・悪心・めまい・発汗・痙攣といった神経症状、他にも頻呼吸や呼吸困難感といった呼吸器症状も呈するため、人工呼吸管理が困難となったり離脱中止となったりすることがあります。離脱症状の頻度は3人に1人程度という報告もあります[6]。

したがって、早期に離脱症状を診断し、対応策をとることが重要です。原因となった薬剤の使用を控え、断続的なメジャートランキライザー（ハロペリドール〈セレネース®他〉など）またはマイナートランキライザー（ジアゼパム〈セルシン®〉やミダゾラム〈ドルミカム®〉など）の投与を行いながら症状の改善を待ちます。

また近年、鎮静薬投与が患者の「せん妄」発症と関連することも示され[7]、せん妄による人工呼吸器からの離脱困難や抜管後呼吸不全を経験します。せん妄は精神的・肉体的苦

表4｜主な鎮静薬とその特徴、副作用など

(文献1より引用・改変)

薬品名	投与方法、特徴など	副作用と注意点
ミダゾラム （ドルミカム®）	●ワンショット投与 0.03～0.06mg/kg ●持続投与 0.03mg/kg/時より開始、適宜増減 ●脂肪組織に溶けやすい	●48～72時間以上の使用で、作用の遷延あり
ジアゼパム （セルシン®、ホリゾン®）	●2～10mgを間欠投与 ●調節性は悪いが、呼吸抑制は比較的少ない	●長期連用で覚醒遅延 ●局所の静脈炎が頻発
プロポフォール （プロポフォール、ディプリバン®）	●ワンショット投与 1～2mg/kg* ●持続投与 0.5mg/kg/時より開始、3mg/kg/時まで ●短時間作用性 ●長期連用で覚醒遅延、依存	●血中トリグリセリド上昇 ●小児へは禁忌 ●製剤と輸液ラインは24時間毎に交換 ●筋融解、代謝性アシドーシス、不整脈などのpropofol infusion syndromeがまれに見られる
ハロペリドール （セレネース®、ほか）	●1～10mgを緩徐に間欠静注 ●呼吸抑制や循環変動は少ない ●不穏症例に適する	●錐体外路症状 ●悪性症候群あり ●多量に使用するとQT延長
デクスメデトミジン （プレセデックス®）	●0.2～0.7mcg/kg/時で持続静注 ●急速飽和は6mcg/kg/時で10分間（循環動態変動が大きいので、急速飽和を行うときは十分注意する） ●自然な睡眠に近く、鎮痛作用あり	●呼吸抑制ほとんどなし ●副作用は、血圧低下・徐脈・房室ブロックなど ●24時間以内の使用に限定されていたが、24時間以上の使用も可能になった（2010年〜）

*鎮静目的でのワンショット投与は本来は適応外。

痛による適応障害あるいは一過性の精神障害と考えられていましたが、近年は中枢神経系の機能不全として扱われるようになりました[8]。せん妄の薬物治療では近年リスペリドンなどの非定型抗精神病薬が推奨されています。しかし最も有効な治療はできるだけ早く体を動かすこと「early mobilization」とされ[9]、早期リハビリテーションが注目されています。

2013年1月に米国集中治療医学会の鎮静ガイドラインが改訂され[10]、鎮痛重視と鎮静レベルの評価、せん妄の評価と治療が強調されており、ケアの重要性が示されています。

〈引用文献〉
1. 妙中信之, 行岡秀和, 足羽孝子 他：人工呼吸中の鎮静のためのガイドライン. 人工呼吸 2007；24：146-167.http://square.umin.ac.jp/jrcm/contents/guide/page03.html
2. Muellejans B,López A,Cross MH. Remifentanil versus fentanyl for analgesia based sedation to provide patient comfort in the intensive care unit : a randomized, double-blind controlled trial. Crit Care 2004；8：R1-11.
3. Soliman HM,Melot C,Vincent JL,et al. Sedative and analgesic in the intensive care unit: the result of a European survey. British Journal of Anaesthesia 2001；87：186-192.
4. 松澤敏明, 磨田裕, 山口修 他：人工呼吸中の鎮静薬としてのブプレノルフィン—ペンタゾシンとの比較.ICUとCCU 1987；11：253-258.
5. 金城実, 時岡宏明, 小坂二度見：人工呼吸管理中の鎮痛・鎮静剤—我々の施設での実際, 呼吸機能への影響.ICUとCCU 1990；14：643-648.
6. Cammarano WB,Pittet JF,Weltz S,et al. Acute withdrawal syndrome related to the administration of analgesic and sedative medications in adult intensive care unit patients. Crit Care Med 1998；26：676-684.
7. Maldonado JR,van der Starre PJ,Wysong A. Post-operative sedation and the incidence of ICU delirium in cardiac surgery patients. Anesthesiology 2003；99：A465.
8. Ely EW,Shintani A,Truman B,et al. Delirium as a predictor of mortality in mechanically ventilated patients in the intensive care unit.JAMA 2004；291：1753-1762.
9. Schweickert WD, Pohlman MC, Pohlman AS, et al. Early physical and occupational therapy in mechanically ventilated, critically ill patients: a randomised controlled trial. Lancet 2009; 373: 1874-1882.
10. Barr J, Fraser GL, Puntillo K, et al. Clinical Practice Guidelines for the Management of Pain, Agitation, and Delirium in Adult Patients in the Intensive Care Unit. Crit Care Med 2013; 41: 263-306.

PART3 人工呼吸器装着患者のケア

人工呼吸器装着患者の体位変換

田代尚範、鵜澤吉宏

ここがポイント！

1 姿勢の影響を考慮する

- 背臥位での同一肢位により呼吸状態には以下のような影響が出る。①FRCの低下、②横隔膜運動の低下、③換気血流比不均等分布、④気道分泌物の貯留。

2 呼吸機能低下の改善、もしくは予防するために適宜体位変換する

- 背臥位の姿勢の影響を改善するために体位変換を行い、前傾側臥位などにポジショニングする。その目的は、気道クリアランス、呼吸困難感の軽減、肺容量の改善、ガス交換の改善、下側肺障害の治療、などである。

人工呼吸器装着患者は重症度が高く、原疾患の治療に関連した体位や活動範囲の制限により、ベッド上背臥位で過ごすことを余儀なくされることがあります。このような安静臥床が続くことによって、心肺系や筋骨格系の機能低下や不良姿勢による神経障害、褥瘡などを引き起こす可能性があります。

ここでは、このような同一姿勢を続けることによる弊害の中で呼吸機能に及ぼす影響について解説します。

背臥位での同一肢位が呼吸機能に及ぼす影響（図1）

1 FRCの低下

姿勢による呼吸機能の変化を理解するために、FRC（functional residual capacity：機能的残気量）とCC（closing capacity：主に肺底部の気道が閉塞しはじめる肺気量）がよく用いられます。

FRCは安静呼気の後に肺に残っている肺気量を指します。FRCがある程度保たれていれば、酸素化に有利です。一方、CCとは、最大吸気位からゆっくり呼出していく際に、一部の気道（主に肺底部）が閉塞しはじめ、末梢の肺胞からの呼出が止まる時点での肺気量を指します。

背臥位では、立位や座位姿勢と比べてFRCが低下するといわれており（図2）[1]、これによってCCがFRCを上回る場合、低酸素血症の一因となります。

特に、高齢者では背臥位になるだけでCCがFRCよりも高い肺気量となり、安静呼吸時に末梢気道が閉塞しやすいといわれています[1]。

図1 | 背臥位での同一肢位が呼吸機能に及ぼす影響

1. FRC*（機能的残気量）が低下する
2. 横隔膜運動が低下する
3. 気道分泌物が貯留する
4. 換気血流比不均等分布となる

*FRC（functional residual capacity、機能的残気量）＝安静呼気のあとに肺に残っている肺気量

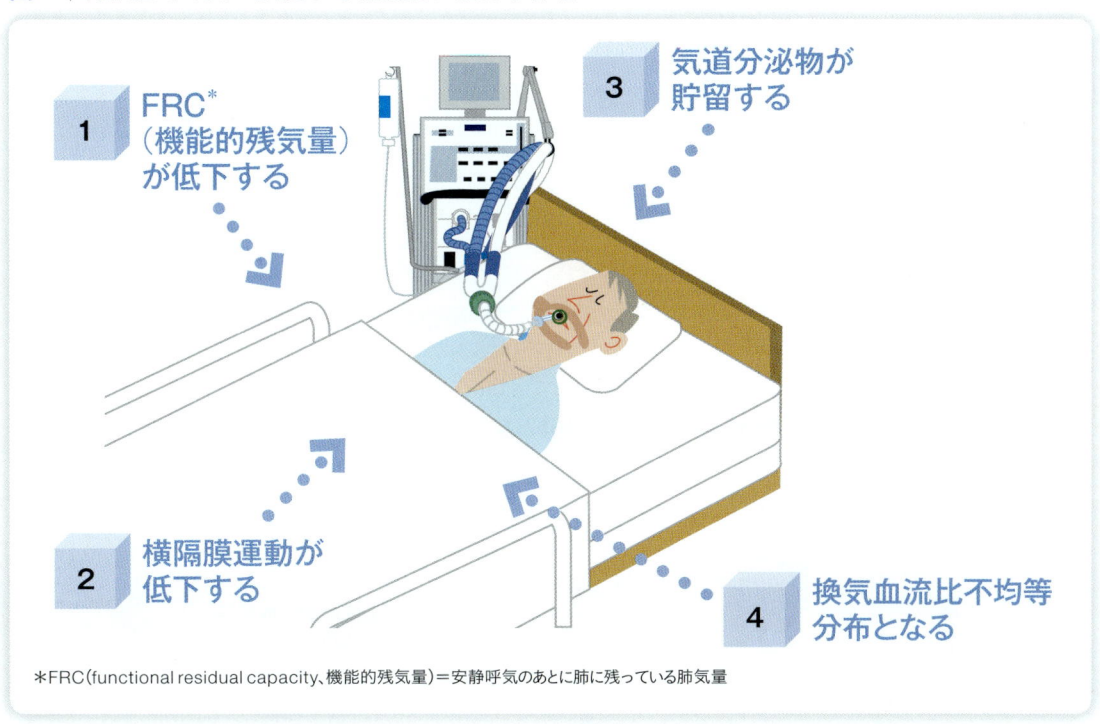

図2 | 臥床状態でのFRC（機能的残気量）の低下

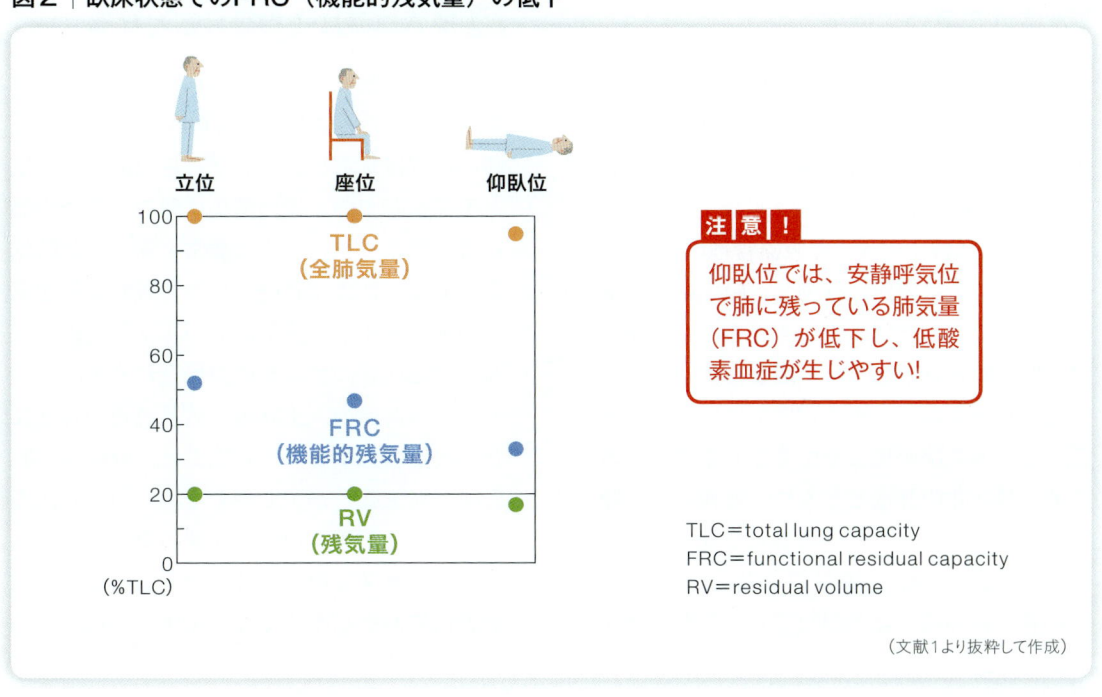

立位　座位　仰臥位

TLC（全肺気量）
FRC（機能的残気量）
RV（残気量）

（%TLC）

注意！
仰臥位では、安静呼気位で肺に残っている肺気量（FRC）が低下し、低酸素血症が生じやすい！

TLC＝total lung capacity
FRC＝functional residual capacity
RV＝residual volume

（文献1より抜粋して作成）

図3 | 「自発呼吸時」と「鎮静下人工呼吸時」の横隔膜の動き

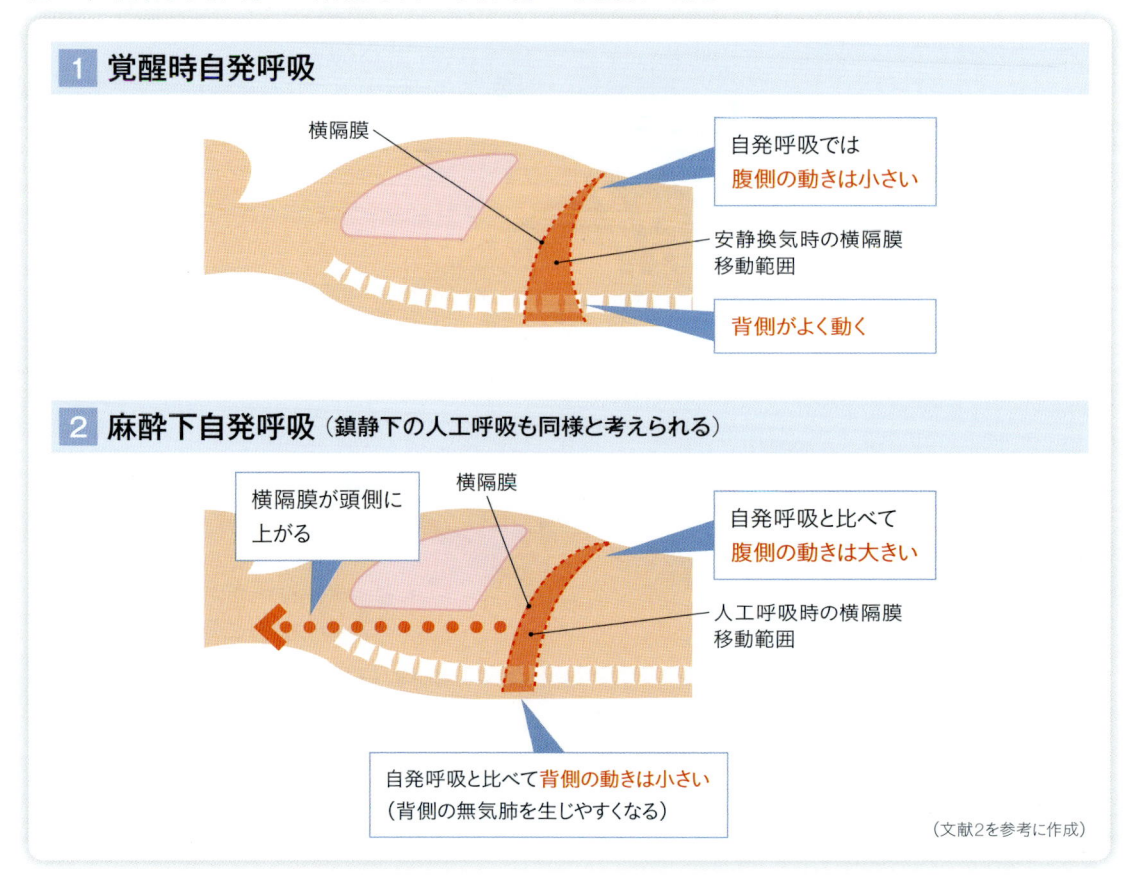

1 覚醒時自発呼吸

- 横隔膜
- 自発呼吸では腹側の動きは小さい
- 安静換気時の横隔膜移動範囲
- 背側がよく動く

2 麻酔下自発呼吸（鎮静下の人工呼吸も同様と考えられる）

- 横隔膜が頭側に上がる
- 横隔膜
- 自発呼吸と比べて腹側の動きは大きい
- 人工呼吸時の横隔膜移動範囲
- 自発呼吸と比べて背側の動きは小さい（背側の無気肺を生じやすくなる）

（文献2を参考に作成）

2 横隔膜運動の低下

　背臥位において、覚醒して自発呼吸をしている場合、安静換気での横隔膜の動きは下方の背側で大きく、上方の腹側で小さくなります（図3-1）[2]。

　しかし、鎮静中の人工呼吸器管理になると、横隔膜の位置は頭側に移動し、吸気時に腹側横隔膜の動きが背側より大きくなり、背側では呼吸運動が低下します（図3-2）[2]。

　この状態では、下側の背側肺で換気能力が低下し、無気肺が生じやすくなります。そのため、酸素化の評価とともに、背側肺野の聴診などのアセスメントが重要となります。

　なお、これに対し、腹臥位をとることで、上方の背側横隔膜の動きが改善し、移動距離が背臥位に比べて大きくなるといわれています。

3 換気血流比不均等分布となる

　酸素は肺胞で毛細血管へ拡散することで血液中に入り込み、全身へ送られます。しかし、肺の血流は重力に影響を受けるため肺胞換気と毛細血管での血流の関係は肺の位置や姿勢により異なってきます。健常な肺での背臥位姿勢では、血流は背側のほうが腹側より血流が増加しますが、換気能力が正常なため、肺胞と毛細血管のガス交換は保たれます。

　一方、前述の人工呼吸器装着患者のように背側換気の低下を伴う状態では、背側の肺胞虚脱（無気肺）が生じやすく、そのため血流が多くなる背側で換気と血流の交わりが少なくなり、ガス交換が十分に行えないため、低酸素血症が生じやすくなります。

図4 前傾側臥位

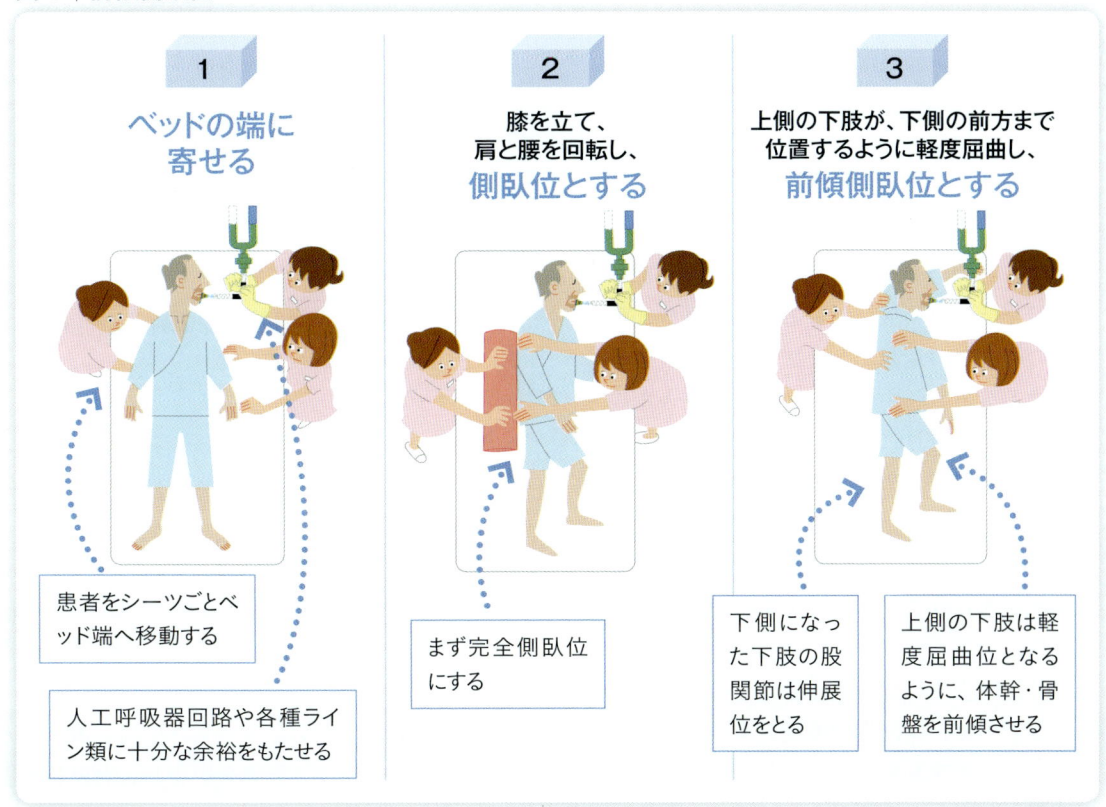

1 ベッドの端に寄せる
- 患者をシーツごとベッド端へ移動する
- 人工呼吸器回路や各種ライン類に十分な余裕をもたせる

2 膝を立て、肩と腰を回転し、側臥位とする
- まず完全側臥位にする

3 上側の下肢が、下側の前方まで位置するように軽度屈曲し、前傾側臥位とする
- 下側になった下肢の股関節は伸展位をとる
- 上側の下肢は軽度屈曲位となるように、体幹・骨盤を前傾させる

4 気道分泌物の貯留

　術後や肺炎などの症例では気道分泌物が多くなります。正常では咳嗽により気道分泌物の喀出を行います。咳嗽には十分な吸気量と強い呼出力を必要としますが、人工呼吸器を装着している患者はこれらの機能が低下しています。そのため患者自身での気道分泌物の喀出は困難な状況です。また、気道分泌物は気道内に滞在しているものではなく、重力や気流に影響を受けます。背臥位でしばらくいることで気道分泌物が肺野に貯留しやすくなり、閉塞性無気肺を生じます。

体位管理の重要性

　このように背臥位の姿勢をとっていると、呼吸機能が低下しやすいため、それを改善もしくは予防するために適宜体位を変えることが一般に行われます。体位変換を行い、特定の体位を一定時間保持することをポジショニングといいますが、この目的は一般的に気道クリアランス、呼吸困難感の軽減、肺容量の増大、ガス交換の改善、下側肺障害の治療が挙げられており[3]、特に人工呼吸器装着患者においては肺容量の増大、気道クリアランスの改善によりガス交換を改善することを目的に用いられています。

1 人工呼吸器患者のポジショニング方法

　人工呼吸器患者に対して体位変換を行う場合、多くのライン類やチューブに加えて、全身状態が不安定なため、圧潰瘍や挿管チューブの閉塞、胸腔ドレーン抜去などさまざまな有害事象を生じやすく、人手も多く必要とな

ります。

そのため最近では、労力やリスク、合併症の軽減を目的に腹臥位の代用として前傾側臥位（図4）でのポジショニングにおいても効果的であると報告されています。[4]

2 効果判定、観察

実施前と後の効果判定を行います。胸部理学所見では視診や触診による胸郭の動き、聴診での呼吸音の変化などを確認します。気道分泌物が喀出され中枢気道へ移動してきた場合、胸部理学所見に加え、人工呼吸器のパラメータも変化します。これは使用換気様式により異なりますが、従量式換気の状態では最高気道内圧の増加、従圧式換気では一回換気量低下がみられます。その結果、一時的に酸素飽和度の低下がみられますので、適宜気管吸引を行います。即時的に変化しない場合もありますので、胸部理学所見、人工呼吸器パラメータ、酸素飽和度や心拍数の変化について観察をしておく必要があります。

3 禁忌および注意事項

腹臥位へポジショニングする際の絶対禁忌患者として、循環動態が不安定な患者、頭蓋内圧亢進、不安定な脊椎骨折・骨盤骨折が挙げられており、相対禁忌患者には顔面外傷、治療されていない不整脈、急性出血、気管切開術直後、脊椎や開腹術後、血液透析実施中

表1 │ 腹臥位療法の中止基準

1	血圧低下、致死性不整脈の出現
2	一回換気量の低下、努力性呼吸の増悪、呼吸抑制
3	循環障害、神経・関節障害、上肢・頸部の神経障害および血流障害の出現
4	血圧上昇、頻脈、末梢冷感、冷汗、不穏の出現
5	感染性分泌物の健常肺への垂れ込みによる病変拡大の危険性が高いとき

（文献3より引用）

の患者がいわれています[3]。

急性呼吸障害の場合は体位変換中や終了直後に循環動態が不安定になる場合があります。そのため、モニタリングをしながら実施することになります。

中止基準は、ポジショニング中に、**表1**の変化が生じた場合は実施を中止し、背臥位へ戻します。

〈引用文献〉
1. 鰤岡直人,佐々木孝夫：臥床はなぜ呼吸に悪いのか.呼と循 1998；46(3)：253-259.
2. Alison B. Froese：Effects of Anesthesia and Paralysis on Diaphragmatic Mechanics in Man. Anesthesiology 1974；41(3)：242-255.
3. 千住秀明,眞渕敏,宮川哲夫 監修：呼吸理学療法標準手技.医学書院,東京,2008：104-109.
4. 神津玲：前傾側臥位が急性肺損傷および急性呼吸促迫症候群における肺酸素化能、体位変換時のスタッフの労力および合併症発症に及ぼす影響.人工呼吸 2009；26(2)：82-89.

ここをチェック！

1 体位変換を行っても大丈夫かどうか
- 腹臥位や前傾側臥位などへ体位変換を行う前に、「循環動態が安定しているか」「頭蓋内圧亢進はないか」「不安定な脊椎骨折や骨盤骨折はないか」を確認する。

2 ライン類の抜去は予防できるか
- ラインやドレーン類がどこに挿入されているか、ライン類がからんでいないか、十分な余裕はあるか確認する。

3 物品の準備はできているか
- 枕など、安楽な姿勢を保持するためのクッションをあらかじめ準備する。

4 実施して目的を達成できたか評価（聴診、呼吸器モニタリング）する

COLUMN

ARDSの新しい診断基準

ARDSは「先行する基礎疾患をもち、急性に発症した低酸素血症で、胸部X線写真上では両側性に肺野浸潤影を認め、かつ心原性の肺水腫が否定できるもの」と定義されています。肺の微小血管に好中球の浸潤と微小血栓を生じ、血管内皮障害による透過性亢進から、急性肺水腫像を呈する病態で、多臓器不全やDIC(disseminated intravascular coagulation:播種性血管内凝固症候群)をきたしやすい重篤な病態だといえます。

ARDSの原因はさまざまで、敗血症、重症肺炎、多発外傷など、多彩な基礎疾患に基づいて起こります（**表1**）。

2012年、これまで用いられていた診断基準が見直され、新たな基準が提唱されました（ベルリン定義：the Berlin Definition、**表2**）。これまでの診断基準との大きな違いを以下に示します。

- ALI（PaO_2/F_IO_2 [P/F] 200～300）という概念がなくなり、「軽症（mild）、中等症（moderate）、重症（severe）」という重症度分類となった。
- PEEPがかかっていることが必須となった。

表1 | ARDSの原因

肺由来 （直接的障害）	●肺炎（細菌性、ウイルス性、ニューモチスティス肺炎など） ●胃液誤嚥性肺炎 ●肺挫傷 ●脂肪塞栓 ●溺水 ●Inhalation Injury（気道損傷） ●再灌流による肺水腫（肺移植、肺血栓摘除後）
肺外性 （間接的障害）	●敗血症 ●重症外傷（ショックや大量輸血） ●人工心肺 ●薬物中毒 ●重症急性膵炎 ●輸血

表2 | 新しいARDSの診断基準（ベルリン定義）

発症時期	1週間以内（既知の臨床的侵襲もしくは呼吸器症状の出現・増悪から）
胸部画像所見	両肺野の陰影（胸水や無気肺、結節だけでは説明のつかないもの）
肺浮腫(水腫)の成因	呼吸不全（心不全や体液過剰だけでは説明のつかないもの） リスク因子がない場合は、静水圧性肺水腫を除外するために客観的評価（心エコーなど）を要する
酸素化	軽 症：200mmHg<P/F 300mmHg（PEEP/CPAP 5cmH$_2$O） 中等症：100mmHg<P/F 200mmHg（PEEP/CPAP 5cmH$_2$O） 重症：P/F 100mmHg（PEEP 5cmH$_2$O）

The ARDS Definition Task Force:Acute respiratory distress syndrome the Berlin Definition. JAMA. 2012;307:2526-2533. doi:10.1001/jama.2012.5669. より引用

PART3 人工呼吸器装着患者のケア

人工呼吸器装着中の栄養管理

谷口英喜、今井知子*

ここがポイント！

1 経腸栄養の投与前
- 全身状態や投与経路、栄養剤の取り扱い、経腸栄養ポンプの使用、チューブ留置の位置、投与体位、接続ルート、胃内残渣、カフ上部分泌物をチェックする。

2 経腸栄養の投与中
- 全身状態、腹部所見、口腔内逆流の有無をチェックする。

3 経腸栄養の投与後
- 全身状態、投与後の体位、チューブ閉塞予防の実施をチェックする。

　重症患者に対する栄養管理は、疾患に対する根本的な治療である薬物療法と同様に、治癒に大きな影響を与えます。

　2010年、日本呼吸療法医学会から『急性呼吸不全による人工呼吸患者の栄養管理ガイドライン』[1]が発表されました。このガイドラインは、これまでに発表された多くの科学的根拠に基づき作成されています。

　このガイドラインに基づき、人工呼吸管理を受けている患者（特に、ARDS [acute respiratory distress syndrome：急性呼吸窮迫症候群] 患者）の『栄養管理の考え方』と「正しい管理方法」を解説します。

投与経路の選択

　ARDSの患者に対する中心静脈栄養法（total parenteral nutrition：TPN）の適応範囲は狭く、経腸栄養療法（enteral nutrition：EN）が不可能な場合のみ選択します。ARDSの患者に適した栄養素は日本では経腸栄養療法によってしか投与することができないため、できるだけ経腸栄養療法による栄養管理を実施します。重症患者においては、**表1**のような理由などから経腸栄養療法が第一選択と考えられています。

　現在では、2002年に米国静脈経腸栄養学会（American Society for Parenteral and Enteral Nutrition：ASPEN）により発表された『栄養療法選択のガイドライン』（**図1**）[2]

表1 | 経腸栄養療法のメリット

- 消化管の構造と機能を維持できる。
- バクテリアルトランスロケーション（腸管粘膜のバリアが破壊され、菌が体内へ移行する現象）を抑制できる。
- 静脈栄養に比べコストが安く、合併症が少なく、血糖コントロールが良好である。

図1 | 栄養投与経路の選択

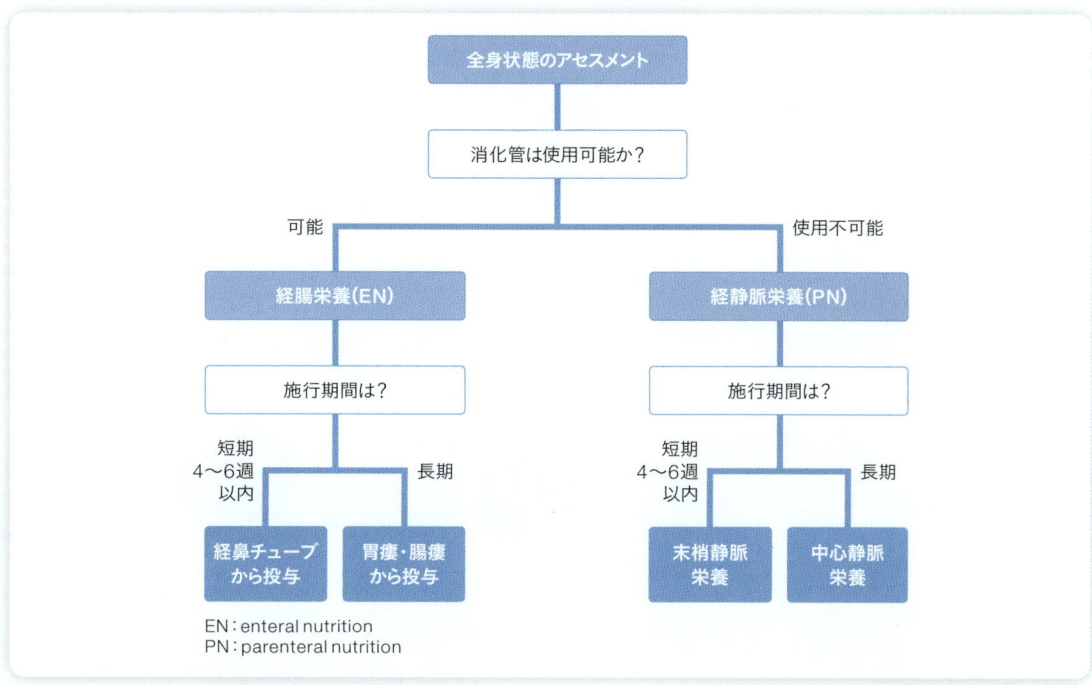

```
全身状態のアセスメント
        │
消化管は使用可能か？
   ┌────┴────┐
  可能      使用不可能
   │          │
経腸栄養(EN)  経静脈栄養(PN)
   │          │
施行期間は？   施行期間は？
 ┌─┴─┐      ┌─┴─┐
短期  長期   短期  長期
4～6週       4～6週
以内         以内
 │   │       │    │
経鼻  胃瘻・  末梢  中心
チューブ 腸瘻  静脈  静脈
から  から   栄養  栄養
投与  投与
```

EN：enteral nutrition
PN：parenteral nutrition

（文献2を参考に著者作成）

を参考にして、栄養投与経路の選択が行われています。

ARDS患者では、医師、看護師、臨床工学技士、理学療法士、管理栄養士など多職種から構成されるNST（nutrition support team：栄養サポートチーム）とRST（respiratory support team：呼吸サポートチーム）が協力して全身管理を実施することが望ましいと考えられています。

ARDS患者の経腸栄養を開始する時期

身体が侵襲を受けた後、消化管の中では小腸が最も早く動き出し（4～8時間）、その後に胃（24時間）、大腸（3～5日）の順に回復することが電気生理学的検査により明らかになりました[3]。

現在では、全身状態が落ち着いていれば腸蠕動音や排便・排ガスの確認がとれなくても、小腸と胃が機能している侵襲後24～48時間以内に経腸栄養を開始します。

経腸栄養剤（以下、栄養剤）の投与方法には何種類かあります（図2）。ここでは、最も簡単に利用できる経鼻胃管（以下、胃管）を利用した投与方法を例に解説します。

図2 | 経腸栄養剤の投与経路

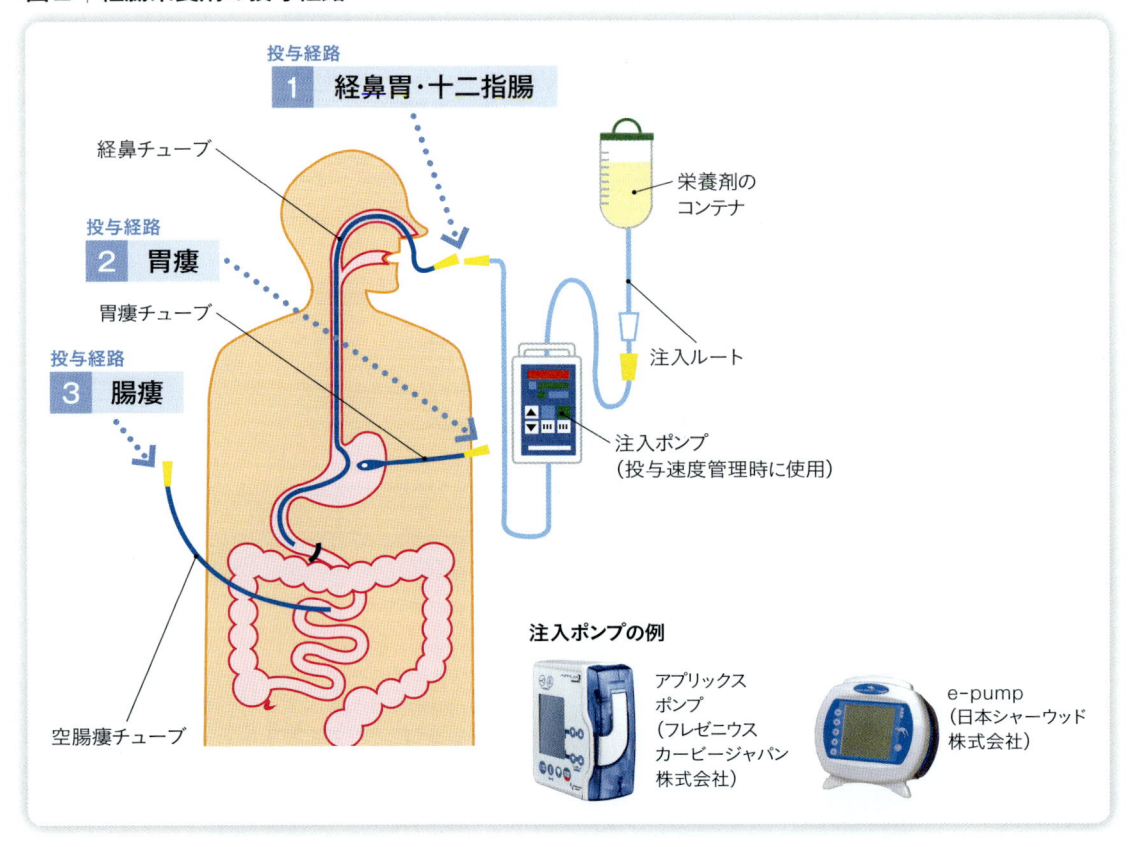

1 投与前に確認する項目

1）全身状態
経腸栄養開始前にはバイタルサインや諸検査に大きな変化がないことを確認します。

2）投与栄養剤の取り扱い
栄養剤は体内に入るものなので、水での希釈や不潔な容器に移すことで、汚染の原因になります。原則的には原液のまま、使い捨ての清潔な容器に入れて使用します。

また、温度が低いと下痢の原因に、温度が高いと細菌増殖の原因になるので、常温のまま使用します。

3）経腸栄養ポンプの接続
栄養剤の種類、投与速度、投与量などを指示内容と確認し、経腸栄養ポンプ（図2）を用いて少量持続注入から開始します。

4）胃管の位置（図3）
まず、挿入されている長さを確認し、その次に胃管の先端位置を確認します。挿入されている長さに差異が認められなくても、口腔内でとぐろを巻いていては、胃管が抜けている可能性があります。

確認には注射器（カテーテルチップ）を用いた空気注入による聴診が一般的ですが、胃液を吸引することでより安全性が増すことが報告されています。これにより内腔の開通も確認できます。

ARDSの患者では毎日、X線撮影が行われるため、その際に胃管の位置の確認も同時に行ってください。日本看護協会と米国クリテ

図3 | 胃管先端位置の確認方法

1 胃内注入音の聴取
- 注射器（カテーテルチップ）で空気を注入
- 聴診器を心窩部に当てて、注入音（ボコボコ音）を聴診器で確認

2 胃内容物の吸引
- 注射器を胃管に接続し、胃内容物を吸引
- 吸引物の性状を確認（胃液が引けるかどうか？）

3 X線撮影による確認
- X線不透過性のラインがついた胃管使用時は、解剖学的な位置の確認が可能

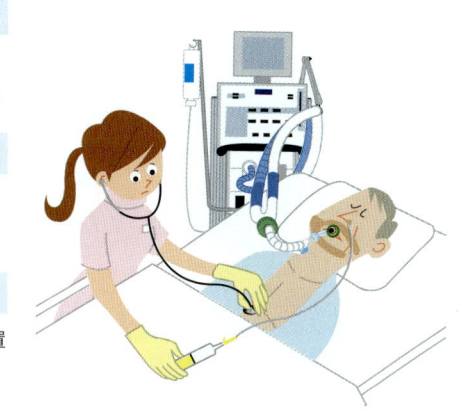

注意！
誤って気管内に挿入されたまま経腸栄養剤が注入されてしまうと、致命的になる

ィカルケア看護協会は、胃管挿入と入れ替え時の胃管先端位置は、X線撮影による確認を推奨しています。

5）投与時の体位

看護師は、頭側挙上による循環動態への影響や、仙骨部への加重による褥瘡の発生を懸念する傾向があり、実際は指示どおりの体位がとれていないことが多く認められます。

しかし、経腸栄養投与中の体位は、誤嚥を予防する目的で、禁忌がない限り上半身を30～45度挙上するセミファーラー位（**図4**）が基本です。

6）接続ルート

栄養剤と胃管を接続する際、誤接続による血管内投与は絶対にしてはいけません。

7）残渣の量・状態

投与前に胃管内を吸引し、残渣があれば除去して、その量を記録しておきます。特にARDSの患者では、ステロイド製剤が長期間

図4 | 経腸栄養投与中の体位：セミファーラー位

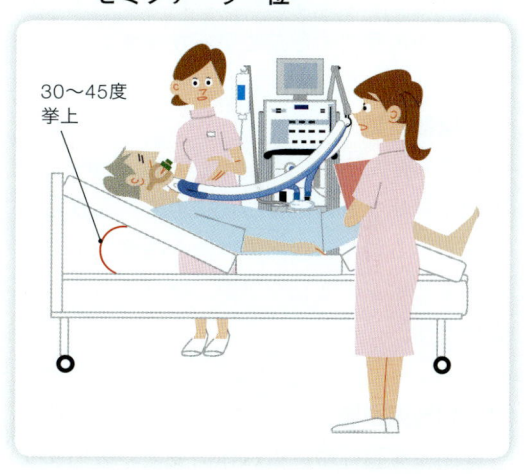

30～45度挙上

投与されていることもあるので、残渣の血液を観察し、消化性潰瘍の発生に早期に気づくことが可能です。

2 投与中に確認する項目

1）全身状態

経腸栄養が開始されたら、バイタルサインなどの変化に注意します（**表1**）。

図5 | 経腸栄養療法中のトラブル対処手順

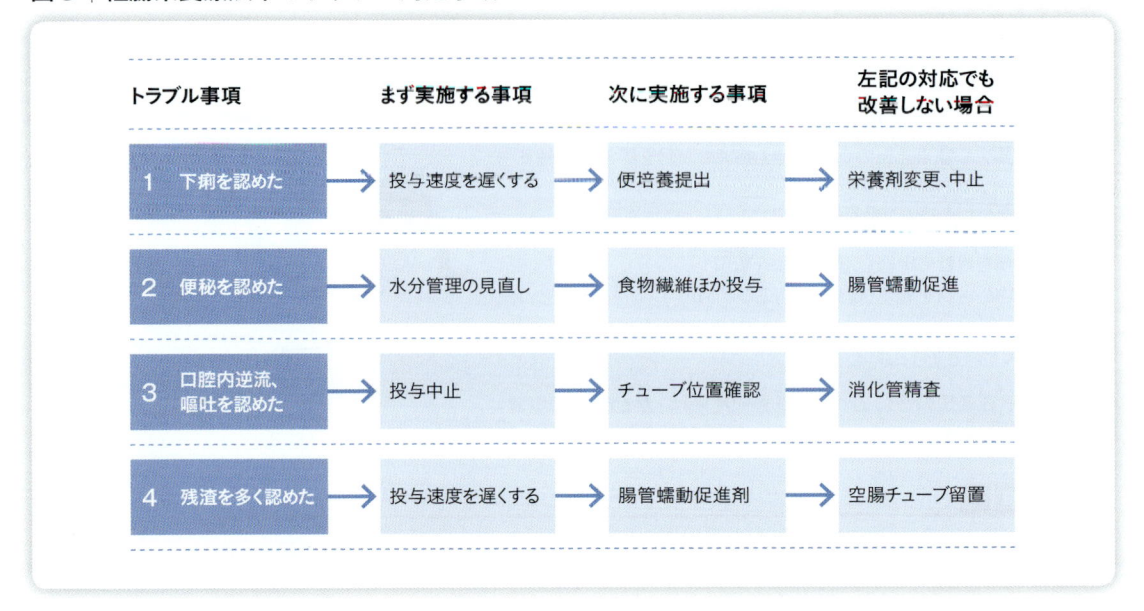

トラブル事項	まず実施する事項	次に実施する事項	左記の対応でも改善しない場合
1 下痢を認めた	投与速度を遅くする	便培養提出	栄養剤変更、中止
2 便秘を認めた	水分管理の見直し	食物繊維ほか投与	腸管蠕動促進
3 口腔内逆流、嘔吐を認めた	投与中止	チューブ位置確認	消化管精査
4 残渣を多く認めた	投与速度を遅くする	腸管蠕動促進剤	空腸チューブ留置

　鎮静されている患者では、腹痛や吐き気を訴えることができないので、異常をバイタルサインから察知する必要があります。

2）腹部所見

　経腸栄養投与中に最も頻度の高い合併症は、下痢や嘔吐などの消化器症状です。これらの症状が出る前に、腹部の膨満や腹痛によるバイタルサインの変化を早期に発見することが大切です。

3）口腔内逆流

　経腸栄養投与中でも、体位変換、吸引による咳嗽反射、および口腔ケアなどにより、胃管の留置位置がずれる可能性もあります。そのため、このような処置の際には、そのたびに口腔内を確認して栄養剤の逆流がないことを確認してください。
　特にARDSの患者では、誤嚥は致命的です。カフ上部に吸引口がある気管チューブを使用し、カフ上部の貯留液の性状を定期的に観察します。

経腸栄養中のトラブル対処法（図5）

1 投与中に確認する項目

1）下痢を認めた

　バイタルサインに大きな変化がなければ、すぐに投与を中止する必要はありません。
　まず、栄養剤の投与速度をそれまでの半分程度のスピードに遅くします。下痢がコントロールできるまで、投与速度を遅くする必要があります。そして、下痢を呈した便を細菌培養に提出して腸管感染を精査します。栄養剤の投与中止は最終手段です。

2）便秘を認めた

　ARDSの患者では、経腸栄養投与中の便秘がよく起こります。ストレス下に置かれ、場合によっては鎮痛・鎮静薬も使用されている患者は、腸管の蠕動運動が抑制されています。また、栄養剤は高浸透圧の製剤が多く、水分含有量も少ないために水分不足になります。
　食物繊維や乳酸菌の併用とともに、十分な

表2 | 経腸栄養投与とバイタルサインなど

バイタルサイン	変化	疑われる病態	確認事項	対応
心拍数・血圧	増加	消化器への負担	腹部症状	投与速度を遅らせる
			便の性状	
	低下	腹部膨満による迷走神経反射	腹部症状	投与中止
呼吸数	増加	消化器への負担	腹部症状	投与速度を遅らせる
			便の性状	
酸素飽和度（SpO₂）	低下	誤嚥	口腔内逆流	投与中止
発汗量	増加	空腸投与ならダンピング*	血糖値測定	血糖値による
意識レベル	低下	糖尿病患者なら高血糖	血糖値測定	血糖値による

*ダンピング＝経腸栄養投与後に発汗、徐脈、腹痛などを起こす状況。直後には高炭水化物投与による影響、数時間して低血糖による影響として現れる。

水分管理ができているかを再検討する必要もあります。

3）口腔内逆流、嘔吐を認めた

このときは下痢と異なり、栄養剤の投与はすぐに中止にします。胃管の留置位置が浅くなり、食道内投与になっている場合には、誤嚥の危険性があるからです。すぐに胃管の留置位置を再確認して、位置を直します。また、位置に異常が認められなければ、腸管の精査をする必要があります。

4）残渣を多く認めた

ARDSの患者では絶食期間が長いために、栄養剤の投与量に対して腸管の消化吸収機能が適応できていない可能性があります。投与速度を遅くしたり、薬剤を併用したりして、腸管機能を回復させる工夫をします。

200〜250mL以上の胃内残量が確認されるケースには、消化管蠕動促進剤を積極的に用いること、空腸チューブの留置を検討することが推奨されています。

2 投与後に確認する項目

1）投与後の体位

投与後30分間は、座位またはセミファーラー位を保ちます。

2）全身状態

バイタルサインなどに変化がないか（**表2**）、腹部膨満および口腔内への逆流がないかを確認します。気管カフ上部に吸引口があれば、貯留物を吸引して量と性状を観察します。

3）閉塞予防

胃管の内腔は細く、全長は長いために、内腔は常に閉塞しやすいのです。特に、栄養剤や薬剤の投与後は閉塞をきたしやすいため、蒸留水や微温湯20〜30mLをゆっくりフラッシュします。

ARDS患者に適した経腸栄養剤の選択

栄養剤は、すでに消化されている栄養素からできている「消化態栄養剤」と、ある程度は体内での消化が必要な「半消化態栄養剤」の2種類に大別できます（**表3**）。

現在、集中治療患者に対して経腸栄養を行う場合は、開始時から半消化態栄養剤を使用することが推奨されています。

栄養剤も薬剤と同様に、病態に応じて使い分けて投与します（**表4**）。

特に、ARDSの患者に対しては、「n-3系脂肪酸（eicosapenntaenoic acid：EPA、エイ

表3 | 経腸栄養剤の分類と特徴

区分		消化態栄養剤 ●ツインライン® ●エンテミール など	半消化態栄養剤 ●エンシュア®リキッド ●ラコール® など
主原料	蛋白	アミノ酸、ペプチド	蛋白、カゼイン
	糖質	デキストリン	デキストリン、パラチノース
	脂質	大豆油、米油、サフラワー油、コーン油	
その他の成分	食物繊維	なし	含有製品あり
	微量元素、ビタミン	含有	含有
特徴	脂質含有量	きわめて少ない	やや少ない
	消化液、酵素	必要ない	必要あり
	浸透圧	高い	それほど高くない
	下痢	起こしやすい	起こしにくい
	チューブ閉塞	起こしにくい	起こしやすい
	残渣(便)	ほとんどない	ある
	消化酵素	必要ない	必要あり

表4 | 病態に応じた経腸栄養剤

適する病態	特徴	製品名	メーカー
ARDS/ALI	n-3系脂肪酸(EPA)、γリノレン酸、抗酸化物質を強化	オキシーパ®	アボットジャパン株式会社
血糖コントロール不良(糖尿病)	糖質の含有量を抑え、脂質の含有量を増加	グルセルナ®-Ex	アボットジャパン株式会社
	糖質の成分はパラチノースが主体	明治インスロー	株式会社 明治
高二酸化炭素血症(呼吸器疾患)	呼吸商を低めにし、水分負荷も軽減した	プルモケア®-Ex	アボットジャパン株式会社
肝性脳症	Fisher比を上げ、分岐鎖アミノ酸の比率を上げた	アミノレバン®EN配合散※	大塚製薬株式会社
		ヘパンED®配合内用剤※	味の素製薬株式会社
腎機能低下症	窒素・K・Pの含有を減らし、水分負荷を軽減した	明治リーナレンLP	株式会社 明治
バクテリアルトランスロケーション	グルタミン(G)、水溶性ファイバー(F)、オリゴ糖(O)を含有	GFO®	株式会社大塚製薬工場
微量栄養素不足	銅・亜鉛・マンガン・セレンを強化	ブイ・クレス	ニュートリー株式会社
がんに誘発される諸症状	n-3系脂肪酸(EPA)、抗酸化物質を強化、高タンパク質	プロシュア®	アボットジャパン株式会社
腸内環境不良、下痢・便秘	乳酸菌発酵成分配合・プロバイオティクス技術応用	明治YHフローレ	株式会社 明治
炎症	n-3系脂肪酸、抗酸化物質を強化	ラコール®※ アノム®	株式会社大塚製薬工場

※=医薬品
注)栄養剤(食品扱い)は原則的には効能を明記できないが、著者の判断で、読者が理解しやすいように"適する病態"を明記した

コサペンタエン酸)」「γリノレン酸(gamma linoleic acid；GLA)」「抗酸化物質」を強化した栄養剤の使用が推奨されています。これまでの研究結果から、酸素化能の改善や抗炎

図6 | 肺胞の炎症を、EPAとGLAが改善するイメージ

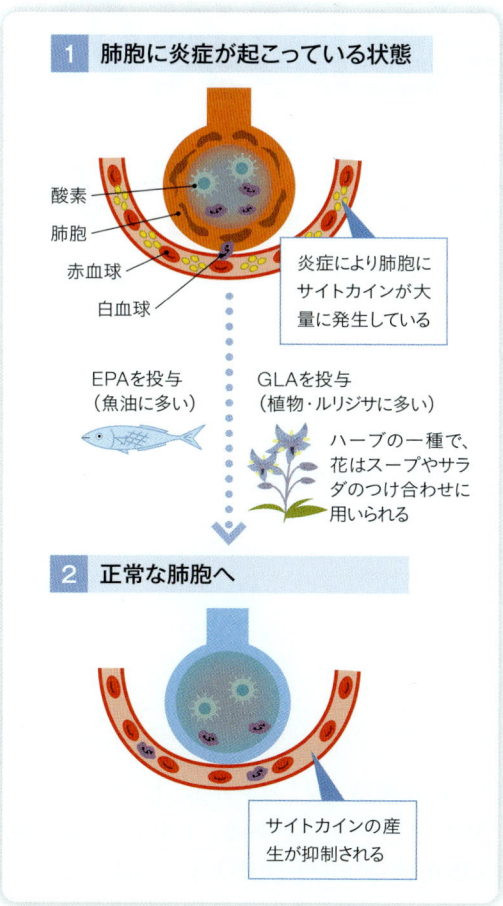

1 肺胞に炎症が起こっている状態

- 酸素
- 肺胞
- 赤血球
- 白血球

炎症により肺胞にサイトカインが大量に発生している

EPAを投与（魚油に多い）
GLAを投与（植物・ルリジサに多い）

ハーブの一種で、花はスープやサラダのつけ合わせに用いられる

2 正常な肺胞へ

サイトカインの産生が抑制される

症作用が認められています（図6）。ARDSの患者に対する栄養療法は肺保護戦略と並ぶ科学的根拠に基づいた治療法といえます[4]。

ARDS患者に使用する経腸栄養のポイントを以下にまとめます。

①抗炎症作用をもつ栄養剤の使用（n-3系脂肪酸、GLA、抗酸化物質）
②栄養剤の水分過剰を回避する（1.5kcal/mLの製剤の使用）
③呼吸商が低い栄養剤の使用（脂肪が多く、二酸化炭素の産生が少ない）

経腸栄養剤の投与も治療であり、全身管理の一環です。経腸栄養法の成否は、看護師の経腸栄養に関する知識にも左右されます。

〈引用文献〉
1. 日本呼吸療法医学会栄養管理ガイドライン作成委員会：急性呼吸不全による人工呼吸患者の栄養管理ガイドライン．人工呼吸 2010；27：75-118.http://square.umin.ac.jp/jrcm/pdf/eiyouguidline.pdf
2. McClave SA,et al.：Guidelines for the Provision and Assessment of Nutrition Support Therapy in the Adult Critically Ill Patient：Society of Critical Care Medicine (SCCM) and American Society for Parenteral and Enteral Nutrition (ASPEN).J Parenter Enteral Nutr. 2009；33：277-316.
3. Waldhausen JH,et al.：Gastrointestinal myoelectric and clinical patterns of recovery after laparotomy.Ann Surg.1990；211：777-784.
4. Pontes-Arruda A,A et al.：Effects of enteral feeding with eicosapentaenoic aicd,gamma-linolenic acid,and antioxidants in mechanically ventilated patients with severe sepsis and septic shock.Crit Care Med.2006；34：2325-2333.

〈参考文献〉
1. Heyland D, et al.：Canadian Clinical Practice Guidelines for Nutrition Support in Mechanically Ventilated,Critically Ill Adult Patients. J Parenter Enteral Nutr.2003；27：355-373.

PART3　人工呼吸器装着患者のケア

人工呼吸器関連肺炎の重要性とVAPバンドル

宇都宮明美

ここがポイント！

1 VAPの重要性を認識する
- VAPの診断は難しく、一度VAPを発症してしまうと治療が困難で致死率も高い。そのため、VAP発症を防ぐことが第一義的である。

2 VAPバンドルの考え方を取り入れる
- VAP予防のためには、さまざまな対策を単独ではなく包括的に行う「バンドル（束）」という考え方が重要である。

3 口腔ケア、早期離床もVAP予防に重要
- 人工呼吸器関連のバンドルとしては米国のIHIの「人工呼吸器バンドル」、日本集中治療医学会の「人工呼吸器関連肺炎予防バンドル」（VAPバンドル）がある。IHIの人工呼吸器バンドルに挙げられている口腔ケアやERAS*の早期離床はVAP予防策として有用である。

- 人工呼吸器関連肺炎（ventilator-associated pneumonia：VAP）
気管挿管、人工呼吸器装着前には肺炎を発症しておらず、人工呼吸器装着後48時間以降に発症した肺炎

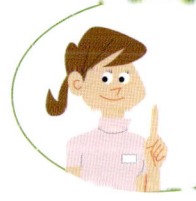

人工呼吸器や気管チューブの使用により汚染物の発生、汚染物や分泌物の気道への誤嚥などが生じ、肺炎が発症しやすくなると考えられている

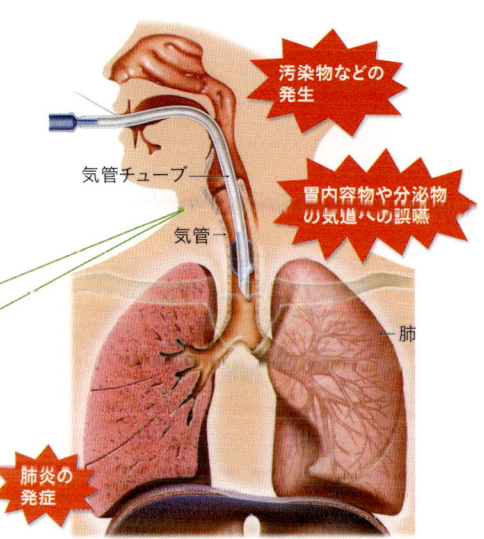

気管チューブ
気管
肺

汚染物などの発生
胃内容物や分泌物の気道への誤嚥
肺炎の発症

Illustration・Hirohito Murakami

＊ERAS（イーラス）p.127参照

表1 | IHI（医療の質改善研究所）の人工呼吸器バンドル

- Elevation of Head of the Bed（頭部挙上）
- Daily "Sedation Vacation" and Assessment of Readiness to Extubate
  （毎日鎮静を中断し、抜管の可能性を検討する）
- Peptic Ulcer Disease Prophylaxis（消化性潰瘍予防）
- Deep Venous Thrombosis Prophylaxis（深部静脈血栓症予防）
- Daily Oral Care with Chlorthexidine（クロルヘキシジンによる毎日の口腔ケア）

（注）本邦では口腔内へのクロルヘキシジン使用は禁忌になっている（日本人はショックが起こりやすい）

表2 | VAPバンドル（日本集中治療医学会 2010改訂版）

1. 手指衛生を確実に実施する
2. 人工呼吸器回路を頻回に交換しない
3. 適切な鎮静・鎮痛を図る。特に、過鎮静を避ける
4. 人工呼吸器からの離脱ができるかどうか、毎日評価する
5. 人工呼吸中の患者を仰臥位で管理しない

人工呼吸器関連肺炎（ventilator-associated pneumonia：VAP）は「気管挿管による人工呼吸器開始48時間以降に発症する肺炎」[1]と定義されています。つまり、気管挿管前や人工呼吸器装着前には肺炎がないことが条件になります。

VAPの発症率は、サーベイランス方法によっても異なりますが、全気管挿管患者の9～27%と言われており[2]、頻度の高い院内感染のうちの1つです。また、VAPは人工呼吸期間やICU入室期間の延長、入院費の増加に関連すると言われ、人工呼吸器患者の院内死亡率はVAPを発症していない場合は32%、発症した場合は46%になるといわれています[3]。

人工呼吸器を装着する患者は集中治療を必要とする病態であり、その患者がVAPを発症してしまうと、さらに病態を悪化させ、原疾患の治療を困難にします。そのため、VAPを発症しないということに医療者は留意する必要があります。

「VAPバンドル」とは何か

VAP予防策は、包括的に適用されることで効果を発揮するといわれています。この「包括的な予防策」のことを「バンドル（bundle）」といっています。バンドルとは「束」のことであり、複数の対策を一緒に実施してこそ、その効果が期待できるものです。

人工呼吸器関連のバンドルとしては、米国の「医療の質改善研究所（Institute for Healthcare Improvement：IHI）」の提唱する「人工呼吸器バンドル」（**表1**）と2010年に日本集中治療医学会が改訂した「人工呼吸器関連肺炎予防バンドル（VAPバンドル）」（**表2**）が代表的なものです。

IHIの推奨する人工呼吸器バンドルは、消化性潰瘍治療薬の投与や深部静脈血栓予防といった、VAPだけでなく、人工呼吸器に関連した有害事象を予防することに主眼が置かれています。一方、日本集中治療医学会の「VAPバンドル」では、項目1、2、5、は

図1｜手指衛生の確実な実施

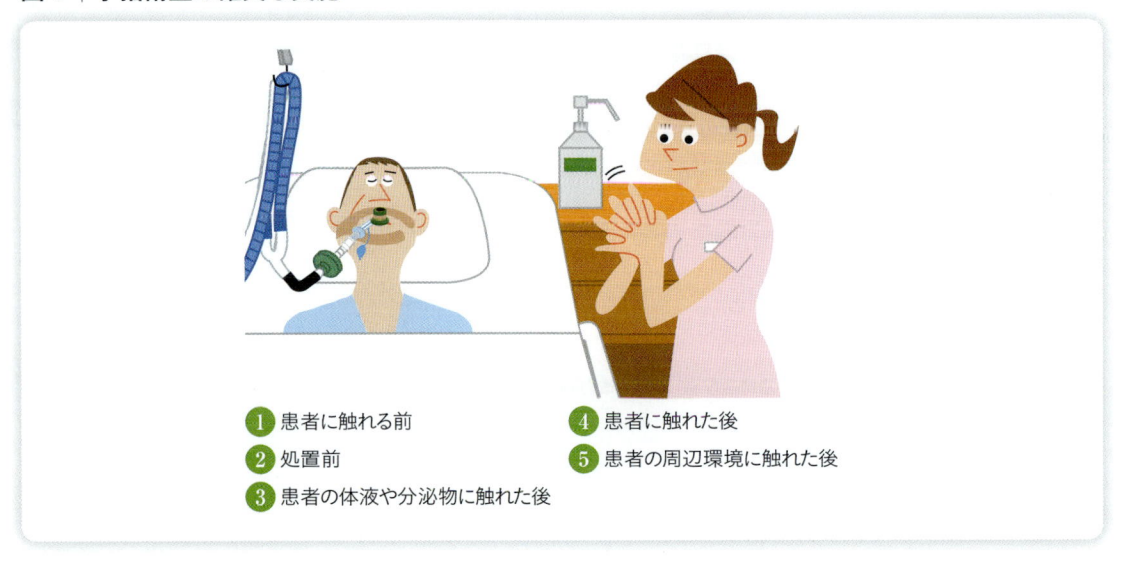

1. 患者に触れる前
2. 処置前
3. 患者の体液や分泌物に触れた後
4. 患者に触れた後
5. 患者の周辺環境に触れた後

　直接VAPを予防するために、3、4は人工呼吸器装着期間を短縮することで人工呼吸の延長によるVAPの発生を間接的に予防することの2つの側面に主眼が置かれています。

　ここでは、日本集中治療医学会のVAPバンドル[4]を見ていきましょう。

日本集中治療医学会 VAPバンドル

1 手指衛生を確実に実施する（図1）

　手洗いのタイミングを5つ（①患者に触れる前、②処置前、③患者の体液や分泌物などに触れた後、④患者に触れた後、⑤患者の周辺環境に触れた後）提示し、その徹底を促しています。従来の石けんと流水による手洗いを有効としたエビデンスの多くは30～60秒かけた手洗いですが、実際の医療従事者の平均手洗い時間は6.6～24秒という報告[5]からも、十分な時間をかけた手洗いが必要といえます。ベッドサイドにおける擦式消毒用アルコール製剤の使用では、流水下の手洗いの4分の1の時間に短縮されるため、ベッドサイドでのアルコール製剤の使用が推奨されます。

2 呼吸器回路を頻回に交換しない

　定期的な人工呼吸器回路交換を7日間ごとと2日間ごとに行った群を比較したシステマティックレビューによると、2日間ごとの交換群が7日間ごとの交換群に比べてVAP発生率が高くなることが明らかになっています[6]。このことから頻回かつ定期的な回路交換は、VAP発生リスクを高めるとされています。これは、回路を解放させることによる回路内腔を通じた下気道汚染の影響と考えられています。

　しかし、1週間以上継続使用した場合にVAPが増加するというデータはなく、どの程度の期間使用できるかは明らかになっていません。したがって、現在のところ、感染管理目的での7日未満の定期的回路交換は勧められません。ただし、目に見える汚染、機械的損傷を認めた場合は回路交換を行います。この場合も、人工鼻の交換以外は回路の一部を交換するのではなく、人工呼吸器と回路をセットしたものを交換することを推奨します。

図2｜ウィーニングの可否を常にチェック

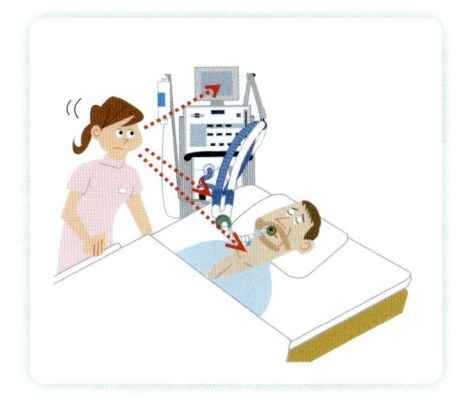

図3｜誤嚥防止のための体位

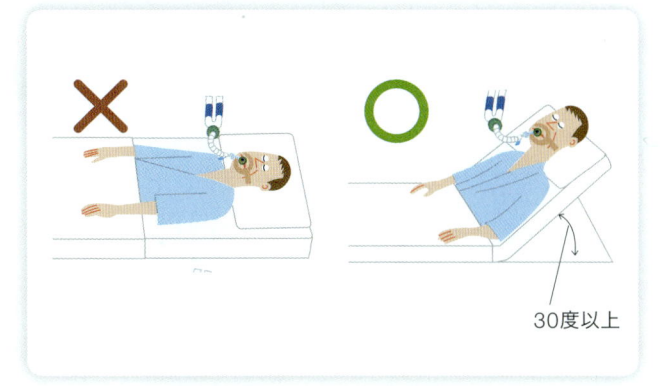

30度以上

3 適切な鎮痛・鎮静を図る。特に、過鎮静を避ける

　鎮静・鎮痛のレベル判定には、ツールの使用が有効です。鎮静判定のツールにはRichmond Agitation-Sedation Scale（RASS）（p.106参照）が使用者間でも差がなく使用しやすいとされています。鎮痛判定としては、急性期疼痛判定に関するツールの有用性は明らかではありません。

　2002年にSCCM（Society of Critical Care Medicine：米国集中治療会議）により発表された『成人における鎮痛・鎮静薬のクリニカルプラクティスガイドライン』[7]では、患者の状態に応じた鎮静・鎮痛の目標を設定することを推奨しています。鎮静の中断時には、不安、興奮、痛み、呼吸数、静脈血酸素飽和度、呼吸パターン、不整脈の出現の有無についてモニタリングを行います。

4 人工呼吸器からの離脱ができるかどうか、毎日評価する（図2）

　人工呼吸器からの離脱ができるかどうか評価する標準的な方法にSBT（spontaneous breathing trial：自発呼吸トライアル）があります。SBTとは、原疾患が改善し、バイタルサインや酸素化などの客観的指標の基準を満たした時点で、30〜120分を超えない時間でTチューブもしくは低レベルのPSV＋PEEP（PSV 5〜7 cmH$_2$O、PEEP 5 cmH$_2$O）を行う試験で、客観的な指標を中心とした一定の中止基準にならなければ抜管を考慮します。

　もし中止基準を満たせば、元の条件に戻して翌日に再評価します。2011年の人工呼吸離脱プロトコルについてのシステマティックレビューでは、SBTを中心とした離脱プロトコルでは、人工呼吸器装着期間を25％、入院期間を10％、離脱期間を78％短縮させるといわれています[8]。各施設でのSBTを含めたプロトコルの作成が望まれます。

5 人工呼吸器患者を仰臥位で管理しない（図3）

　これは、誤嚥防止対策にほかなりません。頭部を30度以上挙上し、経管栄養剤の注入に関しては、幽門輪を超えて十二指腸あるいは小腸内に栄養チューブの先端を置くことで、胃内容物の逆流を防止します。

口腔ケア・早期離床の重要性

　VAPの発症を予防するには、人工呼吸器からの早期離脱が有用です。近年、ERAS（enhanced recovery after surgery：術後回復強化）やfastrack（術後早期回復のためのプ

ロトコール）など多職種が幅広い視点で患者ケアに参画する早期回復プログラムが推奨されています。この視点からVAP予防を考えると口腔内の清浄度を高める口腔ケアと換気容量の増加や呼吸筋の回復をめざした早期離床は、VAP予防には必要なケアといえます。しかしながら、口腔ケアや早期離床のVAP予防効果を示すデータが示されていないため、今後のデータ集積が望まれます。

VAP対策の課題

VAP対策において重要なのは、以下の5つの項目です。
①有効な予防策を知る
②個々の現場での現状を評価する
③効果的な予防策を包括的に実施する
④予防を普及するための教育を行う
⑤客観的に評価する
⑥評価したことをフィードバックし、次のアクションへとつなげていく

1 サーベイランスを行う

上記の項目の②、⑤のためには、サーベイランスの実施が必要です。VAP予防に取り組んでいる、または口腔ケア・早期離床に取り組んでいる施設で、どの程度の施設がサーベイランスに取り組んでいるでしょうか。ICTや感染管理認定看護師が存在する施設も増えてきています。そのような人的・物的資源を活用し、ただやみくもにケアするのではなく、自施設の取り組むべき課題を明確にして、そのデータをベンチマーク（指標と目標数値）とすることも必要です。

2 看護師のリーダーシップで包括的ケアを実現

各施設で口腔ケアや早期離床に取り組んでいても、施設間に技術や方法に差があり、エビデンスを示したくても介入方法にばらつきがあり調査できないのが現状です。多施設で可能なスタンダードなケアを提示し、データ集積していくことも必要です。適切な予防策の実施は、質の高い医療の提供につながります。看護師が行うVAP予防には、知識や技術の習得のみならず、包括的に実施するという強いリーダーシップ能力も必要であると考えます。

〈文献〉
1. 相馬一亥：オーバービュー定義と疫学.危険因子,志馬伸朗編,人工呼吸器関連肺炎のすべて,南江堂,東京,2010.
2. American Thoracic Society；Infectious Diseases Society of America. Guidelines for the management of adults with hospital-acquired, ventilator-associated, and healthcare-associated pneumonia, Am J Respir Crit Care Med 2005；171(4)：388-416.
3. Ibrahim EH, Tracy L, Hill C, et al：The occurrence of ventilator-associated pneumonia in a community hospital：risk factors and clinical outcomes, Chest 2001；120(2)：555-561.
4. 日本集中治療医学会ICU機能評価委員会：人工呼吸器関連肺炎予防バンドル2010改訂版、日本集中治療医学会ホームページに掲載.
5. Boyce JM, Pittet D：Guideline for Hand hygiene in Healthcare Setting：Recommendations of Healthcare infection Control Practices Committee and the HICPAC/SHEA/APIC/IDSA Hand Hygiene Task Foece. Infect Control Hosp Epodemiol 2002；23：S21.
6. Han J, Liu Y：Effect of ventilator circuit changes on ventilator-associated pneumonia：a systematic review and meta-analysis, Respir Care 2010；55(4)：467-474.
7. Jacobi J, Fraser GL, Coursin DB, et al：Clinical practice guidelines for the sustained use of sedatives and analgesics in the critically ill adult, Crit Care Med 2002；30(1)：119-141.
8. Blackwood B, Alderdice F, Burns K, et al：Use of weaning protocols for reducing duration of mechanical ventilation in critically ill adult patients：Cochrane systematic review and meta-analysis, BMJ 342：c7237, doi：10.1136/bmj.c7237, 2011.

ここをチェック！

1 VAP予防のためのさまざまなケアを"バンドル"で行っているか
- 日本集中治療医学会の「VAPバンドル」では、①手指衛生を確実に実施する、②人工呼吸器回路を頻回に交換しない、③適切な鎮静・鎮痛を図る。特に、過鎮静を避ける、④人工呼吸器からの離脱ができるかどうか、毎日評価する、⑤人工呼吸中の患者を仰臥位で管理しない、の5つを"束"のように一緒に行う。

2 口腔ケア・早期離床を進めているか
- VAPの発症を予防するには、効果的な口腔ケアや人工呼吸器からの早期離脱が有用であると思われる。

COLUMN

早期離床とモビライゼーション

モビライゼーションは、身体を動かすこと全般（手足を動かす、身体を起こす、立ち上がる、歩く、など）を意味します。治療的役割に加え、今後のADLやQOL向上に向けた介入の第一歩となりうる大切な行為です。呼吸器合併症を予防するための呼吸ケアの1つとして、人工呼吸器管理下であっても積極的に行われています。

モビライゼーションを行う際は、開始時期を逃さないことが重要です。医師や理学療法士と協働して患者状態を十分にアセスメントし、原疾患の改善、血行動態や全身状態の安定・改善が得られたら、早期に開始します。

通常、関節可動域訓練や四肢のストレッチから開始し、受動座位、端座位（または車椅子移乗）、立位、歩行へと段階的に進めていくのが一般的です。体力が低下している患者が多いため、原則「低強度・高頻度」で実施します。

実施時には、自覚症状の出現（呼吸困難、疲労感など）、SpO₂低下などに注意が必要です。これらの症状が出現した場合には、酸素流量や吸入気酸素濃度の調整が必要になることもあります。

表｜モビライゼーション実施の安全圏

心拍数	洞調律、予測最大心拍数の85%以下
呼吸数	16～30回/分
呼吸パターン	同期的、過度の努力性呼吸なし
血圧	運動強度の増加に伴い増加するが200/100mmHg以下
酸素飽和度（SpO₂）	90%以上
自覚症状	中等度の息切れ（修正Borg scaleで4以下）・コントロールできる息切れ以内 狭心症状がない めまいや吐き気・チアノーゼ・強い痛み・不快感・不安感がない

眞渕敏：呼吸理学療法の手技．兵庫医科大学呼吸リハビリテーション研究会編, 最新包括的呼吸リハビリテーション, メディカ出版, 大阪, 2003：244-249より一部改変引用．

PART3　人工呼吸器装着患者のケア

VAP予防のための口腔ケアの実際の進め方

西山実希、長　周平

ここがポイント！

1 VAP予防のための口腔ケアの重要性を知る
- 口腔ケアは集中治療の場では日常的に行われているケアで、VAP予防のためだけでなく、摂食・嚥下機能維持のためにも重要である。

2 患者の個別性に応じた口腔ケアのメニュー
- 患者の口腔アセスメントを確実に行うことによって、患者の個別性に応じて、「スタンダード口腔ケア」「オプショナル口腔ケア」「プリベンション口腔ケア」を行う。

3 基本はスタンダード手技。個々の問題に応じたオプショナルケアも重要
- スタンダードな口腔ケアの手技としては、①口腔ケアを行うときの体位、②カフ上部からの吸引、③カフ圧の確認、④ブラッシング・洗浄・保湿などに注意する。さらにさまざまな問題に応じたオプショナルな対応が必要となる。

　口腔ケアは、VAP（ventilator-associated pneumonia；人工呼吸器関連肺炎）予防や、摂食・嚥下機能維持などの観点からも重要なケアとされており、集中治療の現場では日常的に行われているケアの一つです。特に、口腔ケアを行うことによって口腔内細菌数を減少させ、気道内へ垂れ込む（誤嚥）菌数を減らすことでVAP発症を予防できる[1]といわれています。

　兵庫医科大学病院ICUでは、「口腔アセスメント」「スタンダード口腔ケア」「オプショナル口腔ケア」「プリベンション口腔ケア」の4つの柱を中心にして、口腔ケアを行っています。

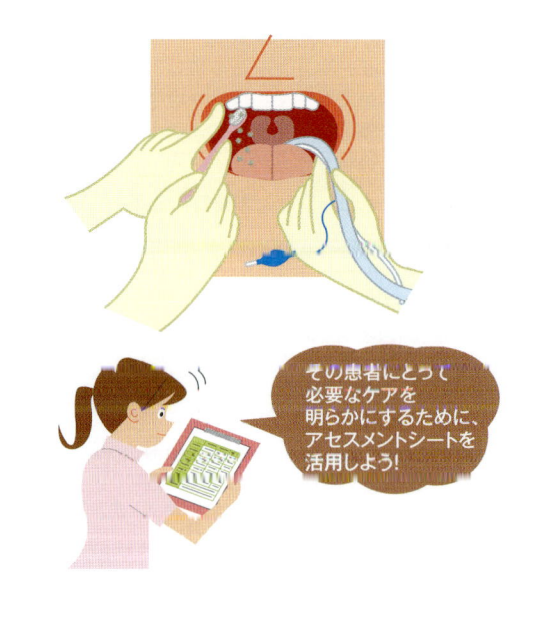

その患者にとって必要なケアを明らかにするために、アセスメントシートを活用しよう！

口腔アセスメント

　口腔ケアは、VAP予防という観点からとても重要なケアです。しかし、すべての患者に同じケアを行えばよいというわけではなく、その患者にとって必要なケアを行うことに意味があります。

　そのために、当院ICUでは「口腔アセスメントシート」（図1）を作成し、各問題に応じた介入を行っています。口腔内乾燥、出血、舌苔、口腔内潰瘍・口内炎などは口腔内の細菌繁殖を促進し、VAPの発生に大きく関与する[2]とされているため、口腔アセスメントシートではこれらの項目を網羅するようにしています。

スタンダード口腔ケア

　口腔ケアは手順を確立し、看護師間の技術差をなくすことが重要です。当ICUでは看護師間の技術差が解消できるよう、「スタンダードケアプラン」（図2）を作成し、活用しています。

1 口腔ケアを行うときの体位

　誤嚥を予防するためにも、仰臥位頸部前屈位がよいとされています。このとき、患者にとって安楽な体位で行うことは当然ですが、ケアを行う看護師にとっても安楽で視野が確保できる体位でなければなりません。そのためには、ベッドの高さを調整したり、ヘッドランプをつけ口腔内が観察しやすいようにするなどの工夫が必要です。

2 カフ上部からの吸引

　患者の体位を整えたら、「カフ上→鼻腔→口腔→気管」の順で吸引を行います（図3）。これは、カフと気管の間にできるわずかな隙間から分泌物が垂れ込むことを予防する目的で行います。

3 カフ圧の確認

　次に、カフ圧の確認を行います。口腔ケア時のカフ圧は、25〜30cmH$_2$Oで管理します（図4）。これは、気管壁の灌流圧が動脈系で34〜48cmH$_2$Oであることを考慮しています。

　カフ上部吸引が可能なチューブを使用している場合は、カフ圧を少し上げることもありますが、カフ上部吸引ができないチューブの場合は、一過性にカフ圧を上げたとしても、カフ上部にたまった分泌物を取り除かなければ気管に流入してしまうことに変わりはないため、あえてカフ圧は上げません。

　ここまでの準備が整った段階で固定テープを剥がし、もう一度口腔アセスメントシート（図1、p.132）に沿って口腔内のアセスメントを行います。

4 ブラッシング・洗浄・保湿

　歯ブラシを用いてブラッシングを行います（図5）。口腔内細菌がVAP発生に大きく関与することは先ほど述べましたが、口腔内細菌は強い付着能力やバイオフィルムを形成するため、洗口液にどのような消毒薬を用いてもそのままでは効果がなく、歯ブラシなどの機械的な力で擦り取る以外の方法では除去できない[3]とされています。そのため、ブラッシングを行うことはとても重要です。

　ブラッシング後は、100〜300mL程度の水道水で洗浄します（図6）。ブラッシングによって、口腔内には擦り取られた口腔内細菌が付着しています。それらの誤嚥を予防するためにも、十分な量の水道水で洗浄し、吸引します。

　最後に、乾燥はVAP発生のリスクを高め
（→p.134）

VAP予防のための口腔ケアの実際の進め方　131

図1｜口腔アセスメントシート（兵庫医科大学病院ICU）

氏名		年　　月　　日	
	0	**1**	**2**
乾燥	乾燥なし（口唇・舌・口腔粘膜）	口唇に亀裂・乾燥あり（　/　）	ほとんど唾液が見られず、乾燥している。舌や口腔粘膜に手袋がくっつく、あるいはくっつきそうになる（　/　）
	手袋と粘膜間に抵抗なし	唾液の粘性が亢進。唾液中に細かい唾液の泡が見られる。舌や口腔粘膜の抵抗は増すが、手袋が粘膜にくっつきそうにはならない。（　/　）	
舌	ピンクで潤いがあり、乳頭がある	乾燥による白色か乳頭の消失による赤色への変化がある（　/　）	非常に強い白舌あるいは菌交代による黒舌がある（　/　）
出血	なし	刺激すると出血する（口唇・口角・舌・口腔粘膜・歯肉）（　/　）	自然出血あり（口唇・口角・舌・口腔粘膜）（　/　）
			歯肉については手で圧迫しても容易に出血する（　/　）
口腔内潰瘍口内炎	なし	発赤あり（口唇・口角・舌・口腔粘膜・歯肉）（　/　）	水疱・潰瘍の形成あり（口唇・口角・舌・口腔粘膜・歯肉）（　/　）
歯垢	なし	部分的に歯垢がある（　/　）	全体的に歯垢がある（　/　）
口臭	口臭を認めない	口腔から30cm以内に近づくと口臭を感じる（　/　）	口腔から30cm以上離れても口臭を感じる（　/　）
歯・義歯のトラブル	なし	1、2本の歯に問題がある（　/　）	多数の歯に問題があるか義歯の破損がある（　/　）
動揺歯	なし	水平に動揺する（　/　）	垂直にも動揺する
口腔内図	バイトブロック　□白　□ピンク　□不使用 　　　　　　　□アンカーファスト 固定テープ　□デュラポア・エラストポア 　　　　　　　□マイクロポア 皮膚保護　　□不使用　□バイオクルーシブ 　　　　　　　□デュオアクティブET 　　　　　　　□デュオアクティブCGF　□貼り換え 　　　　　　　□被膜材 挿管チューブ位置　□右口角　□門歯　□左口角 （1週間以上の挿管者はプリベントケアの徹底）		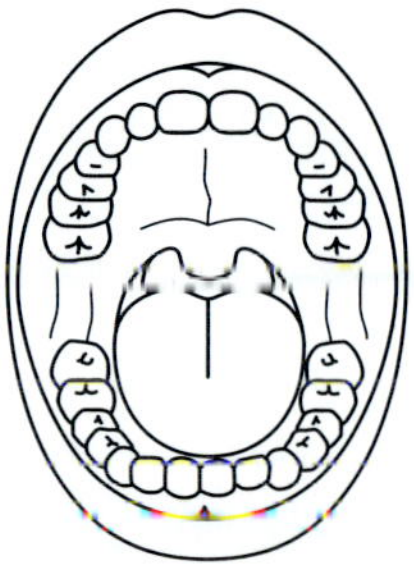
ケア方法・処置			
特記事項			
		サイン	

2010年7月改訂　ケア検討委員会

図2 | 挿管患者の口腔ケア：スタンダードケアプラン

目的
① 人工呼吸器関連肺炎（VAP）を予防する
② 口腔乾燥を予防し、自浄作用の低下を予防する
③ 口腔内の菌繁殖を抑え、全身性、局所性の感染を予防する

必要物品
歯ブラシ、水道水、20mLカラーシリンジ、ディスポ排唾管、吸引用具一式、カフ圧計、カフ圧調整用シリンジ、ガーグルベースン、手袋

方法
① 必要物品をベッドサイドに準備する
② **患者の体位を整える**
③ **カフ上→鼻腔→口腔→気管の順で吸引を行う**
④ **挿管チューブのカフ圧が25～30cmH₂Oであることを確認し、調整する**
⑤ 挿管チューブの固定位置を確認し、テープを剥がす
⑥ 口腔ケアは2人で行い、1人は挿管チューブの固定を確実に行う
⑦ 口腔内・口唇のトラブルがないか観察する
⑧ **歯ブラシにてブラッシングを行う**
⑨ 粘膜ケア用品を使用し、口腔粘膜を清拭する
⑩ 誤嚥しないよう口角に排唾管を固定しながら、20mLシリンジに水道水を吸い上げ洗浄する。その際、100～300mL程度の水道水を使用し、しっかり吸引する
⑪ 挿管チューブの再固定を行う。1日1回は固定部位を変更し、同一部位への圧迫を避ける
⑫ 口腔内に保湿ジェルを塗布する
⑬ カフ上、鼻腔、口腔、気管吸引を行い、カフ圧を20～25cmH₂Oに調整する
⑭ 患者を安楽な体位に整える
⑮ 使用物品の後片づけを行い、十分乾燥させる

図3 | 吸引位置のイメージ)

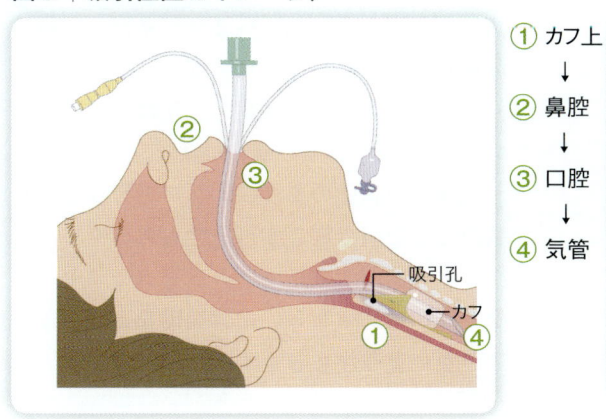

① カフ上
↓
② 鼻腔
↓
③ 口腔
↓
④ 気管

図4 | 口腔ケア時のカフ圧

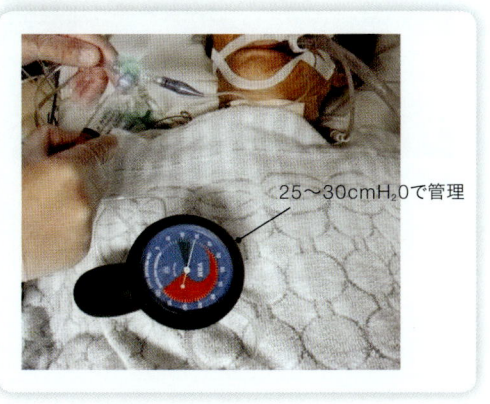

25～30cmH₂Oで管理

VAP予防のための口腔ケアの実際の進め方

図5 | 歯ブラシを用いたブラッシング

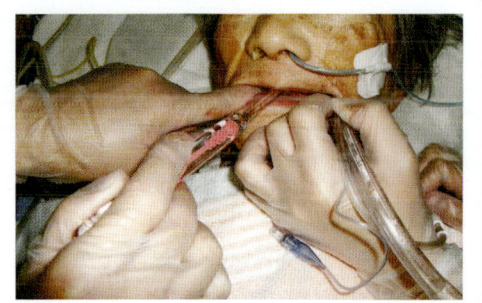

口腔内細菌を除去するには、歯ブラシなどの機械的な力で擦り取ることが重要

図6 | ブラッシング後の洗浄

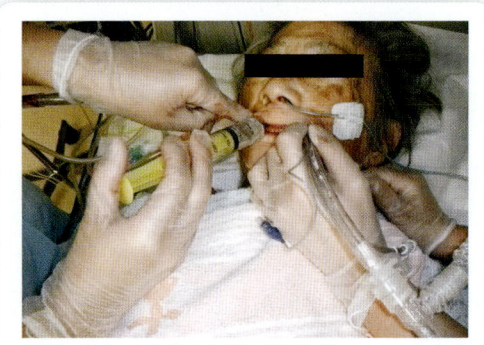

100～300mL程度の水道水で洗浄する

図7 | 保湿ジェルの塗布

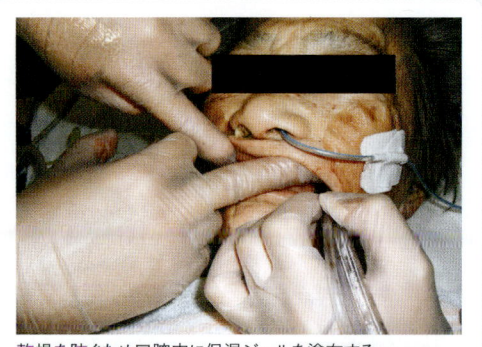

乾燥を防ぐため口腔内に保湿ジェルを塗布する

るため、保湿ジェルを口腔内に塗布します（図7）。

オプショナル口腔ケア

問題別のケア方法です。図1に示した口腔アセスメントシートに沿ってスコアリングしたのち、スコア別の介入方法（図8）に従ってケアを行っていきます。

1 口腔内乾燥

対応・ケア
- 口腔ケア後に保湿ジェルを塗布
- 口腔ケア前からリップクリームなどを口唇に塗布

経口挿管による唾液分泌の低下や開口状態、脱水などにより、人工呼吸器装着患者は容易に口腔内が乾燥しやすい環境にあります。口腔内が乾燥すると、舌、口唇、口角などを損傷しやすくなる、口臭が著明になる、などの症状が引き起こされます。そのため、保湿に努め、口腔内乾燥を予防します。

当ICUでは、抗菌成分含有の保湿ジェル（図9）を口腔ケア後に塗布しています。抗菌成分含有の保湿ジェルには、グルコースオキシターゼやラクトフェリンなどの唾液中に含まれる抗菌成分が含まれており、微生物の増殖を抑制するといわれています。また、口唇の乾燥が著明な場合は、リップクリームやワセリン、アズノールを使用し、乾燥を予防しています。

乾燥した状態のまま口腔ケアを行うと口唇裂傷などを引き起こす可能性もあるため、口腔ケア実施前からリップクリームやワセリンなどを口唇に塗布し、口唇裂傷などを引き起こさないよう注意します。

図8 口腔内トラブル時の対応・ケア方法

口腔アセスメントシート(図1)での評価

	原因	アセスメントシートスコア❶ 対応・ケア方法	アセスメントシートスコア❷ 対応・ケア方法
口腔内乾燥	●挿管による開口状態、口呼吸 ●過度の口腔内吸引 ●唾液腺の機能低下 ●低湿度環境	●口唇：口腔ケア後リップクリーム、ワセリン、アズノール塗布 ●1日3回(朝・昼・夕)口腔ケア後、小豆大の保湿ジェルの塗布 ●加湿、抗菌因子配合保湿剤(オーラルバランス、ウェットキーピング、バイオエクストラマウスジェル)	●1日3回(朝・昼・夕)の口腔ケア+保湿ジェルに加え、2回の洗口(水で洗い流す)+保湿ジェルを追加する ●エビデンスでは2〜4時間の清拭か洗口、12時間おきのブラッシングが推奨されており、原則【2時、7時、11時、16時、21時】の口腔ケアとする。2時、16時は洗口+保湿ジェル、7時、11時、21時は通常の口腔ケアとする。ただし患者状態に応じて時間の変更可
舌苔	●舌表面にある糸状乳頭の上皮が剥離し、それに微生物、白血球、菌および代謝物が付着したもの ●経口摂取を行っていない、唾液分泌低下時に発生しやすい	●舌ブラシ、粘膜ブラシ(ペプコ、ICUブラシ、モアブラシ)などで奥から前に向かって軽くブラッシングする ●強く擦りすぎると舌乳頭を傷つけるため注意する ●口腔ケア終了後、保湿ジェルを塗布し、保湿に努める	●口腔ケアの30分前に保湿ジェルを舌背全体に塗布し、舌苔を軟化させる。軟化させた舌苔を舌ブラシ、粘膜ブラシでブラッシングする ●強く擦りすぎると舌乳頭を傷つけるため注意する ●口腔ケア終了後保湿ジェルを塗布し、保湿に努める
口腔内出血	●口腔内衛生不良(歯周病) ●外傷(挿管チューブ刺激など) ●血液疾患 ●抗血栓療法患者	●歯肉からの出血には軟毛の歯ブラシを使用し、歯肉に指を添えてブラッシングする ●綿棒やスポンジブラシでは歯垢が除去できないため、出血があるからといってブラッシングを中止せず、上記方法にて口腔ケアを実施 ●止血方法：オキシドール(2〜10倍希釈)を使用し、洗浄後止血を図る。基本、湿らせたガーゼで圧迫止血(乾燥したガーゼは禁) ●医師とトランサミン(5%に希釈)使用を相談し、指示通り実施とする	●歯肉からの出血には軟毛の歯ブラシを使用し、歯肉に指を添えてブラッシングする ●血塊がある場合は細菌増殖の危険性があるためオキシドール(2〜10倍希釈)を綿棒やガーゼに含ませて取り除く。ただし再出血の危険性があるため慎重に行う ●止血方法：湿らせたガーゼで圧迫止血(乾燥したガーゼは禁) ●医師とボスミン(1,000倍希釈)使用を相談し、指示通り実施とする
口腔内潰瘍	●チューブ、歯などが粘膜にあたる等の機械的刺激による	●消炎作用のある含嗽用ハチアズレを使用し、口腔ケアを行う。500mL蒸留水にハチアズレ5包を溶解し3回の口腔ケアで必ず500mL使用する。疼痛コントロール目的にて医師の指示のもと4%キシロカイン15mL(効果がなければ25mLまで追加可能)を追加する	●ハチアズレによる口腔ケアに加え、軟膏の塗布を行う。粘膜保護することにより炎症を軽減することができるため医師に軟膏(アズノールなど)処方もしくは歯科受診を依頼する ●口内炎にはさまざまな種類、原因があるため、難治性、重症のものは歯科受診を依頼する
口内炎	●免疫低下などの真菌感染 ●ウィルス感染 ●薬剤性(抗がん剤、ステロイド、抗真菌剤)		

VAP予防のための口腔ケアの実際の進め方

2 舌苔

> **対応・ケア**
> - 口腔ケア開始30分前に保湿ジェルを塗布
> - 舌苔が軟化したら舌ブラシなどで軽く擦り取る

舌苔とは、「舌背の表面に多数存在する糸状乳頭の上に剥離した上皮、白血球、食物残渣や菌およびその代謝産物などがたまったもの」[4]をいいます。経口挿管患者の場合、経口摂取が行えないことにより摩擦などの刺激が減少することや、唾液分泌の低下により自浄作用が低下した場合などに見られます。

舌苔も口腔内乾燥が影響していることが多いため、ケアの基本は保湿を行うことです。保湿ジェルを塗布し、予防に努めます。

無理に除去しようとすると舌乳頭などを傷つける可能性もあるため、口腔ケアを行う30分前に保湿ジェルを塗布し、舌苔を軟化させてから舌ブラシもしくは粘膜ブラシを使用し、軽く擦って除去できる分のみを除去していきます。

3 口腔内出血

> **対応・ケア**
> - 軟毛の歯ブラシで歯面をブラッシングする
> - 活動性出血が見られる場合は、湿らせたガーゼで止血圧迫

人工呼吸器装着患者は全身状態が悪く、血液凝固異常を伴っている場合も少なくありません。また、基礎疾患に血液疾患を有していたり、抗凝固療法の施行などにより易出血状態にある場合があります（図10）。

口腔内出血を伴っている患者の口腔ケアを行う際、ブラッシングを行うとさらに出血を助長させてしまうのではないかと不安になり、ブラッシングを控えてしまうことがあるかもしれません。しかし、口腔内が出血したままブラッシングを行わずにいると、さらに口腔内衛生状態が低下し、感染の温床となりかねません。

そのため、軟毛の歯ブラシを使用し、歯肉を手指で保護した状態で歯面をていねいにブラッシングします。活動性の出血が見られる場合は、湿らせたガーゼで圧迫止血を行うことを基本としています。また、血塊がある場合は細菌増殖などの危険性があるため、10倍希釈のオキシドールを綿棒やガーゼに含ませて除去していきます。

4 口腔内潰瘍

> **対応・ケア**
> - アズレン製剤（軟膏、含嗽用）を使用して悪化を防ぐ
> - 口腔内潰瘍は予防が重要。気管チューブの固定位置に注意

1）経口挿管では口腔内潰瘍ができやすい

ICUでは経口挿管している患者が多く、チューブやバイトブロックなどが粘膜と接触し圧迫することにより機械的刺激が加わり潰瘍が形成されるという場面に多く出くわします。

人工呼吸器装着患者は全身状態が低下している場合が多く、免疫力や組織循環も低下していることから、一度潰瘍を形成してしまうと治癒するまでに多くの時間を費やすことも少なくありません。早期からの介入を行うとともに予防に徹することが必要です。

2）気管チューブ固定の工夫

当ICUでは1日1回気管チューブの固定位置を変え、同一部位への圧迫を避けるようにしています（図11）。

図9 | 抗菌成分含有保湿ジェルの例

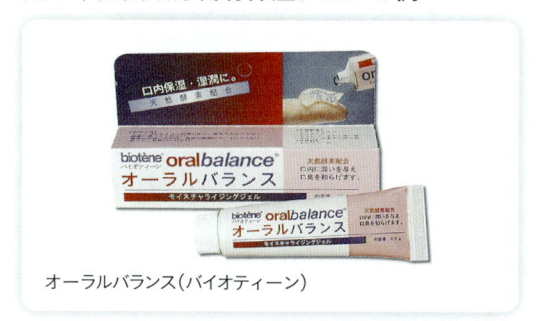

オーラルバランス（バイオティーン）

図10 | 口腔内出血

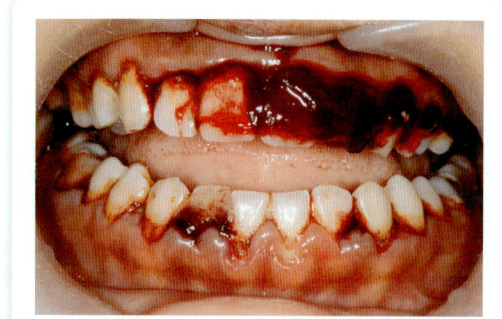

人工呼吸器装着患者では全身状態の悪化などにより易出血の状態になる場合がある

図11 | 口腔ケア後の気管チューブの固定

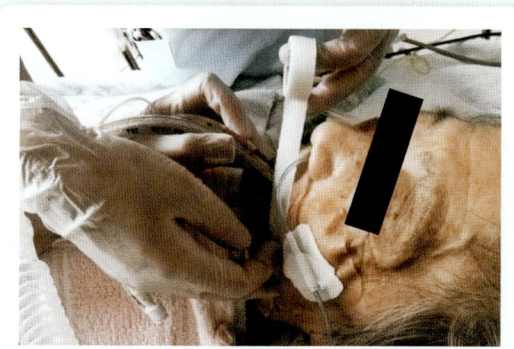

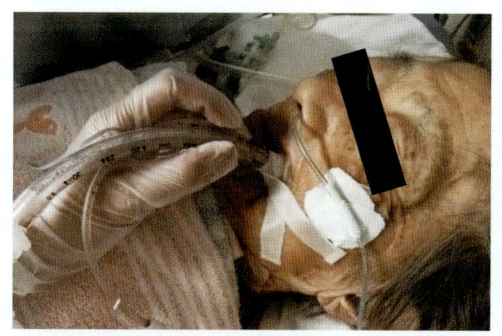

口腔ケア後の再固定の状態。1日1回は固定位置を変え、同一部位への圧迫を避け、潰瘍形成を予防する

図12 | C型のバイトブロック

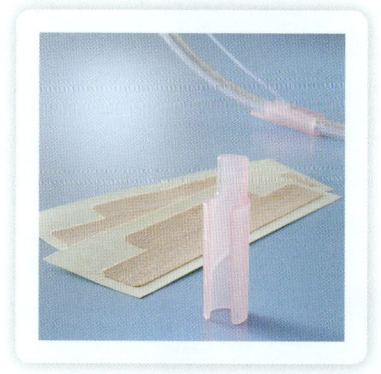

B-BOC（=プロ株式会社）

　バイトブロックの選択にも注意しています。術後覚醒するまでの短時間の挿管患者の場合はプラスチック製のバイトブロックを使用しますが、呼吸不全患者など治療的介入で挿管している患者は長期化が予測されるため、C型のバイトブロック（**図12**）を使用しています。

　入室患者のなかには、歯の状態によって口腔内を傷つけてしまうこともあります。そのような場合には歯科口腔外科へコンサルトし、患者用のマウスピースを作成して歯の接触による潰瘍形成を予防しています。

3）潰瘍が形成されてしまったら

　これらの予防的介入を行っても、患者の状

VAP予防のための口腔ケアの実際の進め方　137

態によっては潰瘍を形成してしまう場合もあります。

そのような場合はアズノール®軟膏（図13-①）を局所に塗布し、悪化を防ぎます。これは、粘膜を保護することで炎症を軽減することを目的に行っています。特にアズレン製剤には消炎作用のみならず上皮形成促進作用があるとされているため、アズノールを第一選択としています。

口腔内潰瘍や口内炎などがひどい場合は、含嗽用ハチアズレ（図13-②）を用いて洗浄を行っています。含嗽用ハチアズレは重曹とアズレンの合剤であるため、消炎効果だけではなく、重曹による粘液溶解作用も期待し、使用しています。

潰瘍形成している患者の場合、疼痛を伴うことが多く、口腔ケアを困難にさせる要因の1つにもなりかねません。ときに、疼痛コントロール目的でキシロカイン製剤を使用することもあります。

プリベンション口腔ケア

口腔内潰瘍については問題が起こる前に対処する必要があると考え、プリベントケア（予防的ケア）を実施しています。これは、口腔内や口唇に形成している潰瘍は、末梢循環不全に伴う圧迫性の潰瘍なのではないかとの考えに基づいたものです。

長期挿管が予想される場合は、気管チューブの固定位置を変更する際に、チューブが固定されている側の口唇に水分を吹きかけることで口唇の表皮が損傷するのを防ぎ、さらにチューブ固定を変更する側の口角にアズノールを塗布し、機械的圧迫を予防します（図14）。この方法を導入してから、口角に潰瘍ができる頻度は減少しつつあります。

図13｜アズレン製剤

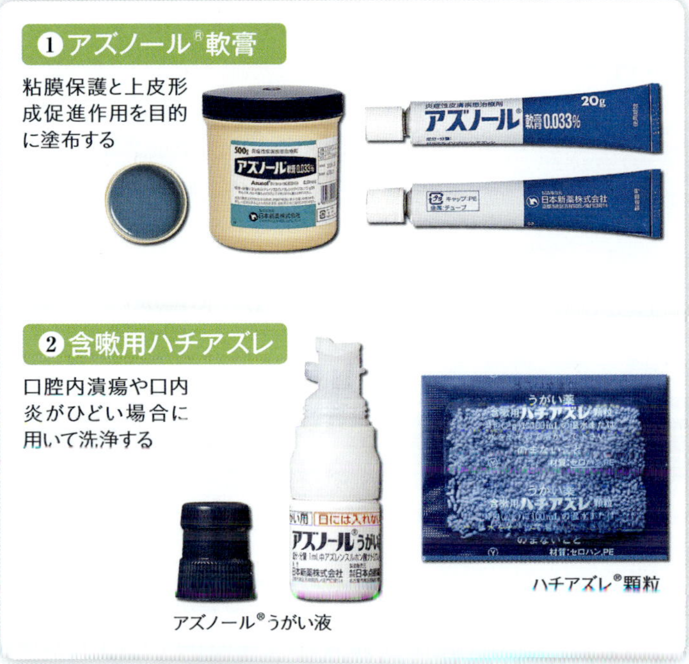

❶アズノール®軟膏
粘膜保護と上皮形成促進作用を目的に塗布する

❷含嗽用ハチアズレ
口腔内潰瘍や口内炎がひどい場合に用いて洗浄する

アズノール®うがい液　　ハチアズレ®顆粒

〈文献〉
1. 宇都宮明美：気道浄化ケアマニュアル 人工呼吸管理/去痰援助と呼吸理学療法,学研メディカル秀潤社,東京,2009：89.
2. 志馬伸朗：人工呼吸器関連肺炎のすべて,南江堂,東京,2010：71.
3. 馬場里奈：人工呼吸器装着患者の口腔ケアの正しい手順.呼吸器ケア 2007；5(7)：92.
4. 岸本裕充：よくわかる！口腔ケア,メヂカルフレンド社,東京,2007：23.
5. 道又元裕：根拠でわかる人工呼吸ケア ベスト・プラクティス,照林社,東京,2008.

図14 | 口腔内潰瘍の予防

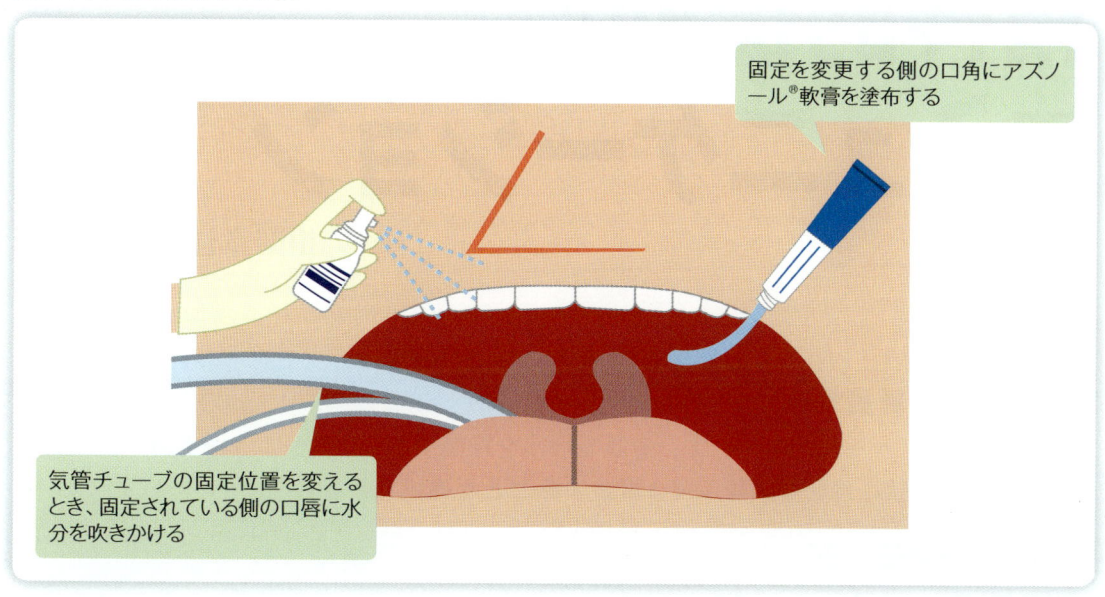

固定を変更する側の口角にアズノール®軟膏を塗布する

気管チューブの固定位置を変えるとき、固定されている側の口唇に水分を吹きかける

ここをチェック！

1 オプショナル口腔ケアではバリエーションに応じたケアを
- スタンダード手技では対応できない以下のようなケースに応じて個別ケアを充実させる。①口腔内乾燥、②舌苔、③口腔内出血、④口腔内潰瘍

2 プリベント口腔ケアの大切さ
- 口腔内や口唇に形成している潰瘍は、末梢循環不全に伴う圧迫性の潰瘍ではないかと考え、長期挿管が予想される場合は、気管チューブの固定位置を変更する際に、チューブが固定されている側の口唇に水分を吹きかけることで口唇の表皮が損傷するのを防いだり、チューブ固定変更の際のケアを重視する。

PART3 人工呼吸器装着患者のケア

人工呼吸器装着患者への精神的援助とコミュニケーション

相楽章江、鶴田良介

ここがポイント！

1 鎮静深度を評価する
- JCSやRASSスケールを使用して、意識レベルを評価する。コミュニケーションのためにも、患者の病状に適切な鎮静深度に調整することが重要である。

2 せん妄を評価する
- せん妄を疑った場合、せん妄か、またどのタイプ（活発型・不活発型）に当てはまるかをチェックする。せん妄であれば、そのタイプにあった対処方法を選択する。

3 要求・要望・不快感などを聞く
- 患者が訴える声に耳を傾けることで、人工呼吸器装着中も不快な思いをすることなく入院生活を過ごせるように対処できる。

人工呼吸器装着患者の精神面に影響を及ぼす要因として、以下の点が挙げられます[1]。
① 身体的苦痛
② コミュニケーション障害
③ 生命予後や死に対する不安・恐怖
④ 非日常的生活環境、現実認知の困難、コントロールの欠如・喪失
⑤ 社会からの隔離
⑥ せん妄

患者の要求を探る方法（表1）

患者のなかには、「痰がたまったため、とってほしい」という身体的苦痛をジェスチャーで表現する方がいます。看護師は、どのようにして"患者の声（要求）"を聞き出すとよいのでしょうか。経口挿管の状態で、口唇を読んで要求を確認することは難しいものです。患者のジェスチャーから、"生の要求"を読みとることが必要です。

表1｜コミュニケーション方法

種類	具体的方法
読唇術	● ゆっくり口を開けて話してもらう（経鼻挿管、気管切開の場合）
筆談（掌）	● 看護師の手のひらに、指でカタカナ（あるいは、ひらがな）を書いてもらう ● 看護師が1文字ずつ、声に出して確認する
筆談（紙）	● バインダーなどに紙を挟み、持ちやすいフェルトペンなどを手渡し、書きやすく読みやすい位置で、バインダーを看護師が支えるなどして書いてもらう ● 市販のホワイトボードとマーカーを使用する
筆談ボード	● 磁石で絵や字が書けるボードを使用する （せんせい／株式会社タカラトミー）
文字盤	● ひらがな50音と濁点などを記したものを使用する ● 音声の出る文字盤を利用する （ひらがなおぼえちゃおう！／パイロットインキ株式会社）
単語帳	● 出現頻度の高い要求をリストアップし、ボードを作成し、利用する （例） ▶喉が痛い　▶体の位置がよくない ▶寝巻がずれて気持ち悪い　▶家族を呼んでほしい

　ジェスチャーの他にも、患者の要求を予測し、看護師側から質問することで、うなずくか、首を振ることで患者は「Yes・No」の答えを表現できます。こういう問いかけ方をClosed Questions（閉じた質問）といいます。相手が「はい・いいえ」で答えられる質問で、例えば「ベッドの頭の高さを上げますか？」「腰は痛くないですか？」などの質問形式であり、これをうまく利用することで、容易に"患者の声"を聞くことができます。

　首を動かせない状態であれば、目をつぶることや、指でOKサインを出してもらうことも可能です。

　医療従事者は、患者の要求を予測して、「喉が痛い」「体の位置がよくない」「寝巻がずれて気持ち悪い」「家族を呼んでほしい」などの要求を聞いています。さらに、このような頻度の高い要求についてリストアップしておき、指さしで示してもらえるように、ボードを作成することも1つの手段です。

患者状態に応じたコミュニケーションのとり方

　特に気管切開を行っている場合は、鎮静を必要としないことが多いため、コミュニケー

図1 │ 場面別：声かけの例

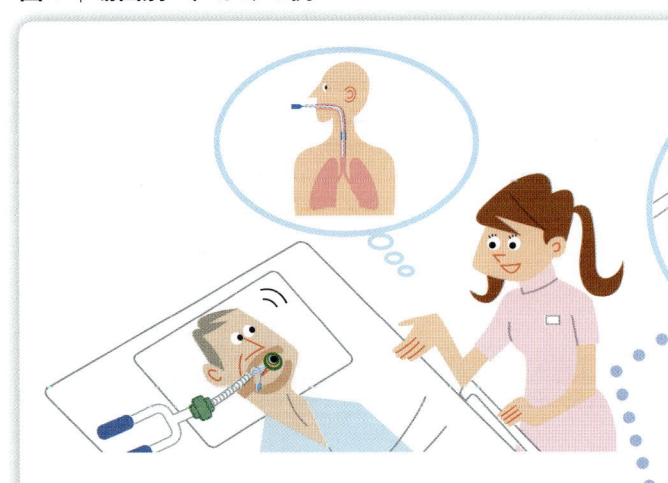

現状を説明する
「今は、口から管が入っているので、声を出すことができませんが、この管は呼吸を助けるために入っています」
「ご自分で抜くと、逆に苦しくなるので抜かないでくださいね」
「苦しい感じが少し楽になるために、眠くなる薬を使用していますよ」

「〇日に倒れられて、今は病院にいますよ。今日は〇日の朝△時です」
「看護師の□□です、今日、担当させてもらいます」
「ご家族もここに入院されていることはご存じですよ」

注意！
ゆっくりとわかりやすい言葉で話すよう心がける！

見通しを説明する
「治療は順調に進んでいますよ（無事に手術は終わりましたよ）」
「器械の助けが少なくてもよくなれば、管は抜けますよ」

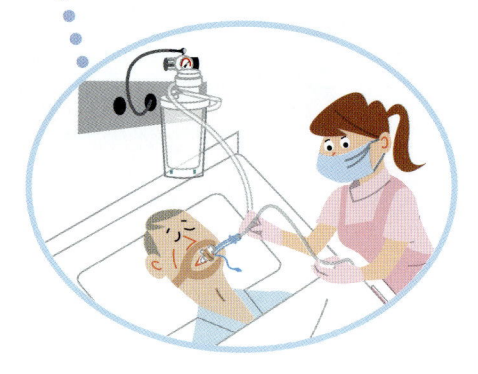

気管吸引について説明する
「痰があるので、管の中からとりますね」
「少し咳が出るかもしれません。苦しいですが、頑張ってください」

ションが可能なことも自ずと増えてきます。

　他にも、頸部膿瘍や喉頭蓋炎で人工呼吸管理を要する患者では意思疎通もしっかりと図れ、日中覚醒のまま管理できる場合もあります（苦痛が和らげられる鎮痛・鎮静薬を使用した状態で）。

　また、経口挿管された状態であってもテレビを見て日中を過ごせることもあります。精神面に影響を及ぼす要因がいくつかあるなかでも現状認知が可能なため、このような管理

ができます。この場合は、看護師や医療スタッフ、また面会時には家族としっかりコミュニケーションを図ることで、社会からの隔離も減り、QOLの確保につながります。

　病状や現状に対する不安、身体的苦痛を軽減できれば、不穏も予防できます。また、感染症や、循環不全などの影響によりせん妄をきたす恐れもありますが、コミュニケーションをとることや、患者の訴えに沿ったケアを行うことで、せん妄の予防や早期発見にもつ

表2 | Japan Coma Scale（JCS）

Ⅰ	刺激しないでも覚醒している状態（1桁で表現）
0	清明である
1	だいたい意識清明だが、今ひとつはっきりしない
2	見当識障害がある
3	自分の名前、生年月日が言えない
Ⅱ	刺激すると覚醒する状態－刺激をやめると眠り込む－（2桁で表現）
10	普通の呼びかけで容易に開眼する
20	大きな声または体をゆさぶることにより開眼する、開眼できないときは簡単な命令に応ずる
30	痛み刺激を加えつつ呼びかけを繰り返すとかろうじて開眼する
Ⅲ	刺激をしても覚醒しない状態（3桁で表現）
100	痛み刺激に対し、はらいのけるような動作をする
200	痛み刺激で少し手足を動かしたり、顔をしかめる
300	痛み刺激に反応しない

ながると考えられます。

環境整備・配慮のポイント

　ベッドサイドの整えとして、まずプライバシーの保護に配慮します。病室やベッドは患者の居住スペースであることを念頭に、声かけやノックは忘れず、また処置やケア時には必ずカーテンを閉めて行います。

　安楽な環境を提供することを徹底するとともに、カレンダーや時計の配置、音楽やラジオをかけるなど、現状の認知を促す工夫も必要です。これはせん妄の予防にもつながります。患者の意識レベルや鎮静深度、精神状態などから理解できる状態にあるのかを分析し、対応することが重要です。

　患者の声なき声に心から耳を傾けること、そして真摯に応えることが重要です。声かけの例を図1に示します。

　また、人工呼吸器装着中の患者家族にも同様にかかわり、現状を理解していただくことが必要です。

意識レベル、鎮静深度、精神状態の確認

　患者の意識レベルはJapan Coma Scale（JCS、表2）か、あるいは鎮静薬が投与されていればRichmond Agitation-Sedation Scale（RASS、p.106表2参照）[2]を使用して評価します。

　鎮静薬を使用していない場合でも、RASSで評価してかまいません。この2つのスケールはよく似ています。JCSもRASSも、「観察」に続き、「呼びかけ刺激」「身体刺激」と刺激を段階的に強くしながら、意識レベルの評価を進めます。RASSの場合、まず30秒間患者を観察し、視診のみでRASSの0～＋4を判定します。

　例えば、ある患者が日中、JCS「0」、RASS「0」であったとします。ところがある朝、夜間のみ使用したプロポフォールの影響か、

人工呼吸器装着患者への精神的援助とコミュニケーション　143

清拭の時間中もボーっとして覇気がありません。呼びかけてしばらく眼が合いますが、10秒間もアイコンタクトがありません。RASSで「−2」の状態です。

そこで今度は、不活発型せん妄*1を疑い、日本語版confusion assessment method for the ICU（CAM-ICU）[2,3]を使用してせん妄評価を行うことにします（**表3**）。

〈所見1〉は「陽性」です。すなわち、もともと日中はしっかりとテレビを見たり、音楽を聴いていました。〈所見4〉も陽性です。RASSは0以外の「−2」です。

そこで、〈所見2〉を調べることにしました。患者の耳元で、「数字の"1"と言ったときだけ手をぎゅっと握ってください。それ以外の数字では握らないでください」と説明します。結果は、数字1のときだけ患者は手を握り、それ以外のときには握りませんでした。〈所見2〉は陰性、そのためこの患者はせん妄ではありませんでした。なお、〈所見1〉＋〈所見2〉＋〈所見3または4〉の3つが陽性のときに、せん妄と診断されます。

このことから医療スタッフは、せん妄ではないものの、今まで以上に、せん妄・不穏への対処法に気をつけることにしました。そこで初めて知ったのですが、もともと患者は視力が悪く、眼鏡をかけていたことが判明しました。さっそく、自宅から眼鏡をもってきてもらうことにしました。

*

意識レベルの量（深さ）はJCSまたはRASS、鎮静下の意識レベルの量はRASSで評価します。一方、意識レベルの質については、CAM-ICUを用いることで、不穏・せん妄の診断が可能です。

〈引用文献〉
1. 山勢博彰：救急・重症患者と家族のための心のケア．メディカ出版，大阪，2010：172-178．
2. 妙中信之，行岡秀和，足羽孝子 他：人工呼吸中の鎮静のためのガイドライン．人工呼吸 2007；24：146-167．http://square.umin.ac.jp/jrcm/contents/guide/page03.html
3. Vanderbilt University Medical Center Web site http://www.mc.vanderbilt.edu/icudelirium/docs/CAM_ICU_training_Japanese.pdf

〈参考文献〉
1. 鶴田良介，他：特集・ICU看護師のための鎮静・鎮痛・せん妄評価法．看護技術 2011；57(2)：6-55．

ここをチェック！

1 要求を聞く手段は、何を活用するか
- 要求を聞く方法には、筆談や読唇、あるいは文字盤や単語帳を用いるなどの方法がある。どの方法が負担にならずに使用できるか、確認する。

2 普段の生活
- 日常生活がどのようなものか家族から情報を得ることで、入院生活に取り入れることが可能である。また、せん妄の予防にも活用できる情報である。

表3 | 日本語版 confusion assessment method for the ICU（CAM-ICU）

CAM-ICU　所見と種類		
所見1. 急性発症または変動性の経過	ある	なし

A. 基準線からの精神状態の急性変化の根拠があるか？
あるいは
B.（異常な）行動が過去24時間の間に変動したか？　すなわち、移り変わる傾向があるか、あるいは、鎮静スケール（例えばRASS）、グラスゴーコーマスケール（GCS）または以前のせん妄評価の変動によって証明されるように、重症度が増減するか？

所見2. 注意力欠如	ある	なし

注意力スクリーニングテスト Attention Screening Examination（ASE）の聴覚か視覚のパートでスコア8点未満により示されるように、患者は注意力を集中させるのが困難だったか？

所見3. 無秩序な思考	ある	なし

4つの質問のうちの2つ以上の誤った答えおよび／または指示に従うことができないことによって証明されるように無秩序あるいは首尾一貫しない思考の証拠があるか？

質問（交互のセットAとセットB）：

セットA
1. 石は水に浮くか？
2. 魚は海にいるか？
3. 1グラムは、2グラムより重いか？
4. 釘を打つのにハンマーを使用してもよいか？

セットB
1. 葉っぱは水に浮くか？
2. ゾウは海にいるか？
3. 2グラムは、1グラムより重いか？
4. 木を切るのにハンマーを使用してもよいか？

指示
1. 評価者は、患者の前で評価者自身の2本の指を上げて見せ、同じことをするよう指示する。
2. 今度は評価者自身の2本の指を下げた後、患者にもう片方の手で同じこと（2本の指を上げること）をするよう指示する。

所見4. 意識レベルの変化	ある	なし

患者の意識レベルは清明以外の何か、例えば、用心深い、嗜眠性の、または昏迷であるか？
（例えば評価時にRASSの0以外である）

意識明瞭	自発的に十分に周囲を認識する。
用心深い／緊張状態	過度の警戒。
嗜眠性の	傾眠傾向であるが、容易に目覚めることができる、周囲のある要素には気づかない。または、軽く刺激すると十分に認識する。
昏迷	強く刺激したときに不完全に目覚める。または、力強く、繰り返し刺激したときのみ目覚め、刺激が中断するや否や昏迷患者は無反応の状態に戻る。

CAM-ICUの全体評価（所見1と所見2かつ所見3か所見4のいずれか）：	はい	いいえ

（文献2より引用）

COLUMN

肺保護換気戦略とは？

呼吸不全の治療として行われる人工呼吸管理が、逆に肺障害を引き起こしてしまうことをVALI（ventilator associated lung injury：人工呼吸器関連肺損傷）といいます。VALIは、多臓器不全の原因となりうる重篤な病態です。そのため、現在では「VALIを防ぐこと」に重点をおいた肺保護換気戦略と呼ばれる人工呼吸管理が主流となりつつあります。

肺保護換気戦略の概要を表にまとめます。これら肺局所へのアプローチに加え、人工呼吸器からの早期離脱や栄養・水分管理など、全身管理の視点も重要です。

表｜肺保護換気戦略の概要

低一回換気量換気法	●ARDS治療における最も有名な人工呼吸管理法、一回換気量を6mL/kg程度とする方法 ●肺胞過伸展を防止するために、一回換気量と吸気終末のプラトー圧を制限する ●減少させた分の一回換気量は、呼吸数を増加させることで対応するが、高二酸化炭素血症をきたすことも多い
高二酸化炭素血症許容療法	●「pH 7.2以上ならばPaCO$_2$の上昇を容認する」という考え方 ●臓器保護効果が得られる
open lung戦略	●肺胞が開いた（＝虚脱していない）状態を保とうとする換気法。以下の2種類が代表的 ●リクルートメント手技（recruitment maneuver：RM）：短時間、肺を高圧で加圧あるいは換気し、虚脱した肺胞を再開通させる方法 ●High PEEP：PEEPを高めに保ち、肺胞虚脱を予防する方法
自発呼吸温存療法	●自発呼吸を温存することで、可能な限り強制換気を抑える方法。最近の人工呼吸器では、この考え方に基づく機能が搭載されている。代表例を以下に示す ●二相性CPAP：高・低2相のPEEPレベルで自発呼吸を行う方法。圧較差を用いて換気を補助する（BiLevelやBiVent、BIPAPなど）。 ●APRV：ごく短時間、気道内圧を解除することで、換気を補助する方法 ●チューブ補償機能：気管チューブの気道抵抗分を圧補正して、自発呼吸をしやすくする機能 ●PAVモード：呼吸仕事量の一部を補助する機能

PART 4

モニタリングと
トラブル・
アラーム対応

PART4 モニタリングとトラブル・アラーム対応

モニタリングと検査値

大塚将秀

ここがポイント！

1 人工呼吸器は生命維持装置であることを再認識する
- 人工呼吸器の異常は、生命の危機に直結する。
- 「きちんと換気されている」ことをカプノメータで、「酸素化が十分かどうか」をパルスオキシメータで継続的に監視する必要がある。

2 低酸素血症が全身に与える影響を理解する
- 低酸素血症によって全身の酸素欠乏が続けば、さまざまな臓器に影響が出る。また、高二酸化炭素症によって全身の代謝に影響が出る。これらの徴候に早く気づく必要がある。

3 モニタリング値、検査値を把握する
- 呼吸不全や人工呼吸は全身に影響を与える。血液検査データなどを含め、全身の評価をすることが大切である。

4 胸部X線写真を確認する
- 胸部X線写真は、肺の疾患を見るだけでなく、気管チューブなどの位置の確認や、人工呼吸による合併症の早期発見に重要である。

　人工呼吸器は、生命維持装置です。数分間の異常でも生命に影響を与えることがあります。正常に動作していることを、多方面から連続的に監視することが大切です。

　肺の障害で人工呼吸をしている場合でも、肺だけを見ればいいわけではありません。呼吸状態の悪化は全身に悪影響を与え、全身状態の悪化は呼吸に悪影響を与えます。

　呼吸療法を効果的に行うためには、全身の状態を評価していくことが大切です。

呼吸で行っていること

　「呼吸」の本質は、「息を吸って吐くこと」ではありません。呼吸とは、食事などで取り込んだ栄養と酸素を反応させて、エネルギーを得ること（図1）をいいます。

　エネルギーそのものは体内に貯蔵できないので、生きていくためには常に作り続けなければなりません。エネルギーを作るための米

図1 | 呼吸の本質

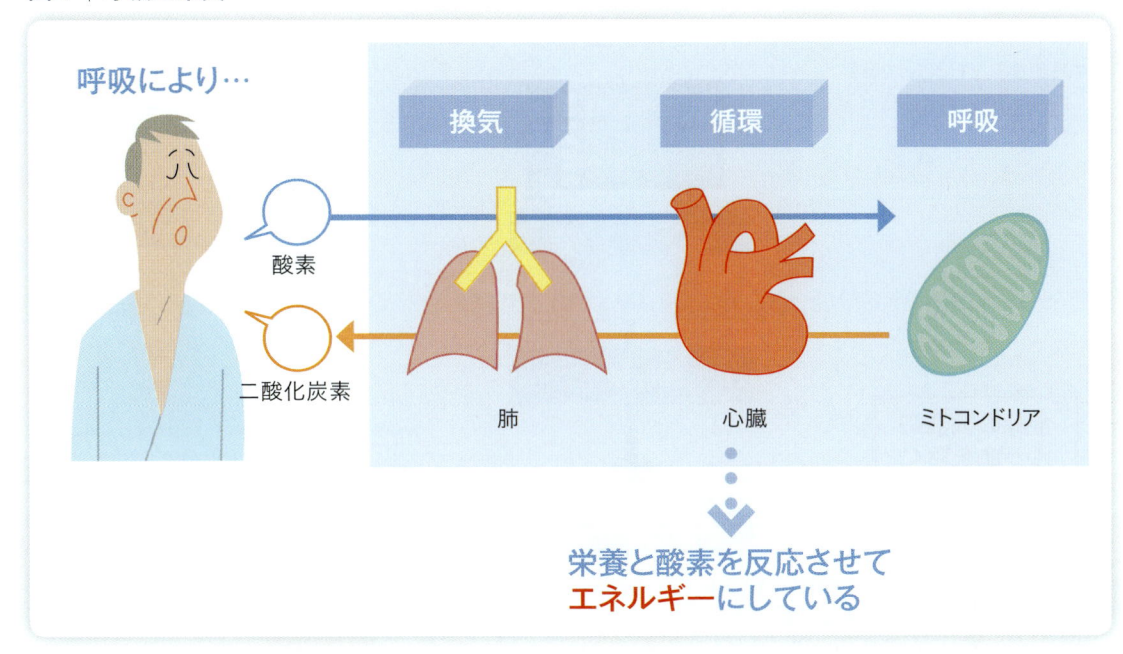

呼吸により…

換気　循環　呼吸

酸素
二酸化炭素
肺　心臓　ミトコンドリア

栄養と酸素を反応させてエネルギーにしている

養は貯蔵できますが、酸素の蓄えはほとんどないので、酸素を外界から取り込む「換気」は数分間以上休むことが許されません。これは、人工呼吸器で換気している場合も同様です。

呼吸不全・低酸素血症・高二酸化炭素症の影響

　低酸素血症は、全身への酸素供給を減少させます。酸素が欠乏した細胞はエネルギーを作れなくなり、機能が低下します。さらに酸素欠乏が続くと、細胞の維持ができなくなり、壊死を起こします。低酸素血症時の臓器症状を表1に示します。

　二酸化炭素は「酸」なので、排泄が不十分で体内にたまるとアシドーシスとなります。これは、酵素反応の異常から全身の代謝に影響を与える可能性があります。

　また、二酸化炭素は脳の動脈を拡張させて脳圧を上昇させます。神経活動も抑制するので意識レベルが低下します。肺動脈を収縮さ

表1 | 低酸素血症によって臓器に起こる症状

	軽症	重症
中枢神経系	●集中力低下 ●不穏・興奮	●意識レベル低下 ●脳波異常（徐波化、平坦） ●脳死
循環系	●頻脈・血圧上昇 ●期外収縮	●ST-T波変化 ●収縮力低下 ●心静止
腎臓	●尿量減少	●急性腎不全
肝臓	●逸脱酵素値上昇 ●血清ビリルビン上昇	●肝不全
消化管	●蠕動低下	●イレウス ●腸壊死

せて肺動脈圧を上昇させるので、右心負荷・右心不全となります。

モニタリングと検査値　149

図2 | 陽圧換気が全身に与える影響

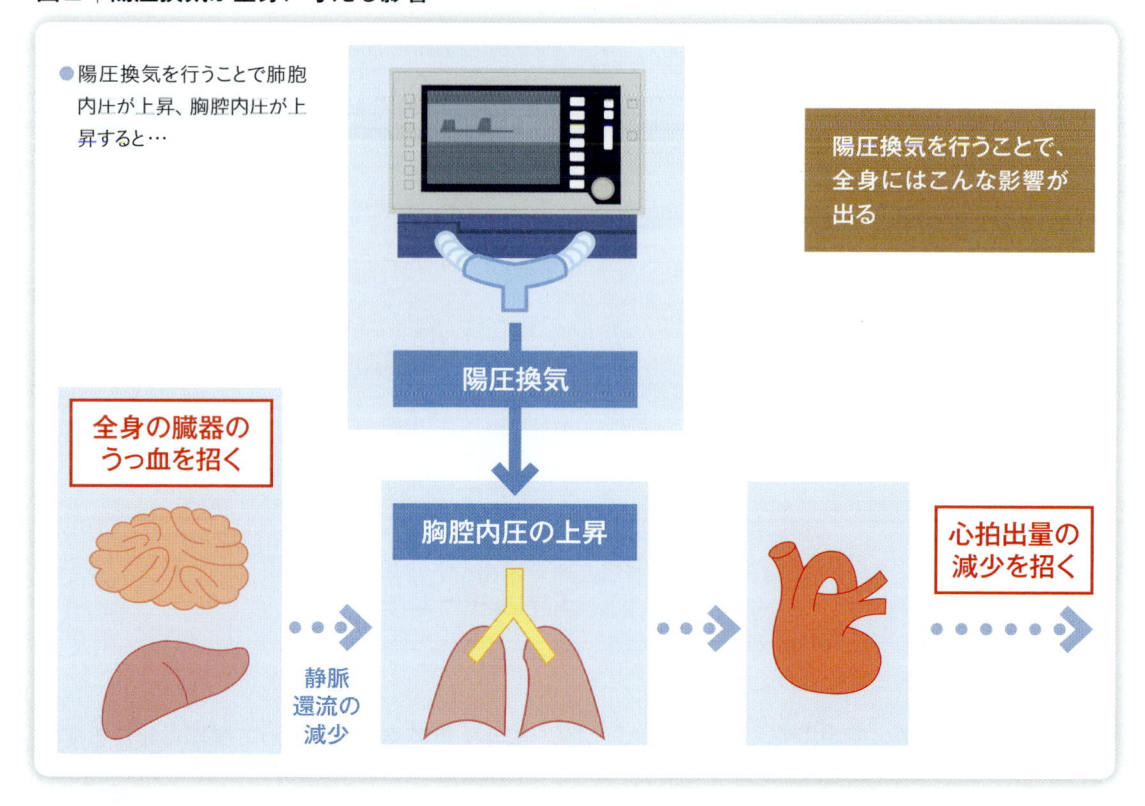

- 陽圧換気を行うことで肺胞内圧が上昇、胸腔内圧が上昇すると…

陽圧換気を行うことで、全身にはこんな影響が出る

全身の臓器のうっ血を招く

陽圧換気 → 胸腔内圧の上昇 → 静脈還流の減少 → 心拍出量の減少を招く

陽圧換気が全身に与える影響

陽圧換気を行うと、肺胞内圧が上昇し、胸腔内圧も上昇します（図2）。これは中心静脈圧を上昇させて全身からの静脈還流を減少させるので、全身の組織・臓器をうっ血させます。

また、静脈還流の減少は左心の充満を妨げる（前負荷の減少）ので、心拍出量が減少します。循環抑制には輸液で対処できますが、全身のうっ血・浮腫は増悪します。

全身の臓器不全が呼吸に与える影響（図3）

意識レベルが低下すると、体動の減少から下側肺障害（重力的に下方になった部分の肺に浮腫液・肺胞液・痰が貯留して肺胞が虚脱すること）を生じます。

咳反射も減弱し、気道浄化を妨げます。

左心不全は肺をうっ血させて肺水腫を生じ、右心不全は胸水を貯留させます。

腎不全も体液貯留から肺水腫を起こします。

消化管の障害や肝機能障害で腹水貯留や腹部膨満を生じれば、横隔膜が挙上して換気障害の原因となります。感染症や全身の炎症はARDS（急性呼吸窮迫症候群）を誘発します。

DIC（disseminated intravascular coagulation；播種性血管内凝固症候群）になれば、肺の微小循環障害からガス交換障害を起こします。

図3 | 全身の臓器不全が呼吸に与える影響

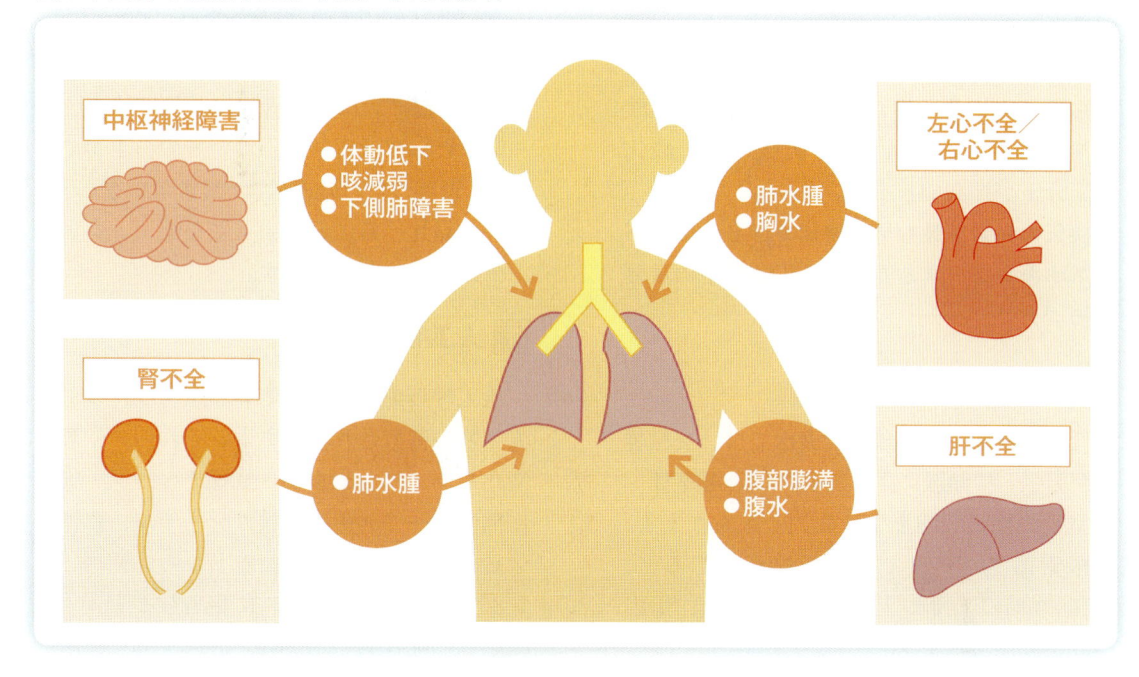

中枢神経障害
- 体動低下
- 咳減弱
- 下側肺障害

左心不全／右心不全
- 肺水腫
- 胸水

腎不全
- 肺水腫

肝不全
- 腹部膨満
- 腹水

モニタリング・検査値の評価のポイント

「モニタリング」と「検査」は、どちらも患者の情報を得て病状を把握するためのものです。「モニタリング」は連続的な情報、「検査」は採血のように非連続的な情報に対して用いることが多いようです。以下に、評価のポイントを示します。

1 パルスオキシメトリー

全身の評価で最も大切なのは、体内に貯蔵が少ないため欠乏時に時間的猶予がない酸素動態の把握でしょう。パルスオキシメータ（**図4**）は、血液中の、それも動脈血中のヘモグロビンの酸素飽和度（SpO_2）をほとんど無侵襲で測定できる優れた器械です。人工呼吸中は必須のモニタで、飽和度が低下したときはただちに対処が必要です。

測定の信頼性は高いですが、体動が激しいときや循環不全のときは、不正確な値を表示

図4 | パルスオキシメータによる評価

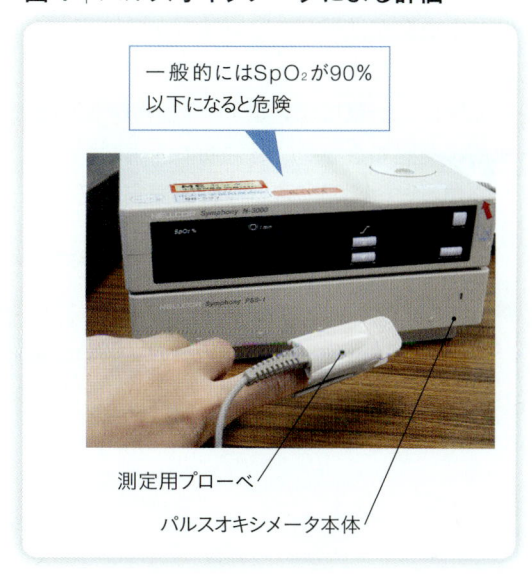

一般的にはSpO_2が90％以下になると危険

測定用プローベ
パルスオキシメータ本体

することもあります。

2 カプノメトリー

呼吸回路内の二酸化炭素濃度を測定することで、「換気」の適切さを知ることができます。

モニタリングと検査値 151

波形が基線の位置で平坦になっていれば、呼吸回路の接続外れや高度の循環不全など重大な事態が示唆されます。また、"波形の形"から換気の不均一性が、"呼気終末時の二酸化炭素濃度（E_TCO_2）"から動脈血の二酸化炭素分圧が推測できます。

換気の異常を最も早く検知できるので、パルスオキシメータと並んで人工呼吸中の重要なモニタです。

3 心電図

低酸素血症や高二酸化炭素症では、交感神経が緊張して頻脈になります。また、心室性・上室性の期外収縮を生じることもあります。低酸素血症が高度で心筋虚血が生じると、STレベルの下降や上昇、T波の変化、幅広いQRS波が現れます。

4 観血的動脈圧

同じく交感神経の緊張で血圧が上昇します。低酸素血症が進行して心収縮力が低下すると血圧は低下します。

血圧は、一般にマンシェットを用いて非観血的に測定しますが、急性期の人工呼吸中は一心拍ごとに評価できる観血的測定が必要です。

5 血液検査

全身の総合評価や臓器評価のために、採血して検査を行います。

胸部X線写真読影のポイント

胸部X線撮影は呼吸管理に必須ですが、ナースにとっては理解しにくいものの1つでしょう。理解のための近道は、健常者の写真（図5）と見比べることです。主なチェックポイントは以下のとおりです。

1 人工物のチェック

人工呼吸療法を受けている患者は、多くの人工物が留置されています。それらの位置の変化をチェックします。気管チューブ・気管切開チューブ、中心静脈カテーテル、胃管・栄養チューブ、胸腔・腹腔ドレーン、ペーシングワイヤーなどがそれに相当します。

2 中心陰影のチェック

胸の中心部分で、X線の透過性が悪い部分を「中心陰影」といいます（画像上は「白く」見えますが、これを「透過性が悪い」「暗い」といいます）。

そのほとんどは心臓ですが、軟部組織や大血管、血腫や腫瘍など心臓以外のものも含むので心陰影ではなく中心陰影といいます。

循環血液量が増加して心拡大が生じると、中心陰影が拡大します。心臓の手術後などで縦隔の血腫が増加したときも拡大します。

3 肺野のチェック

肺野では、まず左右差を見ます。明るさに差があるときは、一方が暗い（白い）か、他方が明るい（黒い）ことになります。画像上の明るさの異常を図5に示します。

図5 | 胸部X線写真のチェックポイント

（健常者の胸部X線）

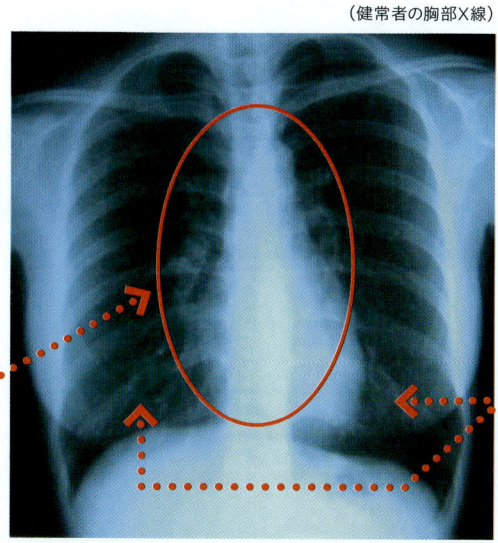

1 人工物の位置が変化していないかをチェック
- 気管チューブ、気管切開チューブ
- 中心静脈カテーテル
- 胃管・栄養チューブ
- 胸腔・腹腔ドレーン
- ペーシングワイヤー

2 中心陰影が変化していないかをチェック
- 心臓、軟部組織、大血管、血腫、腫瘍などを含む
- 心胸郭比（中心陰影の幅／胸郭の幅）をチェック

3 肺野の左右差がないかをチェック
- 形に差はないか
- 明るさに差はないか

画像上、黒い部分（「明るい」と呼ぶ）
- 過膨張
- 気腫性病変
- 気胸（気胸ラインが見えることもある）

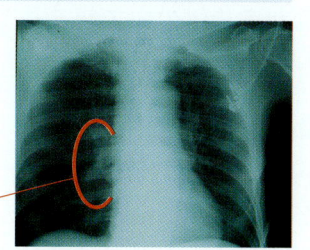

虚脱した肺
例：右気胸

画像上、白い部分（「暗い」と呼ぶ）
- 体表の異物（肺野から外れた部分にも陰影が続くことがある）
- 皮下の浮腫（側胸部の皮下厚も増大）
- 胸水・血胸（肺野の辺縁部で肺の輪郭線が見えることがある）
- 肺間質の水分増加（浮腫、間質性肺水腫）
- 間質性肺炎
- 肺動脈の拡張
- 肺静脈の拡張（うっ血）
- 肺胞内の含気減少
- 無気肺
- 肺胞性肺水腫
- 肺炎

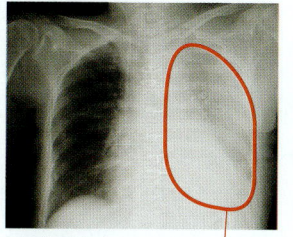

例：左胸水
胸水の貯留

PART 4 モニタリングとトラブル・アラーム対応

モニタリングと検査値 153

血液ガスと酸塩基平衡の基礎

大塚将秀

> **ここがポイント！**
>
> **1 動脈血液ガス分析の目的を知る**
> - 動脈血を採血して行われる「動脈血液ガス分析」は、動脈血の酸素分圧（PaO_2）と酸塩基平衡状態を知るために行われる。
>
> **2 動脈血液ガス分析のチェックポイントを知る**
> - 上記を確認するためには、検査結果のうち、4つの数値（PaO_2、pH、$PaCO_2$、HCO_3^-）をチェックしておく必要がある。これらの数値から、体の中で起こっている酸塩基平衡の異常を推察できるようにする。
>
> **3 動脈血液ガス分析の手技のポイントを知る**
> - 患者状態を正しく反映するために、動脈採血が適切に行われたかどうかを確認する。「静脈血が採血されていないか」「生理食塩液が混入していないか」「空気が混入していないか」「患者の状態が変化しているときの採血ではないか」を確認する。

動脈血液ガス分析は、動脈血の酸素分圧（PaO_2）、二酸化炭素分圧（$PaCO_2$）、pH（ピーエイチ、ドイツ語ではペーハー）を測定することです。

酸素は全身の細胞が使うエネルギーを効率よく産生するために必要ですが、その体内貯蔵量はごくわずかです。

代謝の結果、二酸化炭素と水が作られますが、酸である二酸化炭素は肺から外界へすみやかに捨てなければなりません。これらの動態を監視することは、生命を維持するために非常に重要です。

血液ガス分析結果を見るポイント

血液ガス分析の結果報告書にはたくさんのデータが並んでいますが、見るべきポイントは図1の4項目だけです。

動脈血の酸素分圧は、生命を左右する最も重要な値です。動脈血の二酸化炭素分圧とpH、およびこれらから計算された重炭酸イオン（HCO_3^-）濃度は、酸塩基平衡診断に重要な値です。ヘモグロビン濃度、電解質、血糖値なども記載されていますが、これらは多機能の測定装置で同時に測定されているだけ

図1 | 血液ガス分析結果でチェックすること

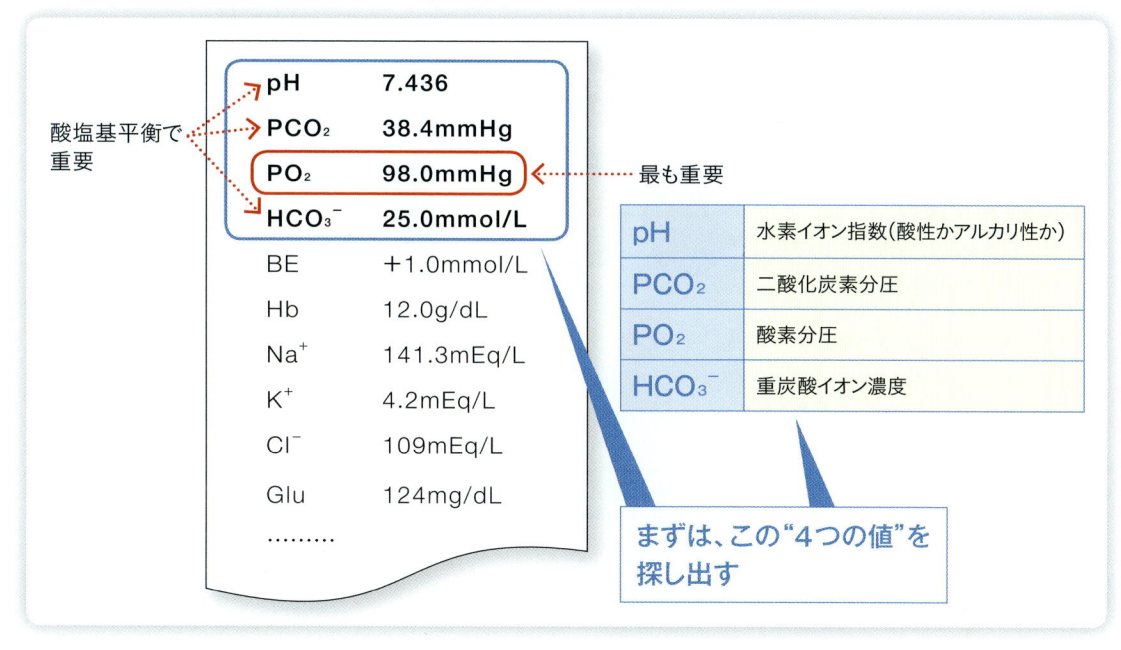

酸塩基平衡で重要：pH、PCO₂、HCO₃⁻
最も重要：PO₂

pH	7.436
PCO₂	38.4mmHg
PO₂	98.0mmHg
HCO₃⁻	25.0mmol/L
BE	+1.0mmol/L
Hb	12.0g/dL
Na⁺	141.3mEq/L
K⁺	4.2mEq/L
Cl⁻	109mEq/L
Glu	124mg/dL
………	

pH	水素イオン指数（酸性かアルカリ性か）
PCO₂	二酸化炭素分圧
PO₂	酸素分圧
HCO₃⁻	重炭酸イオン濃度

まずは、この"4つの値"を探し出す

図2 | 動脈血酸素分圧（PaO₂）の評価

目標は80～100mmHg。60mmHg以下は危険な「低酸素血症」

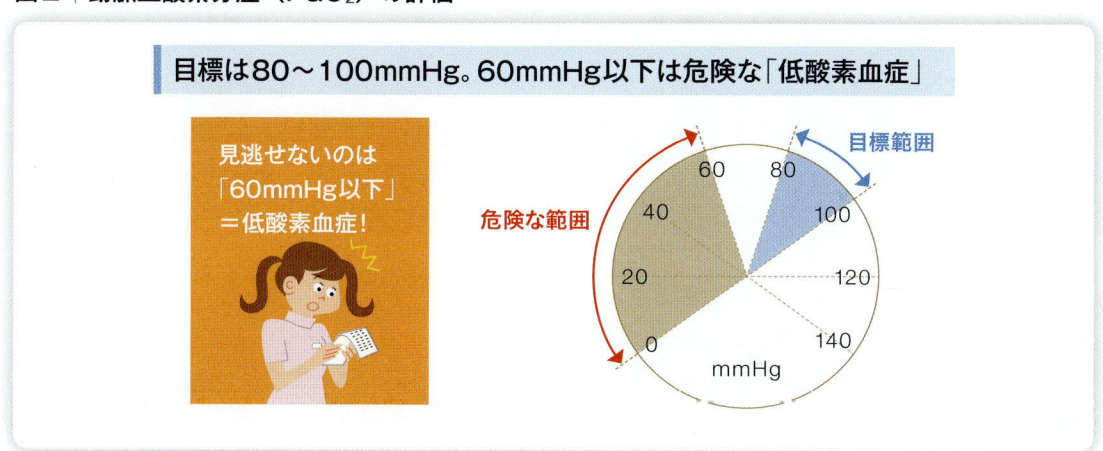

見逃せないのは「60mmHg以下」＝低酸素血症！

目標範囲：80〜100
危険な範囲：60以下

で、血液ガス分析には含めません。

1 酸素分圧の評価（図2）

　酸素は、数十秒から数分の欠乏で生体に致命的なダメージを与えます。現在の動脈血の酸素分圧が十分な値かどうかは、最初にチェックします。人工呼吸中も含め、一般的には80mmHg以上あれば十分です。60mmHg以下となった状態を低酸素血症（hypoxemia；ハイポキセミア）といい、全身の組織への酸素供給が不足する可能性が出てくるので要注意です。

2 酸素化の障害（図3）

　「酸素化の障害」という言葉には、「血液の酸素化障害」と「肺の酸素化障害」の2つの意味があります。
　「血液の酸素化障害」は動脈血の酸素分圧

血液ガスと酸塩基平衡の基礎　155

図3 ｜「肺の酸素化障害」と「血液の酸素化障害」

血液の酸素化障害
- 動脈血の酸素分圧や酸素飽和度が低いことを指す
- 「低酸素血症」と同じ意味

肺の酸素化障害
- 肺で酸素を取り込む能力が低下していることを意味する
- 酸素を投与すれば（酸素濃度を上げれば、また人工呼吸器のモードを変更すれば）、動脈血の酸素飽和度が上昇して、「低酸素血症」が改善することがある

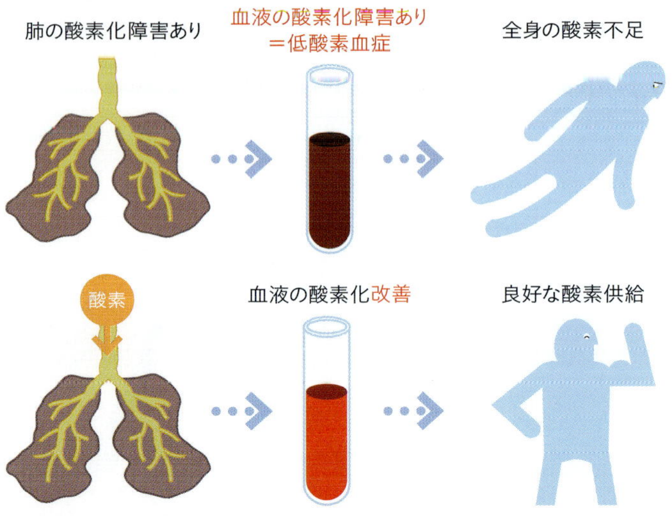

肺の酸素化障害あり → 血液の酸素化障害あり＝低酸素血症 → 全身の酸素不足

酸素 → 血液の酸素化改善 → 良好な酸素供給

注意！ 低酸素血症を避けることが、呼吸管理の大きな目的の1つ

や酸素飽和度（SaO_2）が低いことを指し、低酸素血症と同じ意味で用いられます。

「肺の酸素化障害」は、肺で酸素を取り込む能力が低下していることを意味します。空気吸入時は低酸素血症となりますが（図3上）、酸素吸入をすれば動脈血の酸素飽和度が上昇して低酸素血症でなくなることもあります（図3下）。

3 動脈血のpH（図4）

水素イオン（H^+）はとても小さなイオンなので、他の分子に非常に接近して電気的な性質を変化させます。そのため、わずかな濃度変化でも体内の代謝に大きな影響を与えます。水素イオン濃度は、pHで表します。水素イオン濃度が高いほどpHは小さな値となり、濃度が低いほど大きな値となります。健常者の動脈血のpHは、7.40を中心として7.35〜7.45の狭い範囲に維持されています。

4 血液のpHを左右するもの（図5）

血液のpHは、酸である二酸化炭素分圧と、塩基*である重炭酸イオン濃度のバランスで決まります。

動脈血の二酸化炭素分圧は35〜45mmHgに維持されています。二酸化炭素は酸なので、分圧が上昇するとpHは低下して血液が酸性に傾き、分圧が低下するとpHは上昇して血液がアルカリ性に傾きます。二酸化炭素は肺で排泄されるので、酸塩基平衡の「呼吸性因子」と呼ばれます。

動脈血の重炭酸イオン濃度は22〜26mmol/

---

* 水に溶けてアルカリ性を示す物質を「塩基」という。酸と結合して「塩（えん）」を作る基となるという意味である。「アルカリ」もほぼ同義。

図4｜動脈血のpH

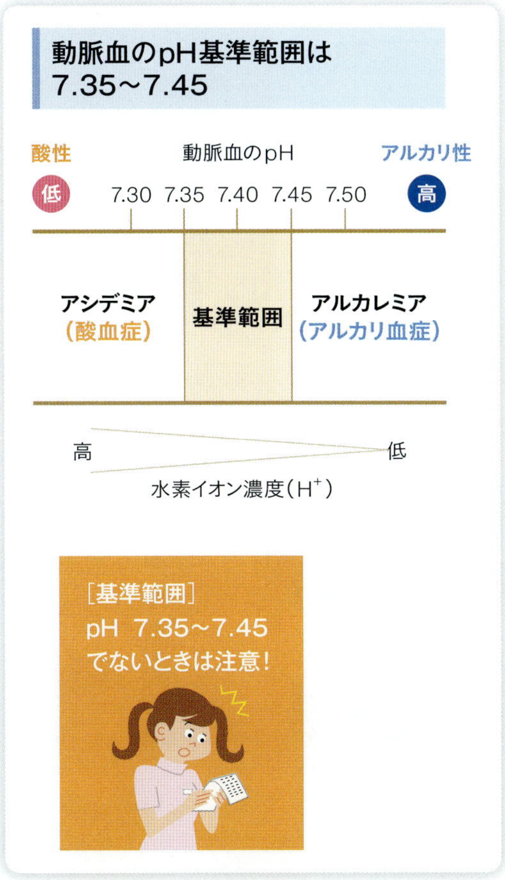

動脈血のpH基準範囲は 7.35～7.45

酸性 低　動脈血のpH　アルカリ性 高
7.30　7.35　7.40　7.45　7.50

アシデミア（酸血症）　基準範囲　アルカレミア（アルカリ血症）

高　　　　　　　　低
水素イオン濃度（H$^+$）

［基準範囲］
pH 7.35～7.45 でないときは注意！

Lに維持されています。重炭酸イオンは塩基なので、濃度が上昇するとpHは上昇して血液がアルカリ性に傾き、濃度が低下するとpHは低下して血液が酸性に傾きます。重炭酸イオンは、酸塩基平衡の「代謝性因子」と呼ばれます。

5 急性の酸塩基平衡障害（図6）

健常な状態では、動脈血二酸化炭素分圧と重炭酸イオン濃度はそれぞれ安定化しているため、動脈血の酸塩基平衡状態は図5のように維持されていますが、いずれかの因子が変動すると異常を生じます。

呼吸性因子である動脈血の二酸化炭素分圧が45mmHgを超えた状態を呼吸性アシドーシスといいます。逆に、動脈血の二酸化炭素分圧が低下して35mmHg以下になった状態を呼吸性アルカローシスといいます（図6-①）。

同様に、重炭酸イオン濃度が低下して22mmol/L以下になった状態を代謝性アシドーシス、26mmol/L以上になった状態を代謝性アルカローシスといいます（図6-②）。

また、動脈血二酸化炭素分圧が45mmHg以上で重炭酸イオン濃度も22mmol/L以下の場合を混合性アシドーシス、動脈血二酸化炭素分圧が35mmHg以下で重炭酸イオン濃度も26mmol/L以上の場合を混合性アルカローシスといいます（図6-③）。

6 アシドーシスとアシデミア（図4）

動脈血の二酸化炭素分圧が45mmHgを超えた状態は呼吸性アシドーシスですが、その結果pHが低下して7.35以下となった状態を「アシデミア（酸血症）」といいます。

逆に、二酸化炭素分圧が35mmHg以下になった状態を呼吸性アルカローシス、その結果pHが上昇して7.45以上となった状態を「アルカレミア（アルカリ血症）」といいます。

代謝性の酸塩基平衡障害でも同様です。

7 慢性の酸塩基平衡障害（図7）

動脈血pHの異常は全身の代謝に重大な影響があります。その状態が続くと、生体は動脈血のpHを7.40に戻そうとします。例えば、肺疾患のために動脈血二酸化炭素分圧が上昇してpHが低下した場合、腎臓が重炭酸イオンの再吸収を促進させて動脈血の濃度を上昇させます。その結果、pHの低下の程度は減少します。これを「代償」といい、代償が生じている状態を「慢性の酸塩基平衡障害」といいます。

PART 4　モニタリングとトラブル・アラーム対応

血液ガスと酸塩基平衡の基礎　157

図5｜動脈血pHを左右するもの

動脈血二酸化炭素分圧（PaCO₂）と重炭酸イオン濃度（HCO₃⁻）で決まる

[基準範囲]
PaCO₂ 35～45mmHg
HCO₃⁻ 22～26mmol/L
でないときは注意！

正常
低 ← pH → 高
7.35　7.45
アシデミア（酸血症）／アルカレミア（アルカリ血症）
PaCO₂ 35～45mmHg　HCO₃⁻ 22～26mmol/L

動脈血二酸化炭素分圧（PaCO₂）の変化時
1. 増える：呼吸性アシドーシス
2. 減る：呼吸性アルカローシス

重炭酸イオン（HCO₃⁻）濃度の変化時
1. 増える：代謝性アルカローシス
2. 減る：代謝性アシドーシス

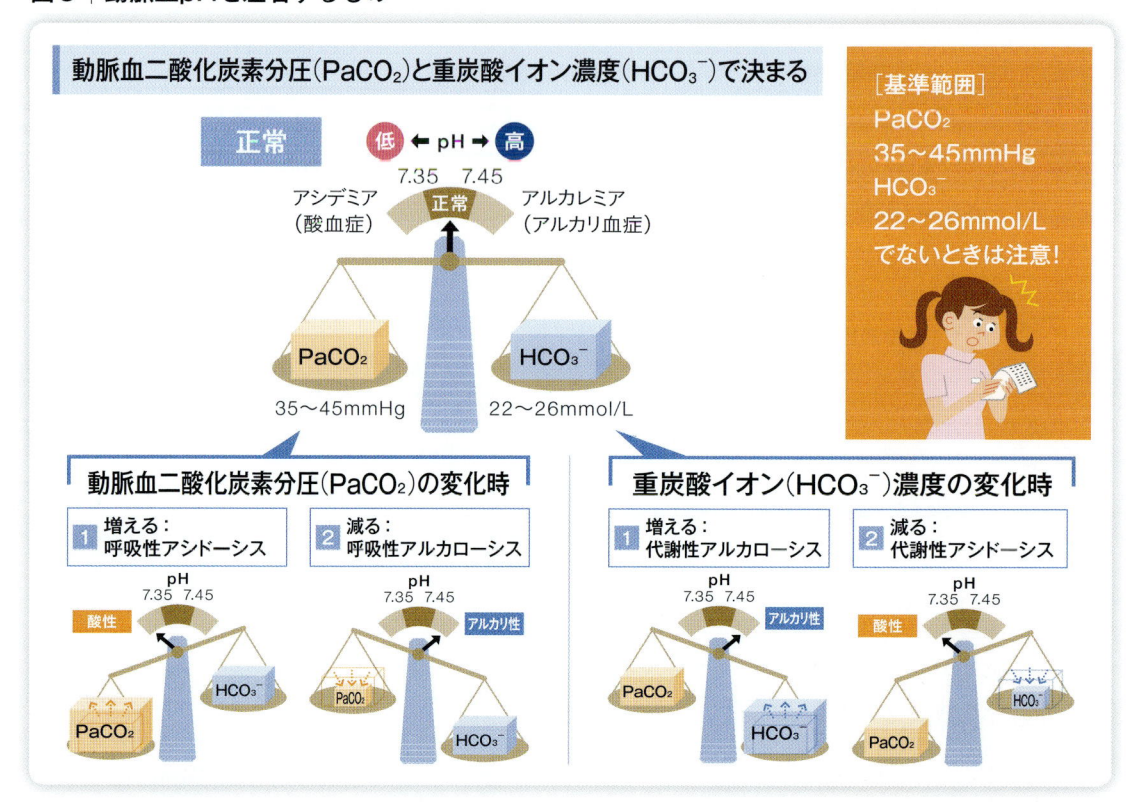

図6｜急性の酸塩基平衡障害

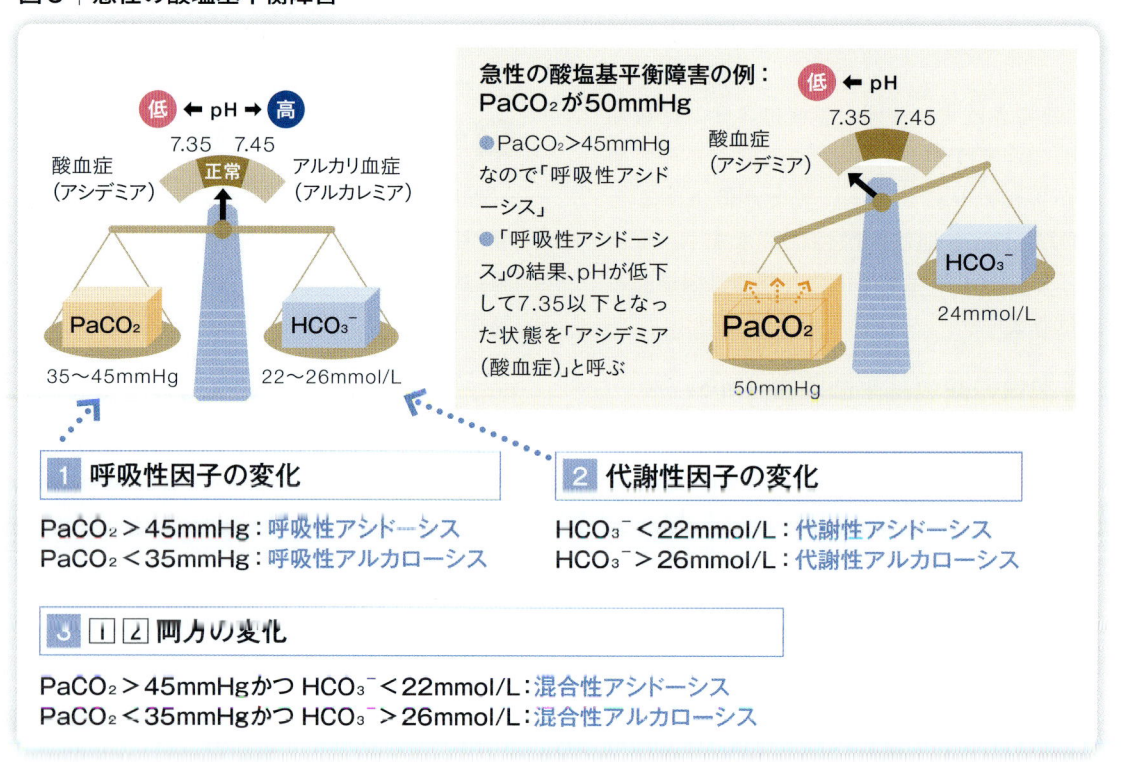

低 ← pH → 高
7.35　7.45
酸血症（アシデミア）／アルカリ血症（アルカレミア）
PaCO₂ 35～45mmHg　HCO₃⁻ 22～26mmol/L

急性の酸塩基平衡障害の例：PaCO₂が50mmHg
- PaCO₂＞45mmHgなので「呼吸性アシドーシス」
- 「呼吸性アシドーシス」の結果、pHが低下して7.35以下となった状態を「アシデミア（酸血症）」と呼ぶ

酸血症（アシデミア）
PaCO₂ 50mmHg　HCO₃⁻ 24mmol/L

1 呼吸性因子の変化
PaCO₂＞45mmHg：呼吸性アシドーシス
PaCO₂＜35mmHg：呼吸性アルカローシス

2 代謝性因子の変化
HCO₃⁻＜22mmol/L：代謝性アシドーシス
HCO₃⁻＞26mmol/L：代謝性アルカローシス

3 1 2 両方の変化
PaCO₂＞45mmHgかつHCO₃⁻＜22mmol/L：混合性アシドーシス
PaCO₂＜35mmHgかつHCO₃⁻＞26mmol/L：混合性アルカローシス

図7 | 慢性の酸塩基平衡障害（代償）

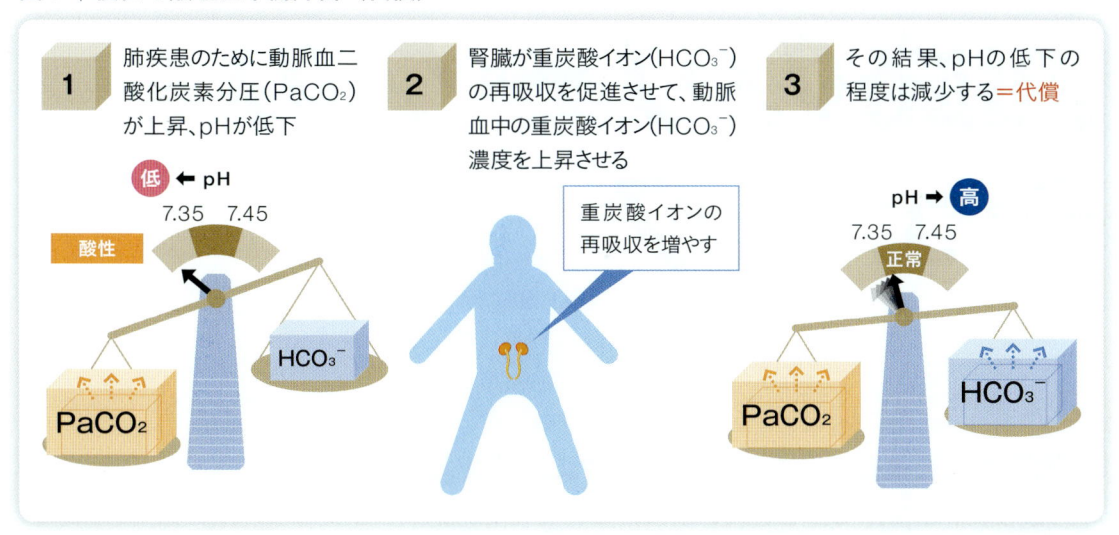

1 肺疾患のために動脈血二酸化炭素分圧（PaCO₂）が上昇、pHが低下

2 腎臓が重炭酸イオン（HCO₃⁻）の再吸収を促進させて、動脈血中の重炭酸イオン（HCO₃⁻）濃度を上昇させる

3 その結果、pHの低下の程度は減少する＝代償

重炭酸イオンの再吸収を増やす

血液ガス分析時の注意点

血液ガス分析は、きちんと行わないと診断や治療を間違う可能性があります。検査時の注意点を以下に示します。

1 動脈血かどうか

穿刺して採血したときは、動脈でないかもしれません。静脈血が混入すると、二酸化炭素分圧はやや上昇してpHはやや低下します。酸素分圧は大きく低下するので、重篤な低酸素血症と判断してしまう可能性があります。

2 希釈されているかどうか

動脈ラインから採血した場合は間違いなく動脈血ですが、十分吸引しないとライン内の生理食塩液が混入します。その場合は、同時に測定されているヘモグロビンやカリウム濃度が低下するので、これらを参考にします。

3 検体採取時に空気が混入していないか

採血時に大量の空気が混ざると、二酸化炭素分圧は低下してpHは上昇します。酸素分圧は約150mmHgに近づきます。

4 患者は安定した状態であったか

患者の状態が安定していないと、無駄な採血になってしまいます。例えば、気管内吸引後、吸入酸素濃度を変えた後、人工呼吸器の設定を変えた後などは、十分な時間が経ってから採血する必要があります。

血液ガスと酸塩基平衡の基礎　159

PART4　モニタリングとトラブル・アラーム対応

回路のリークのチェック

大塚将秀

(((ここがポイント！)))

1 陽圧換気を維持するためにはリークに注意する
- 人工呼吸中は陽圧により換気を維持しているため、リークがあると、肺に届くガスの量が減少し、高二酸化炭素症を招き、さらには低酸素血症を生じる恐れもあり、チェックが重要である。

2 グラフィックモニタでリークを確認できる
- リークをチェックするためには、人工呼吸器のグラフィックモニタが役に立つ。
- 量規定換気（VCV）のときは「気道内圧波形」を、圧規定換気（PCV）やプレッシャーサポート換気（PSV）では「換気量波形」を参照する。

　気道内陽圧による人工呼吸を行う場合は、呼吸回路の気密性が保たれていることが大前提です。回路にリーク（漏れ）があると、患者の肺胞換気が減少して高二酸化炭素症や低酸素血症を生じる可能性があります。カフのリークがあると、口腔咽頭の分泌物などが気道内に流れ込む可能性が増し、人工呼吸器関連肺炎（ventilator-associated pneumonia：VAP）の原因にもなります。

陽圧換気とは

　自発呼吸の模式図を**図1-1**に示しました。横隔膜を中心とした呼吸筋群が収縮すると、胸郭が拡張して胸腔内圧が低下します。その陰圧で肺が拡張するときに、口や鼻から新鮮な外気が吸入されます。これが吸気です。

　陽圧換気（**図1-2**）では、気道に陽圧を加えることで肺が拡張して吸気が行われます。新鮮な外気が入って肺が拡張する点では同じですが、圧の加わり方が異なります。

陽圧換気でリークがある場合

　通常の陽圧換気では、人工呼吸器が送ったガスの全量が肺に入ります。しかし、リークがあると一部が外に逃げるので、肺に届くガスの量が減少して高二酸化炭素症をきたします（**図2**）。肺胞の拡張が維持できず、低酸素血症を生じる可能性もあります。

図1 | 自発呼吸と陽圧換気

1 自発呼吸

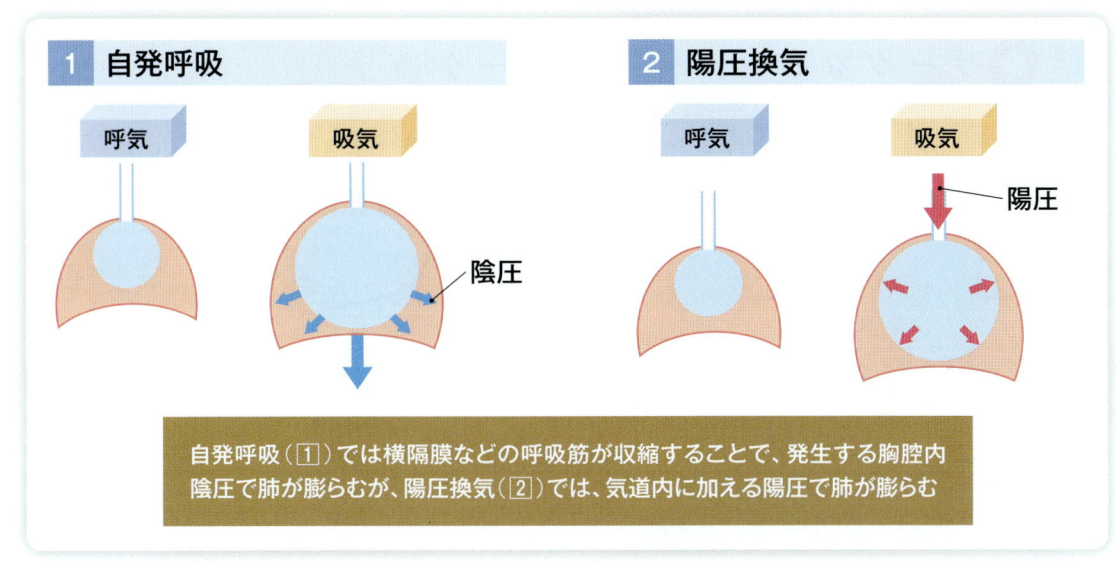

呼気　吸気

陰圧

2 陽圧換気

呼気　吸気

陽圧

自発呼吸（1）では横隔膜などの呼吸筋が収縮することで、発生する胸腔内陰圧で肺が膨らむが、陽圧換気（2）では、気道内に加える陽圧で肺が膨らむ

図2 | リーク（漏れ）がある場合

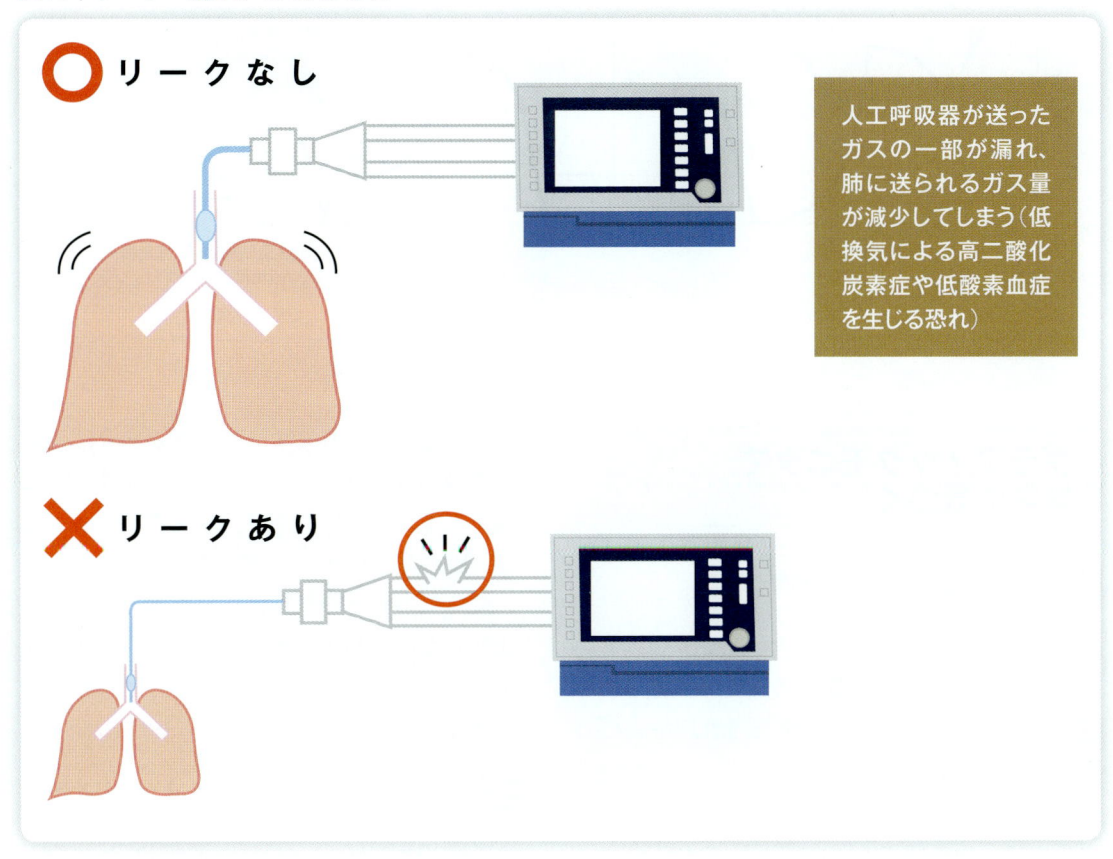

○ リークなし

× リークあり

人工呼吸器が送ったガスの一部が漏れ、肺に送られるガス量が減少してしまう（低換気による高二酸化炭素症や低酸素血症を生じる恐れ）

回路のリークのチェック　161

図3｜VCVで換気中の気道内圧曲線

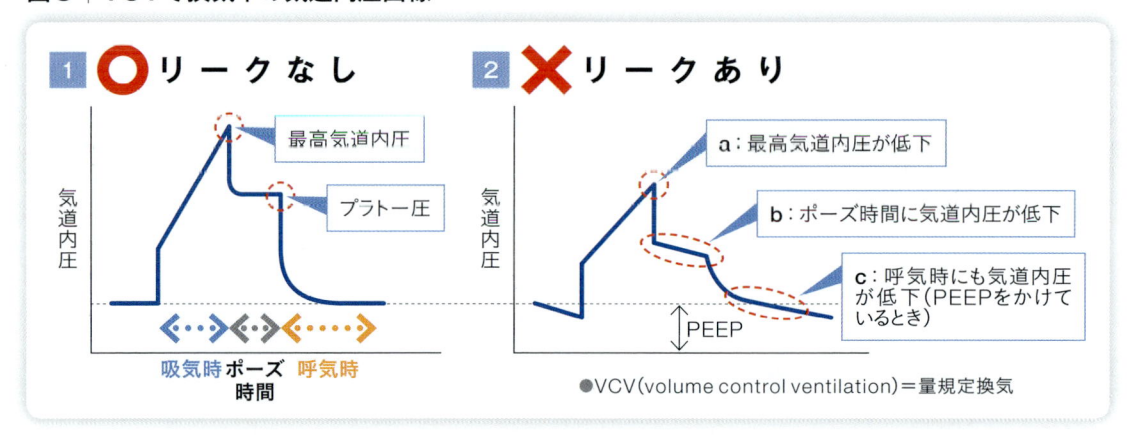

1 ⭕ リークなし

（気道内圧のグラフ：最高気道内圧、プラトー圧、吸気時・ポーズ・呼気時）

2 ❌ リークあり

- a：最高気道内圧が低下
- b：ポーズ時間に気道内圧が低下
- c：呼気時にも気道内圧が低下（PEEPをかけているとき）

●VCV（volume control ventilation）＝量規定換気

図4｜PCV、PSVで換気中の換気量曲線

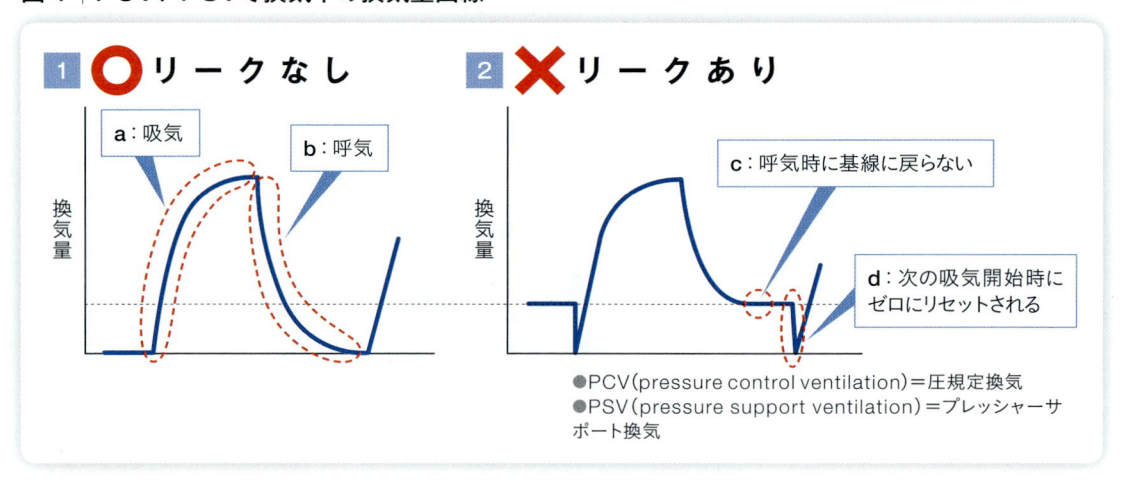

1 ⭕ リークなし

- a：吸気
- b：呼気

2 ❌ リークあり

- c：呼気時に基線に戻らない
- d：次の吸気開始時にゼロにリセットされる

●PCV（pressure control ventilation）＝圧規定換気
●PSV（pressure support ventilation）＝プレッシャーサポート換気

グラフィックモニタで異常に気づく

1 VCV＝気道内圧波形で確認

　量規定換気（volume control ventilation：VCV）時の気道内圧波形を**図3**に示します。**図3-1**はリークがないときで、**図3-2**はリークがあるときです。

　リークがあると肺に送られるガス量が減少するので、最高気道内圧が低下します（**a**）。ポーズ時間は、吸気も呼気もさせずに回路内を密閉状態にする時間なので、通常は気道内圧が一定に保たれます。リークがあれば回路内のガスが失われていくので、回路内圧は徐々に低下します（**b**）。リークが多いと、呼気時の気道内圧も低下します（**c**）。

　最高気道内圧の低下はリークがないときと比較しないとわかりませんが、ポーズ時と呼気時の気道内圧低下は比較しなくてもわかる重要な所見です。

2 PCV、PSV＝換気量波形で確認

　圧規定換気（pressure control ventilation：PCV）やプレッシャーサポート換気（pressure support ventilation：PSV）では気道内圧波形でリー

図5 ｜ カフリーク時の所見

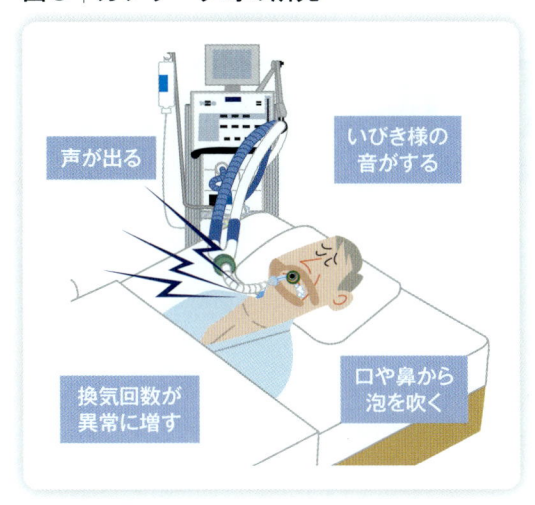

声が出る
いびき様の音がする
換気回数が異常に増す
口や鼻から泡を吹く

クを判断するのは困難で、換気量波形（図4）が有用です。

換気量波形は時間に伴う肺の容量変化を表し、吸気とともに増加して（a）、呼気とともに減少します（b）。通常は吸気量と呼気量がほぼ等しいので呼気終了後は基線に戻ります（図4-1）。

リークがあると（図4-2）、吸気として送ったガスの一部が逃げるので、呼気量が減少して呼気終了後に基線に戻りません（c）。次の吸気開始時に波形はゼロにリセットされるので、特徴的な波形（d）を呈します。

カフリーク時の所見

カフからガスが漏れていると、漏れたガスは声門を通って咽頭・口腔に流れ、図5のような所見が見られます。回路内ガスの漏れのため、回路内圧は呼気時も徐々に低下します（図3-2-C参照）。この気道内圧低下によって人工呼吸器がトリガーされると、自発吸気がないのに換気補助が行われて換気回数が増し、過換気（低二酸化炭素症）となることもあります。

カフリーク時の対応

カフリーク時はカフ圧を測定して空気を補充しますが、カフ圧が低下していないこともあります。

このときに一番多いのは、気管チューブが抜けかけていることです。気管チューブが浅くなって太い気管径の場所にカフが位置しているため、通常のカフ量では密封できずにリークを生じます。

気管チューブの固定位置を確認して、正しい位置に止め直します。これを見逃すと、計画外抜管（事故抜管）の原因となります。

回路リークを起こしやすい場所

カフに問題がなければ、呼吸回路を点検します。

図6に回路リークを起こしやすい場所を示します。接続部は緩みやすく、蛇管は屈曲しているところで亀裂が入りやすいので要注意です。図7に誤った蛇管接続の例、図8に正しい例を示します。奥までしっかりと、矢印の線のところまで接続します。接続が浅いとリークの原因になるだけでなく、わずかな外力で回路が外れる可能性もあります。

その他、閉鎖吸引器具、加湿器チャンバーなどもリークの原因となります。

リーク場所の見つけ方

まず呼吸回路を患者から外します。患者には用手換気器具などを接続して換気を維持します。呼吸回路のYピースにはテスト肺をつけてVCVモードで換気を行い、ポーズ時の圧低下の有無（図3）でリークを判断します。

回路のリークのチェック 163

図6 | リークを生じやすい呼吸回路の部位

接続部は緩みやすく、蛇管の屈曲部は破れやすい（○部分）

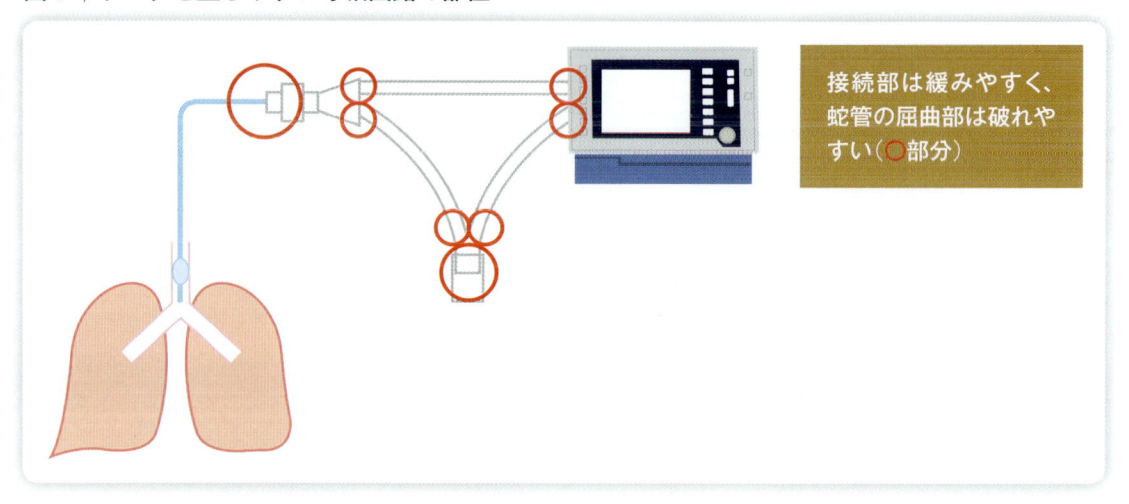

図7 | 誤った蛇管接続

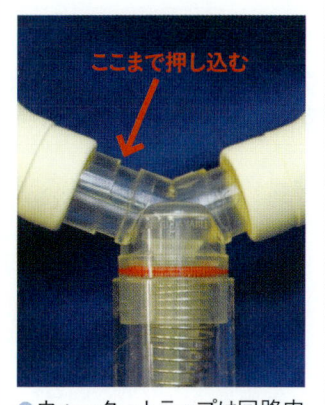

ここまで押し込む

- ウォータートラップは回路内の水を除去するために便利だが、リークの原因となりやすいので注意
- 奥までしっかりと、矢印の線のところまで接続する

図8 | 正しい接続

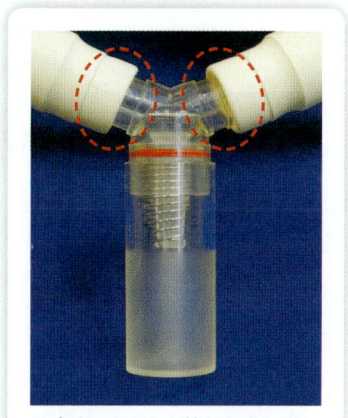

- 奥まできちんと差し込まれている

図9 | ウォータートラップ内部のバネが傾いている

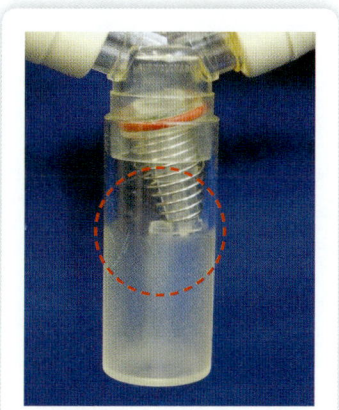

- 水受けカップを外したときに、リークの原因となる

人工呼吸器自体にリーク診断モードがあれば、それを利用します。次に、蛇管や部品を1つずつ外して換気を行い、リークの有無を調べます。リークがなくなったとき、最後に外した部品がリークの原因です。

ウォータートラップに注意

ウォータートラップは、回路内に貯留した凝結水を排除するために便利ですが、リークの原因となりやすい厄介な部品でもあります（図7）。

換気中に水受けカップを外しても内蔵されたバネの作用で回路が閉鎖され、換気に影響

表2 | リークによって生じる事態

肺胞低換気	……▶	高二酸化炭素症
肺胞虚脱	……▶	酸素化障害、低酸素血症
オートトリガリング	……▶	過換気、低二酸化炭素症
呼気量の減少	……▶	人工鼻使用時の気道乾燥

が及ばないように工夫されていますが、このバネが斜めになっている（**図9**）と、回路が密封できずリークの原因となります。

また、水受けカップはやや硬質のプラスチックでできていることが多いので、割れやすく亀裂が入りやすい欠点があります。これもリークの原因となります。

リークの結果生じること

リークが生じると、**表2**のような事態を招きます。

リークに強い換気モード

陽圧換気はリークがない状態で行うのが基本ですが、小児などでカフなしチューブを使う場合や、気管支瘻やブラの破裂などではリークをゼロにすることができません。

VCVでは人工呼吸器が送るガス量は一定なので、リーク分はそのまま低換気になりますが、PCVやPSVでは回路内圧が設定値になるまでガスを送るので、多少のリークがあっても肺はその圧まで拡張します。PCVやPSVはリークに強い換気モードといえます。

ここをチェック！

1 気管チューブのカフからのリークがないか
- 人工呼吸管理のため留置されている気管チューブで、カフからガスが漏れていると、冒頭の「声が出る」、あるいは「いびき様の音がする」「口・鼻から泡を吹く」「換気回数が異常に増す」といった所見が認められる。

2 呼吸回路からのリークがないか
- 呼吸回路は、特に接続部が緩みやすく、蛇管の屈曲部位は亀裂が入りやすいため、その部分を重点的にチェックする。

3 ウォータートラップはきちんとはめ込まれているか
- ウォータートラップ部分はリークの原因となりやすいため、接続が外れていないか、接続が浅くないか、バネが傾いていないかを確認する。亀裂が入っていないかも確認する。

PART4　モニタリングとトラブル・アラーム対応

アラームへの対応

大塚将秀

ここがポイント！

1 人工呼吸器のアラーム機能の目的
- 自分自身では十分な呼吸ができない患者にとって、人工呼吸器は命綱である。
- "アラームが鳴る"＝"患者の呼吸状態に何らかの変化が起こっているというサイン"であることを理解する。むやみにあわてず、落ち着いて確認をとり、処置へとつなげることが重要である。

2 アラームの種類と緊急度
- アラームには多くの種類があるが、「緊急」と「警告」の2つに分けられる。アラームの種類を聞き分けるという意識をもつことも重要である。

3 緊急時への備え
- 緊急アラームに対しては、すみやかな原因究明と対処が求められる。
- 用手換気器具や酸素ボンベなど、緊急時に使われる機器の備えを常に整え、使用方法を定期的に訓練しておくことも必要である。

4 協力体制と声かけ
- 緊急アラームへの対処の方法・ルールなどを、院内で共有する。アラーム対応にあたり、周囲に声かけをしながら行うことも重要である。

人工呼吸器のアラームの役割

　人工呼吸器には多くのアラーム機能が備えられています。人工呼吸器は、自分自身だけでは十分な換気や酸素化が維持できない患者に装着して呼吸補助をする機械です。患者にとって人工呼吸器は命綱なのです。

　ヒトは、数分間以上換気を止めることができません。呼吸や循環に障害がある患者では、さらに短い時間しか許されません。したがって、人工呼吸中は目を離さずずっと観察している必要があります。しかし、それでは他の観察や処置ができないので、人の代わりに換気状態を監視する機能を人工呼吸器にもたせました。これが「アラーム」です。

表1｜緊急度によるアラームの分類

緊急アラーム

アラームの種類
- 無呼吸
- 気道内圧低下
- 分時換気量下限
- 一回換気量下限

よりよい換気条件に変更するための

警告アラーム

アラームの種類
- 呼吸回数上限
- 分時換気量上限
- 最高気道内圧

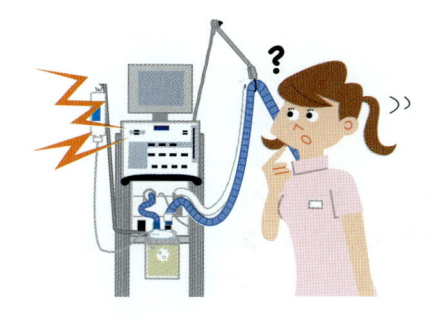

図1｜人工呼吸器に異常が生じた場合の対処フローチャート

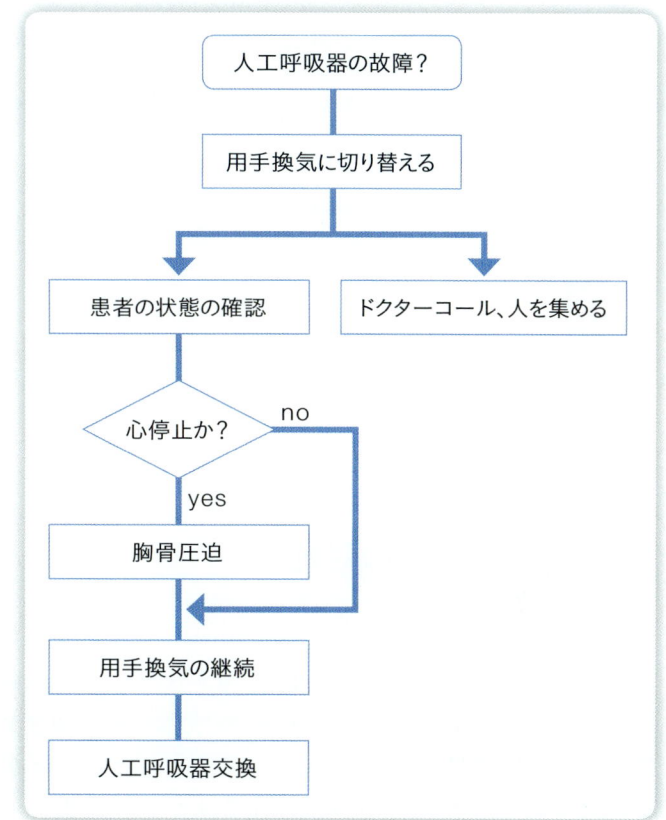

人工呼吸器の故障？
↓
用手換気に切り替える
↓
患者の状態の確認　／　ドクターコール、人を集める
↓
心停止か？ — no →
↓ yes
胸骨圧迫
↓
用手換気の継続
↓
人工呼吸器交換

（横浜市立大学附属病院医療安全管理指針より）

　医療従事者は、人工呼吸器のアラームの音を聴くと「いやな気分」になるものですが、それは何か具合の悪いことが起こっているわけですから、心配になるのはもっともです。しかし、アラームは患者の呼吸状態を見張ってくれる頼もしい味方です。

　アラームは、換気量や気道内圧などが設定した範囲から逸脱したことを知らせてくれる機能です。アラームが鳴ったら、何が起こっているのかを把握して必要な処置を行いましょう。わからなければ先輩に聞くことも重要です。

人工呼吸器のアラームの種類

　アラームには多くの種類がありますが、大きく分けて「緊急事態を知らせる緊急アラーム」と「よりよい人工呼吸を行うための警告アラーム」があります（表1）。

　無呼吸・気道内圧低下・分時換気量下限などは、換気されていないことを知らせるアラームなので、「緊急アラーム」に相当します。一方、呼吸回数上限や分時換気量上限などは、「よりよい換気条件に変更を促すための警告アラーム」です。

表2 | 緊急時に備えた準備

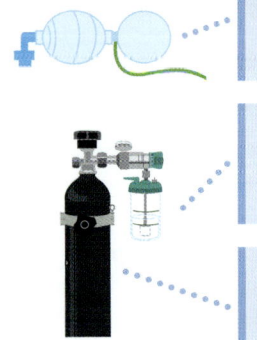

- 用手換気器具（ジャクソンリース回路、または自己膨張型バッグ）
- 酸素流量計
- 酸素ボンベ（十分な残量があるもの）
- 生体情報モニタ（心電図、パルスオキシメータ、血圧計）
- 救急カート（緊急気道確保器具、緊急薬品など）
- 直流除細動器またはAED

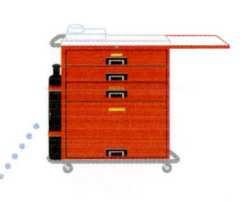

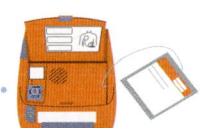

緊急アラームへの対処

　緊急アラームが鳴ったときは一大事です。換気がまったく行われていない可能性もあるため、すみやかに原因を探して対処しなければなりません。「アラームが鳴っている原因がわからない」「人工呼吸器が故障したようだけど、よくわからない」と思ったときは、**図1**に従って対処します。

　まず応援を呼ぶとともに、自己膨張型バッグ（バッグバルブマスク）やジャクソンリース回路を用いて用手換気を行い、換気できることを確認します。ここで換気できないときは、「気管チューブの閉塞」「計画外抜管」「緊張性気胸」「重症喘息発作」などが考えられるため、ただちに超緊急ドクターコールが必要です。

　用手換気が可能で酸素飽和度が維持できれば、あわてる必要はありません。換気を維持しながら、「意識状態」「心電図」「血圧」「脈拍」などをチェックします。

　「血圧上昇」「血圧低下」「徐脈」「不整脈」などが見られたら、薬剤等による治療が必要になります。心室細動や心静止では胸骨圧迫や電気的除細動が必要になります。AED（automated external defibrillator；自動体外式除細動器）が使用できるときは装着しましょう。

　バイタルサインに異常がなければ、用手換気を行いながら応援が来るのを待ちます。人工呼吸器が故障していると思っても、自分で直す必要はありません。用手換気を行って、バイタルサインを確認しながら応援を待てばいいのです。一番避けなければならないのは、患者を放置したまま故障の原因を探そうとすることです。原因がすぐにわからない場合はもちろんですが、短時間で故障が直せても、患者はその間換気できていないからです。

緊急対応のためのチェック

　緊急時に上記のことをあわてずに実行するためには、普段からの備えが大切です。**表2**に示す物品を常に用意し、手順（**図1**）を見やすい位置に貼って定期的に訓練することです。以下にそれぞれの注意点を示します。

1 用手換気

　一般に行われている人工呼吸は、気道に陽圧を加えて吸気を行います。人工呼吸器は、これを一定のリズムで繰り返し行う機械です（**図2-1**）。人工呼吸器は決められたとおり

図2｜人工呼吸器の基本機能と用手換気

1 人工呼吸器の換気

吸気
呼気

決められたリズムで、決められたガスを送る

2 用手換気

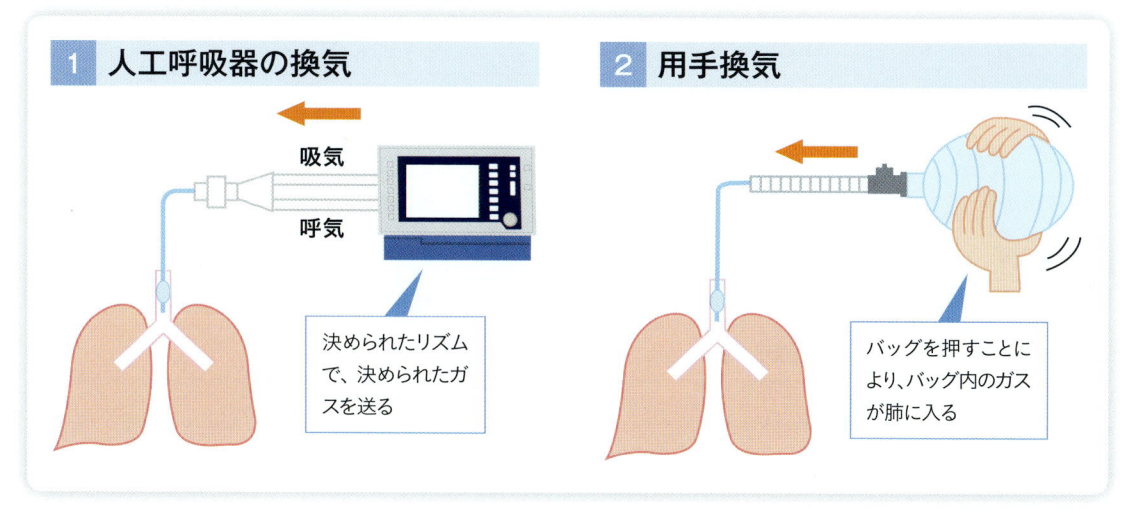

バッグを押すことにより、バッグ内のガスが肺に入る

図3｜用手換気器具

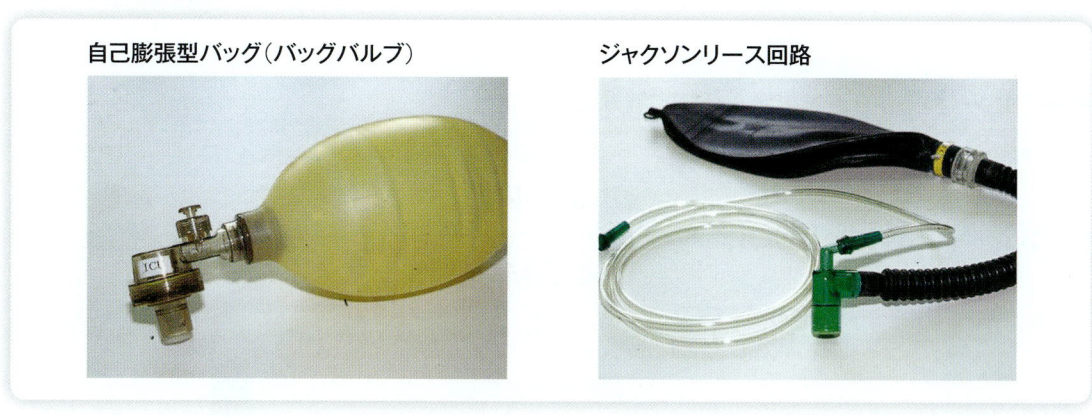

自己膨張型バッグ（バッグバルブ）

ジャクソンリース回路

正確に換気できる点で優れていますが、人工呼吸器がないと人工呼吸できないわけではありません。

　図2-2のように、気道につながれたバッグを手で押すこともりっぱな人工呼吸です。人工呼吸器がないときや人工呼吸器が壊れたときは、「手で人工呼吸」することを思い出してください。人工呼吸器は機械だから故障します。電気が必要です。酸素も圧縮空気も必要です。その点「手とバッグ」はシンプルです。電気や圧縮空気は不要です。自己膨張型バッグなら酸素も不要です。

　しかし、バッグが破れていたら使いものになりません。普段からのチェックが必要です。また、使用法に慣れていないと、緊急時に困ります。

2 用手換気器具

　広く用いられている用手換気器具には、「自己膨張型バッグ」と「ジャクソンリース回路」の2種類があります（**図3**）。自己膨張型バッグは慣れない人でも使いやすいことが特徴です。一方、ジャクソンリース回路を使いこなすには少し練習が必要ですが、自発呼吸が

アラームへの対応　**169**

表3 | 自己膨張型バッグとジャクソンリース回路の比較

	自己膨張型バッグ（バッグバルブ）	ジャクソンリース回路
ガス源（酸素）	不要	要
ガス（通常酸素）流量	0〜10L/分	分時換気量の2〜3倍（10〜15L/分以上）
バッグの拡張	自動	ガス流入による
CO_2再呼吸	なし	あり（ガス流入量に依存）
高濃度の酸素吸入	リザーバを要す	容易
中等度濃度の酸素吸引	酸素流量による	不可
肺の状態把握（コンプライアンス、抵抗）	わかりにくい	感じとりやすい
加圧圧力	わかりにくい（圧力計つきもある）	感じとりやすい
構造	一方向弁を持つ	単純
価格	高価	安価

（文献1、p.500より引用、一部改変）

図4 | ボンベ内圧から酸素残量を計算する方法

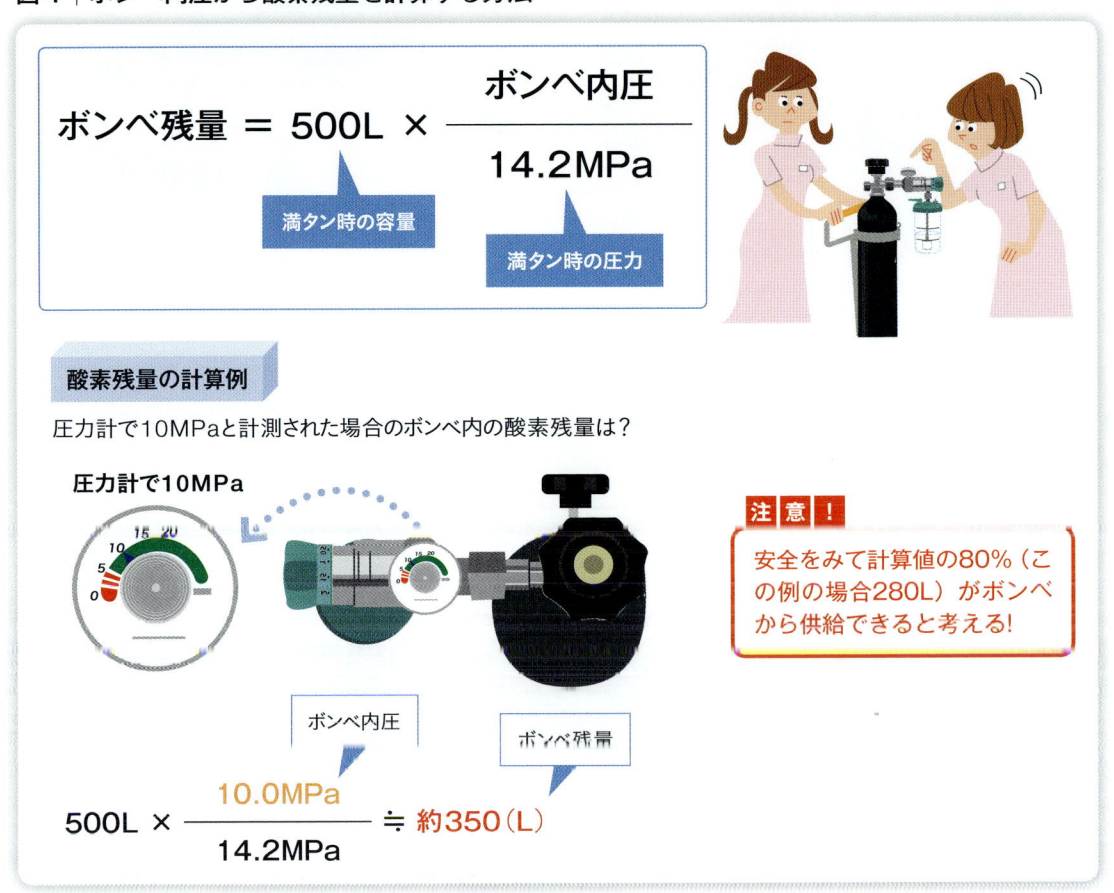

$$\text{ボンベ残量} = 500\text{L} \times \frac{\text{ボンベ内圧}}{14.2\text{MPa}}$$

- 500L：満タン時の容量
- 14.2MPa：満タン時の圧力

酸素残量の計算例

圧力計で10MPaと計測された場合のボンベ内の酸素残量は？

圧力計で10MPa

$$500\text{L} \times \frac{10.0\text{MPa（ボンベ内圧）}}{14.2\text{MPa}} \fallingdotseq \text{約350（L）（ボンベ残量）}$$

注意！ 安全をみて計算値の80％（この例の場合280L）がボンベから供給できると考える！

図5 | 誤報アラームが鳴ったときの対処

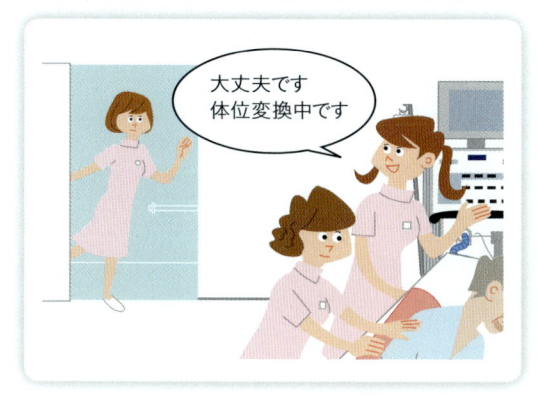

可能で肺の状態を把握しやすい利点もあります。両者の比較を**表3**に示します。

3 酸素ボンベ

人工呼吸器には壁のアウトレットから酸素と圧縮空気を供給しますが、酸素供給が途絶える可能性もあります。そこで、万が一に備えて酸素ボンベも用意しておきます。酸素ボンベと用手換気器具があれば、人工呼吸器の故障や電気・医療ガスの供給停止などどんな事態が生じても患者の換気を継続することができます。

酸素ボンベは金属製で、色は「黒」と定められています。中の酸素は圧縮された気体です。

病院で通常見かける高さ65cm程度のものは、通称"500Lボンベ"と呼ばれていて、満タンのとき1気圧で500Lの酸素を放出することができます。中は気体なので、使用中の残量はボンベ内圧から計算できます（**図4**）。

圧力計の読み取り誤差を考慮して、計算値の80％が確実に使用できると考えます（例：計算で350Lだったら、その80％の280Lが使える）。緊急時は、ボンベの酸素が命綱です。あとどれくらい使用できるか常に把握するようにしましょう。

アラームが鳴ったら協力体制を

アラームが鳴ったときは緊急時です。一刻も早く処置が必要なときもあるため、他のベッドでアラームが鳴っていたら、いま実施中の処置を中断して、遠くであっても駆けつける必要があります。

しかし、気管吸引時や体位変換時などにアラームが鳴ることはしばしばあります。これらのときに、毎回遠くから多くの人が駆けつけてきては、仕事にならないだけでなく、処置を中断された患者を危険にさらすことにもなります。

これを防ぐために、対応中のアラームや間違ったアラームが鳴った場合は、すみやかに一時消音するとともに、「います」「処置中です」「間違いです」などと声を出して、他のスタッフに知らせることが重要です（**図5**）。

〈引用文献〉
1. 磨田裕：呼吸管理における安全管理.図説ICU―呼吸管理編・改訂新版,奥津芳人,磨田裕 編著,真興交易医書出版部,東京,2007：498-508.

COLUMN

ABCDEバンドルとは？

　VAPバンドル（→p.124）の項でも解説されていますが、バンドル（bundle＝束）は「組み合わせて行うことで効果を発揮する方策」のことを指します。

　ABCDEバンドルは、せん妄対策として行うことが推奨されているバンドルです。

　せん妄は、IVなどのルート自己抜去を引き起こす危険があること、人工呼吸器からの離脱を遅らせることなど、さまざまなデメリットがあるだけでなく、予後不良因子としても挙げられています。せん妄の発症原因は明らかになっていませんが、患者の重症度や低酸素血症、感染症の有無などとの関連が指摘されています。

　米国集中治療医学会の鎮静ガイドライン改訂（2013年1月）に伴い、ABCDEバンドルは、今後ますます必要性を増すことでしょう。

表｜ABCDEバンドル

Awaken the patient daily（Sedation Cessation）	毎日患者を覚醒させよう（鎮静中断）
Breathing（Daily Interruptions of Mechanical Ventilation）	自発呼吸（毎日人工呼吸離脱を試みよう）
Coordination（Daily Awakening and Daily Breathing）	AとBの組み合わせ（毎日の鎮静中断と離脱トライアル）
Delirium Monitoring	せん妄のモニタリング
Exercise / **E**arly Mobility	運動療法と早期離床

Vasilevskis EE, Ely EW, Speroff T, et al. Reducing iatrogenic risks：ICU-acquired delirium and weakness-crossing the quality chasm. Chest 2010；138(5)：1224-1233.より引用一部改変

PART 5

人工呼吸器からの離脱

PART5　人工呼吸器からの離脱

ウィーニングの進め方

桑山直人

ここがポイント！

1 ウィーニングの進め方
- ウィーニングには、「自発呼吸テストによるウィーニング」「on-off法によるウィーニング」「換気モードの調整によるウィーニング」がある。
- 特に、自発呼吸テストやon-off法でウィーニングを進める場合は、抜管までの準備段階で覚醒している必要がある。

2 ウィーニング時に確認すること
- ウィーニングを始める際には、意識状態を確認する。
- ウィーニング施行中は呼吸状態の観察、心拍数などの呼吸動態や発汗、意識状態も確認する。

3 ウィーニングの中止基準
- 中止の際は、以前の設定以上の補助呼吸ができるように、人工呼吸器を設定し、問題を解決しながらウィーニングを試みる。

　人工呼吸器からの離脱のことを"ウィーニング"といいます。人工呼吸中の患者に自発呼吸があり、一定の条件を満たせばウィーニングを開始できます。

　表1は、米国胸部専門医学会（American College of Chest Physicians：ACCP）が示したガイドラインの、ウィーニング開始基準です[1]。文献では、この基準は後述するウィーニング方法のうち「自発呼吸テストの開始基準」として示されていますが、一般的なウィーニング開始の指標としても参考になります。

　表1の中の「6.」の例としては「覚醒している」という表現があります。ウィーニング方法のうち、自発呼吸テストやon-off法では、患者は覚醒している必要があります。ただし、人工呼吸器の換気様式を変化させるやり方では、気管チューブを抜管する準備段階までは、覚醒していることは必須条件ではありません。抜管前に自発呼吸テストを行う場合は、鎮静薬投与を中止して意識状態が覚醒していることを確認します。

　表1の「1. 酸素化が保たれている」には、研究者によってさまざまな報告がなされています。指標を厳しい条件で設定すればウィーニングに成功する可能性は高くなるものの、抜管できる対象者は少なくなり、不必要な長

表1 | 自発呼吸テストの開始基準

客観的項目

1. 酸素化が保たれている（例：F_IO_2≦0.4、PEEP≦5～10cmH_2OでPaO_2≧60mmHg、またはPaO_2/F_IO_2≧150～300）
2. 心機能が安定している（例：心拍数≦140、または最小限の昇圧剤で血圧が安定している）
3. 38℃以上の発熱がない
4. 著明な呼吸性アシドーシスを認めない（例：pH≧7.25）
5. 酸素運搬能に影響を及ぼすような貧血がない（Hb≧8～10g/dL）
6. 適切な精神状態、意識状態である（例：覚醒している、GCS≧13、鎮静薬の持続投与がない）
7. 安定した代謝状態にある（例：著明な電解質異常を認めない）

主観的臨床評価

1. 疾患の急性期問題点が解決されている
2. 医師が人工呼吸器からの離脱を、可能であると考えている
3. 十分な咳反射がみられる

（文献1より引用、強調は編集部による）

表2 | ARDS（急性呼吸窮迫症候群）患者のウィーニング開始条件

1	ARDSが改善していること
2	酸素化が十分であること （例：F_IO_2≦0.6でPaO_2/F_IO_2≧200mmHgまたはSpO_2≧90%、F_IO_2≦0.4、PEEP≦5cmH_2OでPaO_2≧60～100mmHg）
3	換気が十分であること 一回換気量（VT）≧5mL/kg（体重）かつ、呼吸数≦30～35回/分 かつ、努力性呼吸がないこと

（文献2より引用、一部改変）

期人工呼吸管理になり、合併症を招きます。

表1の「4．著明な呼吸性アシドーシスを認めない」も同様です。換気が十分保たれていることが条件で、一定の基準はありません。ゆるやかな条件に設定すれば抜管できる患者の数は増えますが、再挿管を必要とする症例も増加してしまいます。

表2は日本呼吸療法医学会の急性呼吸不全実態調査委員会が示した、ARDSに対する臨床治療指針（Clinical Practice Guideline）でのウィーニング開始基準[2]です。

ウィーニングの方法

実際にウィーニングを進めていく方法はさまざまです。

主なものを表3に示しますが、現在のところ文献上では、ウィーニングに最も優れた換気様式や方法は不明です。

患者の条件によっては、Tピースによる自発呼吸テストが最も短時間でウィーニングできることもあります[3]。また、条件によってはPSV（プレッシャーサポート換気）によるウィーニングが最も成功率が高いことも報告されています[4]。

Clinical Practice Guidelineでは、それぞれの施設で慣れた方法を採用することを勧めています[2]。ウィーニングのプロトコールを作り、手順に従ってウィーニングしている施設のほ

表3｜ウィーニングの方法

1 自発呼吸テストを用いるウィーニング
（SBT：spontaneous breathing trial）

- 短期装着の患者に行う
- 人工呼吸器を外し、一定時間、自発呼吸の程度を観察する
- Tピースを用いる場合もある

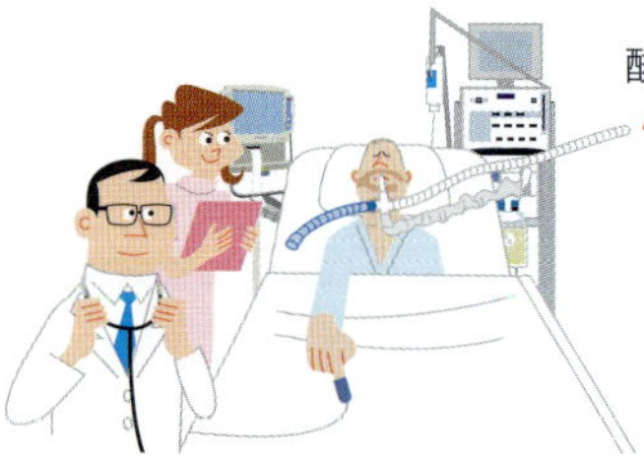

Tピースを気管チューブに接続

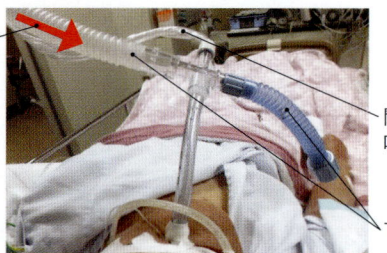

酸素
閉鎖式吸引装置
Tピース

2 on-off法を用いるウィーニング

- 長期装着の患者に行う
- 人工呼吸器を装着した換気（on）と、人工呼吸器を外して自発呼吸にした状態（off）を交互に繰り返し、徐々にoffを長くする

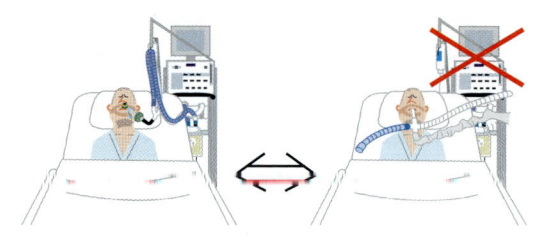

注意！
いずれも、気管チューブは留置したまま行う

*1【F_IO_2】＝吸入酸素濃度。実際に吸入された酸素の濃度。空気の吸入ならF_IO_2は0.21（21％）、純酸素なら1.0（100％）。
*2【PEEP】＝肺胞を膨らませておくためのベースとなる圧。positive end expiratory pressureのことで、呼気終末陽圧と呼ばれる。

3 換気モードの調整による段階的ウィーニング

- SIMV（同期式間欠的強制換気）とPSV（プレッシャーサポート換気）の併用
- CPAP（持続気道陽圧）とPSVの併用

調整のポイント

F_IO_2*1を低くしていく（適正値：0.3～0.4）

- SIMVの設定項目のうち、F_IO_2が60％以上の場合には、まずはじめにこのF_IO_2を0.05または0.1ずつ下げて、0.6以下になるようにする
- 酸素化能の条件を満たせば、F_IO_2を0.3～0.4程度まで低下させていく

PEEP*2を低くしていく（適正値：3～5cmH₂O）

- PEEPが高く設定してあれば、これを3～5cmH₂Oまで低下させる
- 2～3cmH₂Oずつ低下させて、酸素化能の条件を満たせば目標値まで下げる
- ゼロにする必要はない。無気肺の予防のため、最低でも3cmH₂Oかけておく

人工呼吸器による強制換気量を減らしていく

- 分時換気量のうち、人工呼吸器による強制換気量を徐々に減少させる
- SIMVとPSVの併用では、人工呼吸器による強制換気量＝（一回換気量）×（設定換気回数）で決まる。したがって強制換気量を減少させるには、「一回換気量を減少させる」、あるいは「設定換気回数を減少させる」
- 従量式SIMVの場合、一回換気量は通常5～10/kg（体重）で設定するため、これ以上低下させる必要はない
- 従圧式SIMVの場合は、設定吸気圧と吸気時間を調整して、一回換気量が、5～10/kg（体重）になるようにする
- 設定換気回数を2～3回/分ずつ低下させて、最終的にCPAPとPSVの併用にする

PS圧を低くしていく（適正値：3～5cmH₂O）

- CPAPとPSVの併用まで、換気様式を変化させて人工呼吸器による強制換気量を段階的に低下させたあとは、プレッシャーサポート（PS）圧を2～3cmH₂Oずつ低下させる
- 分時換気量の変化をモニターしながら、$PaCO_2$が許容範囲内であれば、プレッシャーサポート圧を3～5cmH₂Oにする

うが、人工呼吸器から離脱できるまでの時間が短く、ICU滞在時間も短かったという報告もあります[5]。

1 SBT（spontaneous breathing trial）：自発呼吸テストによるウィーニング

例えば「人工呼吸管理の期間が24時間以内」で「呼吸不全の原因が改善」、「全身状態が安定」していれば、表3に示す「1 自発呼吸テストを用いるウィーニング」が可能です。

具体的には、Tピース、またはPEEP 5 cmH$_2$OのCPAPモード（持続気道陽圧）、あるいはPSV（プレッシャーサポート換気）5～8 cmH$_2$Oを併用したCPAPモードに変更し、換気時間を「30分」「60分」「90分」と徐々に延ばしていきます。もしも「120分」の自発呼吸テストに耐えられれば、ウィーニング・抜管が可能であると考えます。

失敗したら、もう一度適切な人工呼吸器設定に戻して、失敗した原因を究明して解決し、24時間ごとに再度試みます。

自発呼吸テストで心拍数105/分以上、または心拍数≧105/分、PaCO$_2$≧54mmHgは、それぞれ単独でも、ウィーニングを遷延させる要因であったという報告もあります[6]。また、米国胸部専門医学会（ACCP）は、自発呼吸テスト耐性評価基準として表4に示す指標を挙げています[1]。これらの1つでも当てはまれば、自発呼吸テスト中断を考慮します。

しかし、慢性的に低酸素血症の患者では、この基準を満たさなくてもウィーニング可能なこともあります。あくまでもこれらの項目の基準値はめやすで、絶対的なものではありません。個々の症例で基準値の適応については慎重に検討する必要があります。

2 on-off法によるウィーニング

on-off法は、人工呼吸器を装着した換気（on）と、人工呼吸器を外して自発呼吸（off）にすることを交互に繰り返して、徐々にoffの時

表4 ウィーニングの指標

耐性／成功を示す客観的測定項目

1. 許容できるガス交換能
   （例：SpO$_2$≧85～90%、PaO$_2$≧50～60mmHg、pH≧7.32、PaCO$_2$の上昇≦10%）

2. 血行動態の安定
   （例：心拍数≦120～140、心拍数変化≦20%、収縮期血圧≦180～200、かつ≧90mmHg、血圧変化≦20%、昇圧薬が必要ない）

3. 安定した呼吸
   （例：呼吸回数≦30～35、呼吸回数の変化≦50%）

不耐性／失敗を示す主観的臨床評価

1. 意識状態の変化
   （例：傾眠、昏睡、興奮、不安）

2. 不快感の出現または悪化

3. 発汗

4. 呼吸仕事量増加
   （例：呼吸補助筋の使用、胸腹部奇異性呼吸）

（文献1より引用、一部改変）

間を長くしていく方法です。

自発呼吸テストを用いる方法とよく似ていますが、on-off法は比較的長期間人工呼吸器を装着した症例に用いて、段階的に呼吸仕事量などの負荷をかけていきます。一方、先に説明した自発呼吸テストは比較的人工呼吸器管理の短い症例に用いられ、120分間の自発呼吸テストに耐えられたら、一気に抜管まで行ってしまう方法です。

3 換気モードの調整によるウィーニング

代表的な人工呼吸器の換気モードである、SIMV（同期的間欠強制換気）やCPAP（持続気道陽圧）とPSV（プレッシャーサポート換気）の併用により、段階的にウィーニングする方法があります。

現在のところ換気モードにおいても、ウィーニングに最も優れたプロトコールは存在しません。ウィーニングの進め方、用いる換気

図1 | ウィーニングの進め方（一例）

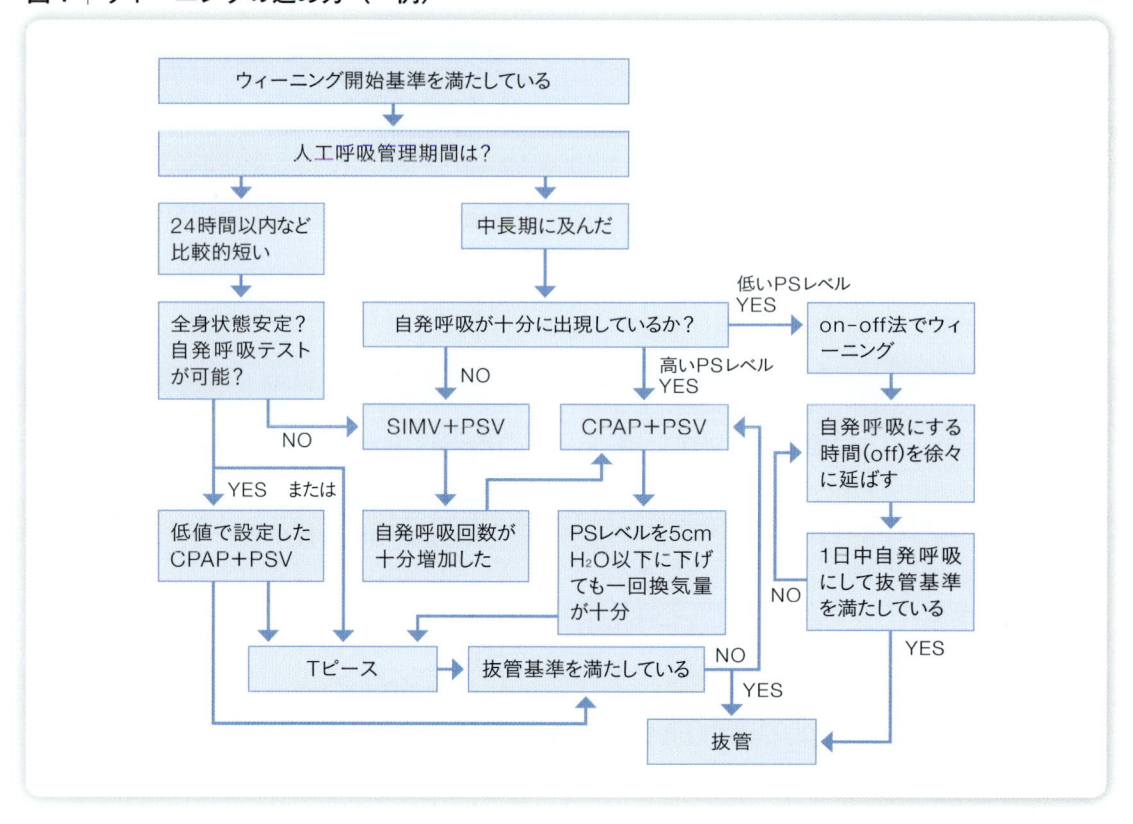

```
ウィーニング開始基準を満たしている
          ↓
     人工呼吸管理期間は？
     ↓              ↓
24時間以内など      中長期に及んだ
比較的短い              ↓
     ↓          自発呼吸が十分に出現しているか？ ──低いPSレベル YES──→ on-off法でウィーニング
全身状態安定？         ↓NO    ↓高いPSレベル YES                    ↓
自発呼吸テスト      SIMV+PSV   CPAP+PSV  ←──────────┐         自発呼吸にする
が可能？              ↓          ↓                  │         時間(off)を徐々
   ↓  NO        自発呼吸回数が  PSレベルを5cm        │         に延ばす
  YES または    十分増加した    H₂O以下に下げ         │            ↓
   ↓                           ても一回換気量         │         1日中自発呼吸
低値で設定した                  が十分              NO│         にして抜管基準
CPAP+PSV                                            │         を満たしている
   ↓              ↓              ↓                  │              ↓ YES
   └──────→  Tピース  →  抜管基準を満たしている ──NO─┘
                                   ↓ YES
                                  抜管
```

様式も、各施設でプロトコールを決めて行うべきです。SIMVとPSVは広く使われている換気様式で、段階的ウィーニングにも用いることができます。設定上のポイントを表3-**3**内に示します。

ここまでウィーニングできたら、一気に抜管まで行うこともあります。また、いったんTピース状態にしてから、ウィーニング・抜管の基準を満たしていることを再確認してから抜管する方法もあります。ウィーニングの進め方の一例を図1に示します。

ウィーニングの中止

ウィーニングを進めることで平均気道内圧は低下するため、酸素化能は低下します。また、ウィーニングを進めることは呼吸仕事量を増加させる過程に他なりません。それに伴って、患者の呼吸状態、血行動態、意識状態、代謝は変化します。ウィーニング中は、これらの変化を的確に捉えることが肝要です。

1 ウィーニングの中止基準

ウィーニングの中止基準を**表5**に示します[7]。これらのように、患者の呼吸・循環・代謝などに悪化がみられたときは、ウィーニングを中止します。いったん前段階の設定以上の呼吸補助ができるように人工呼吸器を設定しなおし、ウィーニングに失敗した原因を考え解決してから、再度ウィーニングを試みます。

注意したいのは、ウィーニング開始の指標も、ウィーニングの可否を判断する指標も、単独で有効なものはないということです。総合的に判断して、個々の症例ごとで適応を決めていかなければなりません。各指標には研

表5 | ウィーニング中止基準

1	5分間以上継続して30〜35回/分以上の頻呼吸
2	努力呼吸・呼吸困難感の出現
3	低酸素血症（PaO₂≦60mmHg、またはSpO₂≦90%）
4	低換気（PaCO₂≧55mmHg）
5	心拍数≧140、または20%以上の心拍数増加
6	徐脈、または20%以上の心拍数低下
7	重篤な不整脈の出現
8	収縮期圧180mmHg以上の高血圧、または90mmHg未満の低血圧
9	pH≦7.30のアシドーシス
10	異常興奮、発汗、不穏状態など意識レベルの低下

（文献7より引用、一部改変）

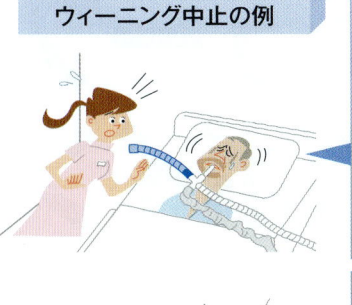

ウィーニング中止の例

ウィーニングによって酸素化能が低下して、低酸素血症となると脳細胞の機能低下を生じ、呼吸筋への血流が増加して脳血流が相対的に減少。また交感神経優位となり発汗が起こる

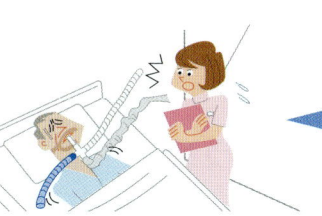

ウィーニングによって呼吸仕事量増加という負荷に耐性がなければ、呼吸補助筋を使って、いずれは疲弊するため、ウィーニングを断念する

究者の報告によってさまざまな範囲があります。臨床医たちはその指標を厳しく取り扱う場合もあれば、到達しやすいようにあまり厳しすぎない指標を選択することもできます。

2 ウィーニング指標としての浅速換気指数（RSBI）

ウィーニングの指標として、感度もよくて特異度も高いという単一指標は残念ながらありません。日本呼吸療法医学会は、ARDSの患者に対する臨床治療指針[2]において、単一指標で、人工呼吸器からの離脱がうまくいくか、失敗に終わるかを予測することは望ましくないとしています。

ウィーニング指標の1つに、RSBI（rapid shallow breathing index）が挙げられます[8]。これは1分間のTピース・トライアルを行い、そこでの呼吸回数（f：回/分）を一回換気量（L）で割った値です。この値が「105回/分・L以上」を換気不全の基準としています。「105以下」のときには、抜管が成功する可能性が高いといわれています。

しかし、気道狭窄を伴った換気不全の患者では、ゆっくりした呼吸をしたほうが、呼吸仕事量を抑えられ、呼吸回数は高くなりません。したがって、RSBI値も上昇せず、換気不全が見逃されてしまいます。また、RSBIは換気不全の指標として万能ではないという否定的な報告もあります[7]。

〈引用文献〉
1. MacIntyre NR, Cook DJ, Ely EW Jr et al.：Evidence-based guidelines for weaning and discontinuing ventilatory support：a collective task force facilitated by the American College of Chest Physicians, American Association for Respiratory Care；and the American College of Critical Care Medicine. Chest 2001；120：375-395.
2. 日本呼吸療法医学会・多施設共同研究委員会：ARDSに対するClinical Practice Guideline第2版. 人工呼吸 2004；21：44-61. http://square.umin.ac.jp/jrcm/contents/guide/page02.html
3. Esteban A, Frutos F, Tobin MJ et al.：A comparison of four methods of weaning patients from mechanical ventilation. N Engl J Med 1995；332：345-350.
4. Esteban A, Alia I, Gordo F et al.：Goldwasser RS. Extubation outcome after spontaneous breathing trials with T-tube or pressure support ventilation. The Spanish Lung Failure Collaboration Group. Am J Respir & Crit Care Med 1997；156(2Pt1)：459-465.
5. Blackwood B, Alderdice F, Burns KE, Cardwell CR, Lavery G, O'Halloran P：Protocolized versus non-protocolized weaning for reducing the duration of mechanical ventilation in critically ill adult patients. Cochrane Database Syst Rev 2010.
6. Sellares J, Ferrer M, Cano E, Loureiro H, Valencia M, Torres A：Predictors of prolonged weaning and survival during ventilator weaning in a respiratory ICU. Intensive Care Med 2011；37：775-784.
7. LEE KH, Hui KP, Chan TB et al.：Rapid shallow breathing (frequency-tidal volume ratio)did not predict extubation outcome. Chest 1994；105：540-543.
8. Yang KL, Tobin MJ：A prospective study of indexes predicting the outcome of trials of weaning from mechanical ventilation. N Engl J Med 1991；324：1445-1450.
9. Hess D：Ventilator modes used in weaning. Chest 2001；120；474-476.

PART5　人工呼吸器からの離脱

気管チューブ抜管前後の看護のポイント

桑山直人

ここがポイント！

1 呼吸仕事量の増加に伴う変化
- ヒトは呼吸機能を最後まで活かそうとするため、呼吸補助筋や横隔膜への血流を増加させ、そのため、他の臓器に血流低下による影響が出る。その徴候を知って、呼吸仕事量が増加していないかを推察する。

2 抜管前の準備
- 緊急時に備えて、急な再挿管、あるいは輪状甲状靱帯穿刺や気管切開に対応できるよう、物品を準備しておく。鎮静薬の効果が残っていないかなど、患者の状態を確認しておくことも重要である。

3 抜管後
- 抜管後に起こる最も危険なトラブルは、「上気道閉塞」である。呼吸パターン（奇異性呼吸や羽ばたき様呼吸）などから見抜けるように、日ごろから胸郭や腹部の動きを観察する。

気管チューブ抜管前の観察点

ウィーニングの中止基準は前項（**表1**、p.179）に示したとおりです。このような臨床所見を見逃さないことが、看護をするうえで観察のポイントとなります。

人工呼吸器からのウィーニングを進める過程は、以下の2つです。

①患者の呼吸仕事量を増加させる。
②人工呼吸器による陽圧換気中の平均気道内圧を低下させる。

この2点の過程を乗り越えなければ、表1に示すような症状が現れ、安全な抜管はできず、抜管後も自発呼吸による循環・代謝を正常に維持できません。

1 呼吸仕事量増加に伴う変化

呼吸仕事量の負荷が患者に加わると、呼吸筋（特に最大の吸気筋）である横隔膜の血流が増加します。横隔膜の吸気仕事量だけでは不十分な状態になると、胸鎖乳突筋や斜角筋などの吸気補助筋も使用されるため、さらに呼吸筋への必要血流量は増加します。

呼吸パターンとしては、「下顎呼吸」「肩呼吸」「努力様呼吸」となります。呼吸器系の

図1 | 呼吸仕事量増加に伴い起こること

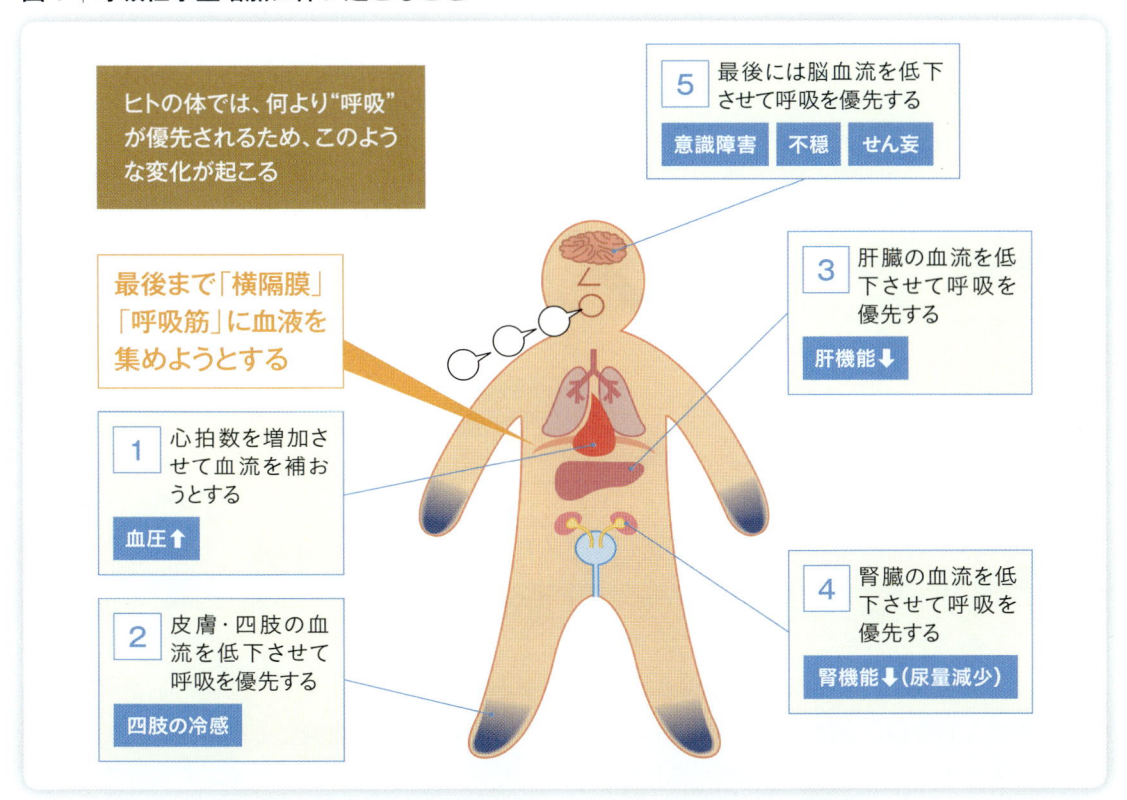

ヒトの体では、何より"呼吸"が優先されるため、このような変化が起こる

最後まで「横隔膜」「呼吸筋」に血液を集めようとする

1. 心拍数を増加させて血流を補おうとする
   血圧↑

2. 皮膚・四肢の血流を低下させて呼吸を優先する
   四肢の冷感

3. 肝臓の血流を低下させて呼吸を優先する
   肝機能↓

4. 腎臓の血流を低下させて呼吸を優先する
   腎機能↓（尿量減少）

5. 最後には脳血流を低下させて呼吸を優先する
   意識障害　不穏　せん妄

コンプライアンスが低い、または気道抵抗が高い状態など、呼吸機能に問題があるとウィーニングによって呼吸仕事量が増加します。

呼吸仕事量の増加、呼吸筋への血流増加に追従して、心機能が正常であれば、心拍出量を増加させてこれに対応します（図1-1）。そのため、内因性のカテコラミンが出て脈拍数が増加します。

一方、心拍出量を増加させる余裕のない心臓では、総心拍出量のうち生命維持に貢献度の低い組織から、血流が呼吸筋にシフトします。まず、皮膚、四肢の筋肉の血流を低下させ、末梢循環の悪化に伴って四肢の冷感がみられます（図1-2）。さらに悪化すると、肝臓や腎臓への血流が呼吸筋へシフトします（図1-3、4）。その結果、肝機能障害や尿量の低下を招くのです。

生体は、脳血流を最後まで維持するように反応しますが、脳血流まで低下しはじめると、意識障害が出現します（図1-5）。記銘力低下、不穏、せん妄などは脳血流低下の初期症状の可能性があります。さらに悪化すれば重篤な意識障害へと進行してしまいます。

2 平均気道内圧低下に伴う変化

ウィーニングを進めることで、患者の平均気道内圧は低下します。動脈血酸素分圧は一定の範囲内では平均気道内圧に比例するため、ウィーニングの過程において、動脈血酸素分圧も低下して、低酸素血症となる可能性があります。

低酸素血症の症状の1つにチアノーゼがあります。酸素と結合していない還元ヘモグロビン量が5g/dL以上になり、皮膚表面の色が青みをおびた暗赤色（鳶色ともいわれる）になることです。なお、重度貧血状態ではチ

表1 | 低酸素血症の主な臨床症状

1	四肢冷感
2	チアノーゼ
3	不整脈（特に頻脈）
4	呼吸困難
5	視力障害
6	不穏状態
7	意識障害
8	肝機能障害
9	腎機能障害

図2 | 輪状甲状靱帯穿刺キット

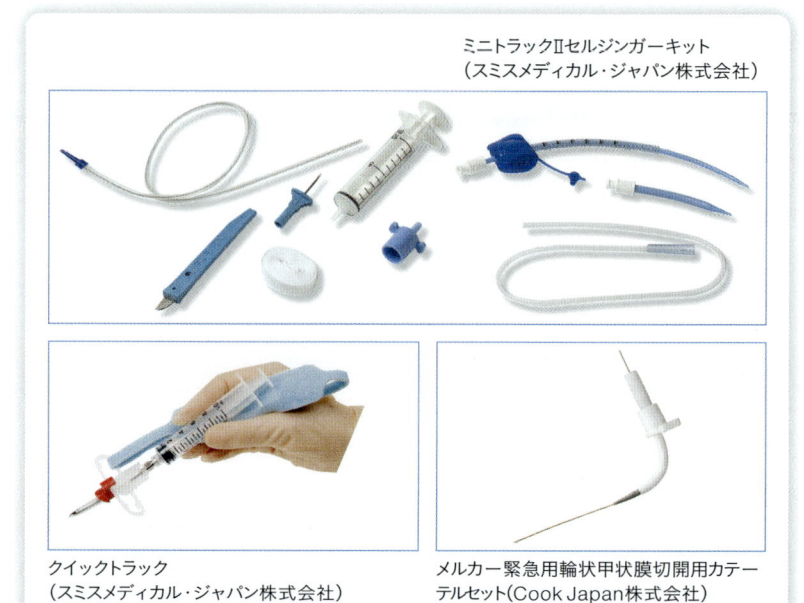

ミニトラックIIセルジンガーキット（スミスメディカル・ジャパン株式会社）

クイックトラック（スミスメディカル・ジャパン株式会社）

メルカー緊急用輪状甲状膜切開用カテーテルセット（Cook Japan株式会社）

アノーゼにならないことはよく知られていますが、そもそもウィーニングの過程で重度貧血状態であればウィーニングはできません。

チアノーゼと同時かややそれに先だって、末梢の冷感、頻脈がみられ、経皮的酸素飽和度（SpO_2）は低下します。これら低酸素血症の主な臨床症状を**表1**に示します。

気管チューブ抜管前の看護のポイント

1 再挿管の準備を行う

抜管するときには、たとえ抜管の基準を十分満たしている場合でも、必ず再挿管の可能性を念頭に置いて気管挿管の準備をします。

筋弛緩薬、鎮静薬など緊急気管挿管に必要な薬剤、ジャクソンリース回路やフェイスマスクなどのマスク換気に必要な道具も用意します。

気管チューブは現在使用中のものと同じサイズのみではなく、かなり細めのものも用意します。抜管後に起こる喉頭浮腫による気道狭窄の場合には、同じサイズの気管チューブを挿入できない場合がしばしばあるからです。

再挿管もマスク換気もできないような事態、いわゆるCICV（cannot intubate, cannot ventilate）が生じたときの緊急対応として、常に輪状甲状靱帯穿刺キット（**図2**）や経皮的気管切開セット（**図3**）の準備と、介助のための手順を身につけておきましょう[4-6]。

2 誤嚥を予防する

患者の胃内容が胃液や空気、食物残渣などで充満していないか確認します。

経鼻胃管が入っていれば、吸引して胃内容をできる限り減らしておきます。抜管に伴って吐物が気管に入って誤嚥したり気道閉塞したりすることを防ぎます。

毎日の口腔ケアも誤嚥性肺炎の予防に効果があるといわれています。さらに、抜管直前には口腔内の唾液を十分吸引しておきます。これも抜管に伴って口腔内の分泌物内に含ま

図3｜経皮的気管切開セット

チャリアブルーライノ経皮的気管切開用ダイレーターセット
（Cook Japan株式会社）

> **注意！**
> 熟練した術者が経皮的気管切開セットを用いれば、数分で気管切開チューブを挿入、気道が確保できる

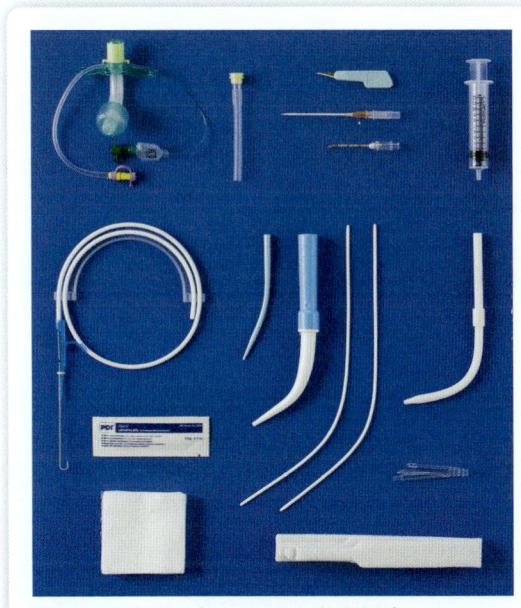

ネオパーク™（コヴィディエン ジャパン株式会社）

表2｜気管チューブ抜管後に喉頭浮腫を生じやすい症例

1	甲状腺、頸椎など頸部の術後症例
2	挿管時に難易度が高く挿管困難だった症例
3	適切なサイズよりも太いチューブを挿入された症例
4	挿入されたチューブの偏在によって気管壁の一部にストレスのかかった症例
5	36時間以上長期に気管挿管された症例
6	水分出納バランスが崩れて、水分過剰のため全身浮腫が見られる症例

れる雑菌を誤嚥しないようにするためです。

3 鎮静薬効果の消失と意識状態の確認

鎮静薬が使用されていた場合は、鎮静薬を中止してから十分な時間が経過しているかを確認しましょう。鎮静薬の効果が完全に消失していて、患者の覚醒状態は抜管の基準を満たしているか確認します。

4 抜管直後の上気道閉塞の予測と準備

抜管後に喉頭浮腫を生じやすい症例を**表2**に示しました。しかし、抜管後の喉頭浮腫や気道閉塞を評価する適切な方法は今のところありません。

参考となる方法の1つに、カフリークテストがあります。抜管前に気管チューブのカフをデフレート（カフ内のエアを抜いて、カフをしぼませることで気管チューブと気管壁の間にすき間を作ること）して、バッグ加圧などで気道内圧を上げたときに吸気ガスのリークの有無で、喉頭浮腫の存在を予測します[2]。

もしリークがまったくない場合には浮腫の恐れがあるということなので、抜管後の喉頭浮腫や気道閉塞に対する準備をしておく必要があります。喉頭浮腫の可能性が高い症例に

気管チューブ抜管前後の看護のポイント

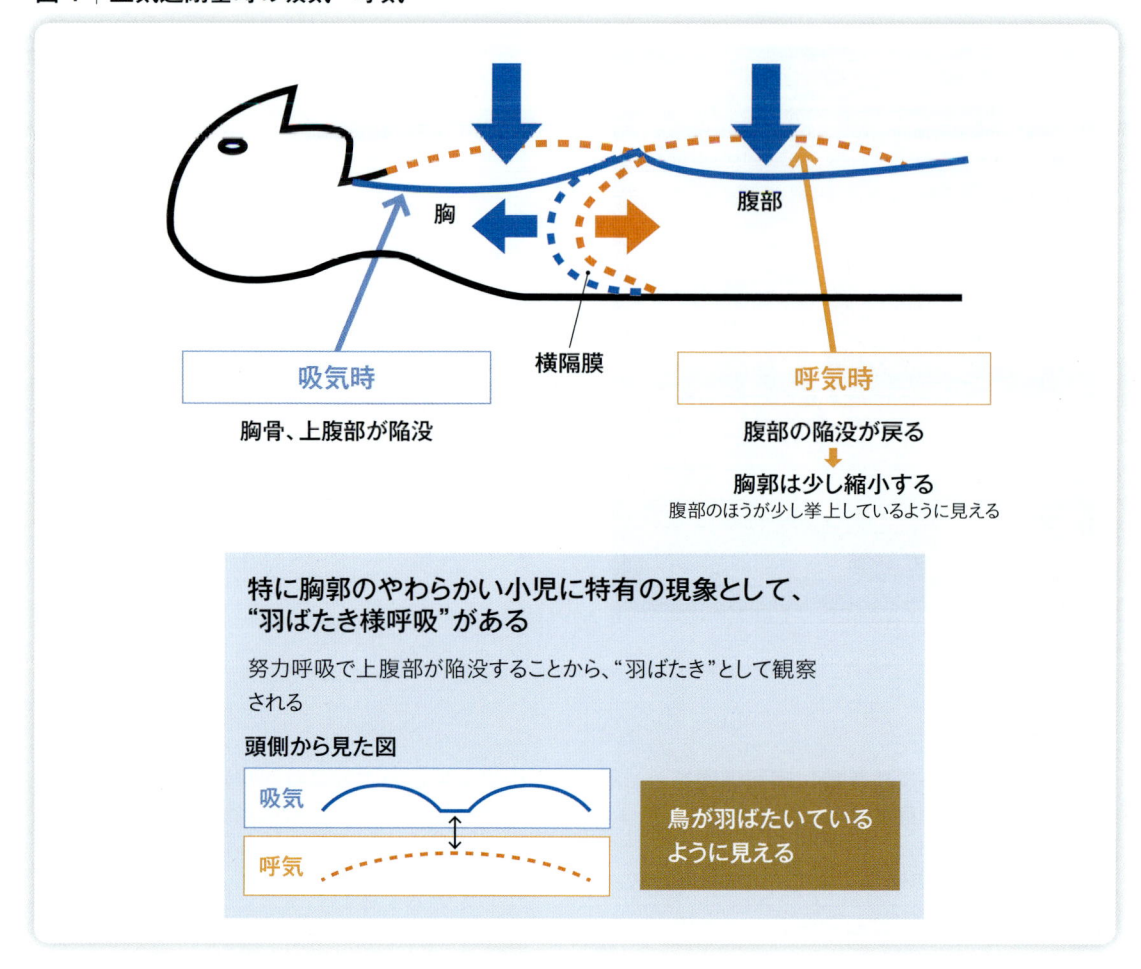

図4｜上気道閉塞時の吸気・呼気

吸気時
胸骨、上腹部が陥没

横隔膜

呼気時
腹部の陥没が戻る
胸郭は少し縮小する
腹部のほうが少し挙上しているように見える

特に胸郭のやわらかい小児に特有の現象として、"羽ばたき様呼吸"がある

努力呼吸で上腹部が陥没することから、"羽ばたき"として観察される

頭側から見た図

吸気
呼気

鳥が羽ばたいているように見える

対しては、抜管前後に内視鏡による喉頭の観察を行っている施設もあるようです。

気管チューブ抜去後の喉頭浮腫治療法としてステロイド投与がありますが、これについては議論のあるところでした。2007年にプラセボを対象にした二重盲検試験において、36時間以上気管挿管された698症例を対象に、予定された抜管時間の12時間前から抜管まで4時間おきにメチルプレドニゾロン20mgを静脈投与すると、気管チューブ抜管後24時間以内に再挿管となった症例のうち、喉頭浮腫のために再挿管を必要とした率を、54％から8％に減少できたとの報告があります[3]。

また、アドレナリンのネブライザー吸入も喉頭浮腫の治療として使用されることもあります。しかし、現在のところ科学的根拠に乏しく、その有効性についても一定ではありません。万一、前述したCICVに陥ってしまえば、輪状甲状靱帯穿刺か気管切開術を行う必要があるので常に準備だけはしておきましょう。使用せずにすめばそれに越したことはないのです。

上気道閉塞時の呼吸パターン

抜管後の上気道閉塞は、抜管前にその評価が困難であり、かつ対応が迅速に行われない

と、患者に重篤な障害をもたらすか死亡する可能性の高い問題です。

1 上気道閉塞時の"吸気"時呼吸パターン

正常安静時の腹式呼吸の吸気時には、最大の吸気筋である横隔膜が収縮して尾側（胸腔側から腹腔側）へ移動します。腹部は少し持ち上がり、胸部も肺に空気が入るため少し持ち上がります。

一方、上気道閉塞では肺に空気が入らないため横隔膜の尾側への移動が制限され、腹部は持ち上がりません。さらに苦しくなると努力性胸式呼吸になります。胸鎖乳突筋や斜角筋などの吸気補助筋もはたらきます。

注意深く見ると、肋間、鎖骨上窩が胸腔内の陰圧に引っ張られて陥没するのを観察できます。横隔膜も胸腔内の陰圧によって胸腔側に引っ張られて、胸郭よりも腹部、特に上腹部が陥没します。

胸郭のやわらかい小児では上腹部と一緒に胸骨も陥没して、胸郭の真ん中が縦に陥没するため、鳥が羽ばたくように見えます（**図4**：囲み内の吸気時）。

2 上気道閉塞時の"呼気"時呼吸パターン

正常安静腹式呼吸の呼気時には、横隔膜は弛緩して元の胸腔側の位置まで戻ります。そのため持ち上がっていた腹部は元の位置までへこみます。また、肺が受動的にしぼむことによって、持ち上がっていた胸郭も元の位置まで下がります。

一方、努力性呼気時には、胸部は内肋間筋などの呼気補助筋がはたらき、胸郭を縮めようとします。腹部は腹直筋、腹横筋、腹斜筋など呼気補助筋がはたらいて、吸気時に受動的に陥没していた腹壁は、まるでたるんでいたテントの屋根がパッと張るように挙上するように見えます（**図4**：呼気時）。

尾崎ら[4]も、呼吸パターンをしっかりと認識することが、上気道閉塞（狭窄）の早期発見をするための、最も鋭敏なモニタであると言っています。日ごろから自発呼吸時の胸郭や腹部の動きを観察する習慣を身につけることが大切です。

抜管後の酸素療法

アメリカ麻酔科学会（American Society for Anesthesiologists：ASA）の気道確保困難時のアルゴリズムでも、気道確保困難と判明している（または予想される）場合、気管挿管中および抜管後も、鼻カニューレや酸素マスクなどで酸素を投与することを推奨しています[6]。このことにより、抜管前の100％酸素投与も含めて、気道確保が困難となったときに低酸素血症になるまでの時間を少しでも稼げるからです。

1 低流量酸素療法（経鼻カニューレ、酸素マスク、リザーバ付き酸素マスク）

経鼻カニューレでは通常1～3L／分の100％酸素を投与します。4L／分以上の流量では、鼻粘膜が乾燥して鼻閉塞感を生じ、ときには呼吸困難感を訴えることもあります。

経鼻カニューレで得られる吸気酸素濃度は、患者の吸気流速や一回換気量によって変化しますが、おおむね約23～35％です。これ以上の吸入気酸素濃度が必要な症例では、リザーバ付き酸素マスクを用います。

酸素流量と酸素濃度の関係のめやすを**表4**に示します[7]。

ただし、患者の吸気流速、一回換気量によって常に変化するので、これは参考値にすぎないことを念頭に置きましょう。また、5～6L／分以下の低流量酸素投与では、加湿を行う意味はないとされています。

表4 ｜ 低流量酸素療法：酸素流量と酸素濃度の関係

経鼻カニューレ

酸素流量	酸素濃度
1L/分	約24%
2L/分	約28%
3L/分	約32%
4L/分	約36%

単純酸素マスク

酸素流量	酸素濃度
5〜6L/分	約40%
6〜7L/分	約50%
7〜8L/分	約60%

リザーバー付きマスク

酸素流量	酸素濃度
6L/分	約60%
7L/分	約70%
8L/分	約80%
9L/分	約90%
10L/分	90%以上

（文献7より引用、一部改変）

図5 ｜ 高流量酸素療法：供給されるガス流量の計算

ネブライザーつきベンチュリー装置（インスピロンネブライザー）による投与

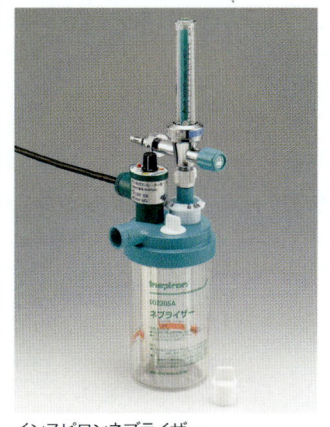

インスピロンネブライザー
（日本メディカルネクスト株式会社）

実際に患者に供給される混合ガス流量（Y）の求め方

$$Y = 79 \div (a - 21) \times X$$

$a = $ 指示された%
$X = $ 指示されたL/分数

例 酸素10L/分 70%での投与における混合ガス流量（Y）
$Y = 79 \div (70 - 21) \times 10 = $ 約16.1（L/分）

● 実際の流量（Y＝約16.1L/分）が、患者の分時換気量のおよそ3倍以上になるように設定するか、患者の吸気流量よりも大きく設定すれば、安定した酸素濃度を保てるということ

注意！
設定と同じ量が実際に行くわけではないことに注意！

2 高流量酸素療法（インスピロンネブライザー）

ネブライザーつきベンチュリー装置（インスピロン社製インスピロンネブライザー）は100%酸素と空気を混ぜて、さらに水を霧状の水滴にして気道に供給する装置です。この装置の水は水滴として気道内に飛ばされます。気道内に付着した霧状の水滴が気化して加湿されます。したがって、加温加湿器の水が蒸気となって気道内湿度を上昇させるのとは方法が異なります。

インスピロンネブライザーを「10L/分 70%」に設定したときに、マスクに供給される混合ガスが、「70%酸素濃度で10L/分」であるとよく勘違いされます。しかし、実際に供給される混合ガス流量は、**図5**のとおりになります。

インスピロンネブライザーでは、あまり流量が多すぎて過剰な水滴が供給されると、鼻腔内・口腔内・上気道が気化しきれない余剰水滴であふれ、呼吸困難感を訴えることもあります。注意が必要です。

抜管前後のトラブルのなかで、最も重要で最も危険なものは、「抜管直後の上気道閉塞」です。

特に抜管直後に起こる上気道狭窄はまれな合併症ではありますが、ある一定の頻度で起こっています。万一のとき、準備を怠っていると、患者には甚大な障害を残したり、生命にかかわったりする可能性の非常に高い合併症です。米国や日本の学会や、呼吸管理の専門家らは、気道確保困難時の対処法に対して警鐘を鳴らしています[5,6]。

人工呼吸器による呼吸管理は、「気道確保」「人工呼吸管理」「ウィーニング」を経て、「抜管」という最終段階の入口にたどり着きます。しかし、抜管すればそれで呼吸管理は終了というわけではありません。無事に自発呼吸による管理を行えて、患者が無事生還されるまでが呼吸管理です。あらゆるリスクを想定して、それに備え、失敗のない呼吸管理のできるようにしたいものです。

〈引用文献〉
1. MacIntyre NR, et al. Evidence-based guidelines for weaning and discontinuing ventilatory support ; a collective task force facilitated by the American College of Chest Physicians ; the American Association for Respiratory Care ; and the American College of Critical Care Medicine. Chest 2001 ; 120(6) : 375-395.
2. Jaber S, Chanques G, Matecki S, et al. Post-extubation stridor in intensive care unit patients ; Risk factors evaluation and importance of the cuff-leak test ; Intensive Care Med 2003 ; 29(1) : 69-74.
3. Francois B, Bellissant E, Gissot V, Desachy A, et al. 12-h pretreatment with methylprednisolone versus placebo for prevention of postextubation laryngeal oedema ; a randomised double-blind trial. Lancet 2007 ; 31 : 369 (9567) : 1083-1089.
4. 尾崎孝平, 山下知子, 藤田寛子, 小川巨隆：急性喉頭蓋炎が放置され、死亡した症例. 危ない事例研究. 貴方が裁判所に行くことがないために！. 呼吸器ケア 2007 ; 5(3) : 34-42.
5. 尾崎孝平：鑑定意見書. http://www.ricv.zaq.ne.jp/ekaax407/kanteiikennsho1.html. 2011.
6. American Society of Anesthesiologists Task Force on Management of the Difficult Airway ; Practice guidelines for management of the difficult airway ; an updated report by the American Society of Anesthesiologists Task Force on Management of the Difficult Airway. Anesthesiology 2003 ; 98 : 1269-1277.
7. Barry A. Shapiro MD, et al. Oxygen therapy ; Clinical application of respiratory care. Chicago, USA, Year Book Med. Publ. Inc ; 1975.

略語

A

A/C	assisted/controlled ventilation 補助/調節換気	
A/C MV	assisted/controlled mandatory (mechanical) ventilatiom 強制／補助換気	
AARC	American Association for Respiratory Care 米国呼吸療法学会	
ADH	antidiuretic hormone 抗利尿ホルモン	
AH	absolute humidity 絶対湿度	
ALI	acute lung injury 急性肺損傷	
ALS	amyotrophic lateral sclerosis 筋萎縮性側索硬化症	
ANP	atrial natriuretic peptide 心房性ナトリウム利尿ペプチド	
APRV	airway pressure release ventilation 気道圧開放換気	
ARDS	acute respiratory distress syndrome 急性呼吸窮迫症候群	
A-aDO$_2$	alveolar-arterial oxygen difference 肺胞気－動脈血酸素分圧較差	
a-ETDCO$_2$	arterial-end-tidal carbon dioxide tension difference 動脈血－呼気終末二酸化炭素分圧較差	

B・C

BCAA	branched chain amino acid 分岐鎖アミノ酸
BUN	blood urea nitrogen 血液尿素窒素
BURP	backward, upward, rightward, pressure 後上右方圧迫
CAM	confusion assessment method せん妄評価法
CC	closing capacity クロージングキャパシティ
CDC	Centers for Disease Control and Prevention 米国疾病管理予防センター
CIPNM	critical illness polyneuropathy and myopathy 重症疾患多発神経筋障害
COPD	chronic obstructive pulmonary disease 慢性閉塞性肺疾患
CPAP	continuous positive airway pressure 持続気道陽圧
CV	conventional ventilation 従来式人工呼吸
CaO$_2$	arterial oxygen content 動脈血酸素含量

D・E

DRI	delirium rating interview せん妄評価面接
DRS	delirium rating scale せん妄評価尺度
DRT	delirium rating tool せん妄評価ツール
DSM	diagnostic and statistic manual of mental disorders 精神疾患の診断・統計マニュアル
EDD	esophageal detection device 食道挿管検知器
EIP	end-inspiratory plateau 吸気終末プラトー
EPAP	expiratory positive airway pressure 呼気気道陽圧
ETCO$_2$	end tidal CO$_2$ 呼気終末二酸化炭素（分圧）

F・H

F$_I$O$_2$	fraction of inspired O$_2$ concentration 吸入気酸素濃度
FRC	functional residual capacity 機能的残気量
HFO（V）	high-frequency oscillatory (ventilation) 高頻度振動換気
HME	heat and moisture exchanger 人工鼻
HMV	home mechanical ventilation 在宅人工呼吸療法

I

I:E比	inspiratory time:expiratory time 吸気相－呼気相時間比
ICD	international statistical classification of diseases and related health problems 疾病及び関連保健問題の国際統計分類
IPAP	inspiratory positive airway pressure 吸気気道陽圧
IPPV	invasive positive pressure ventilation 侵襲的陽圧換気 またはintermittent positive pressure ventilation 間欠的陽圧換気（CMVの古い表現）
ISO	International Organization for Standardization 国際標準化機構

M

MDI	metered-dose inhalar 定量噴霧式吸入器
MRSA	methicillin resistant *stapylococcus aureus* メチシリン耐性黄色ブドウ球菌

N

NIV	non-invasive ventilation 非侵襲的人工呼吸
NPC/N	non protein calorie/nitrogen 非蛋白カロリー／窒素比
NPPV	noninvasive positive pressure ventilation 非侵襲的陽圧換気
NSAIDs	non steroidal anti-inflammatory drugs 非ステロイド性抗炎症薬

P

P/F	$PaO_2／F_IO_2$、PF比
P_ACO_2	partial pressure of alveolar carbon dioxide 肺胞気二酸化炭素分圧
P_AO_2	alveolar oxygen partial pressure 肺胞気酸素分圧
PAV	proportional assist ventilation 比例補助換気
PCO_2	partial pressure of carbon dioxide 二酸化炭素分圧
PCV	pressure control ventilation 圧規定式調節換気
PEEP	positive end-expiratory pressure 呼気終末陽圧
PEmax	maximal expiratory pressure（MEP） 最大吸気圧
PHC	permissive hypercapnia 高二酸化炭素血症許容療法 またはpersistent fetal circulation 胎児循環遺残
P_IO_2	partial pressure of inspiratory oxygen 吸入気酸素分圧
PIP	peak inspiratory pressure 最高気道内圧
PImax	maximal inspiratory pressure（MIP） 最大吸気圧
PO_2	partial pressure of oxygen 酸素分圧
PSV	pressure support ventilation 圧支持換気
$PaCO_2$	partial pressure of arterial carbon dioxide 動脈血二酸化炭素分圧
PaO_2	partial pressure of arterial oxygen 動脈血酸素分圧

Q

$\dot{Q}$	blood flow rate 単位時間あたりの血液量

R

RASS	the Richmond Agitation Sedation Scale リッチモンド興奮鎮静スケール
RH	relative humidity 相対湿度
RM	recruitment maneuver リクルートメントマニューバ、リクルートメント手技
ROAG	revised oral assesment guide 修正オーラルアセスメントガイド
ROM	range of motion 関節可動域
RSBI	rapid shallow breathing index f（呼吸数／分）÷1回換気量（L） 頻呼吸、浅呼吸の指標

S

SBT	spontaneous breathing trial 自発呼吸トライアル
SIMV	synchronized intermittent mandatory ventilation 同期式間欠的強制換気
SIRS	systemic inflammatory responce syndrome 全身性炎症反応症候群
SLR	straight leg raising 下肢伸展
SaO_2	arterial oxygen saturation 動脈血酸素飽和度
SpO_2	pulse-oxymetric oxygen saturation 経皮的動脈血酸素飽和度
$S\bar{v}O_2$	mixed venous oxygen saturation 混合静脈血酸素飽和度

T

TPPV	tracheostomy positive pressure ventilation 気管切開下陽圧換気

V

$\dot{V}_A/\dot{Q}$	ventilation perfusion ratio 換気血流比
VALI	ventilator associated lung injury 人工呼吸器関連肺損傷
VAP	ventilator-associated pneumonia 人工呼吸器関連肺炎
$\dot{V}_A$	alveolar ventilation 単位時間あたりの肺胞換気量
VCV	volume control ventilation 量規定式調節換気
VILI	ventilator induced lung injury 人工呼吸器由来肺損傷

その他

2,3-DPG	2,3-diphosphoglycerate 2,3-ジホスホグリセリン酸

索引

和文索引

あ

I：E比（アイイー） 42
アウトレット 24
アシスト/コントロール 55
アシストモード 47
アシデミア 157
アシドーシス 157
アズノール®軟膏 138
圧外傷 42, 105
圧規定換気（PCV） 28, 46
　　──の特徴 29
圧支持換気 50
圧縮空気 76
圧トランスジューサ 101
　　──トリガー 48
　　──リミット 57
アテレク 42
アドレナリンのネブライザー吸入 184
アメリカ心臓協会（AHA） 99
アメリカ麻酔科学会 185
アラーム 166
　　──が鳴ったときの対応 30
アルカリ血症 157
安静臥床 110
アンビュー®バッグ 13

い

胃管先端位置の確認方法 119
意識障害 182
意識状態の変化 177
Ⅰ型呼吸不全 5
一回換気量 42, 54
　　──の設定 14
医療の質改善研究所（IHI） 125
イレウス 149
陰圧 12
インスピロンネブライザー 186
インフレーティングチューブ 96

う

ウィーニング 174, 187

　　──の指標 177
　　──の中止基準 178
ウォータートラップ 18, 164

え

エアウェイ 35
　　──スコープ 36
ARDSの新しい診断基準（エーアールディーエス） 115
ARDS（急性呼吸窮迫症候群）患者の
　　ウィーニング開始条件 175
エイコサペンタエン酸 121
ABCDEバンドル（エービーシーディーイー） 172
栄養管理 116
栄養サポートチーム 117
栄養投与経路の選択 117
栄養療法選択のガイドライン 116
STレベルの下降や上昇 152
SpO_2値 4
X線撮影 119
X線不透過ライン 97
n-3系脂肪酸 121

お

横隔膜運動の低下 110
嘔吐 121
オートトリガリング 165
open lung（オープンラング）戦略 146
悪心 108
オピオイド 105
オプショナル口腔ケア 130, 134
on-off（オン・オフ）法を用いるウィーニング 176, 177
温度 79
温度プローブ 82

か

開放式吸引 84
　　──の手技 85
回路のリーク 160
加温・加湿 76
加温加湿器 16, 76
加温加湿チャンバー 21
加湿器チャンバー 163
下顎呼吸 180
過換気 163
加湿用水 81
臥床状態でのFRC（機能的残気量）の低下 111

ガス交換 10
ガスポート 21
肩呼吸 180
カテーテルチップ 118
カテコラミン 181
カフ圧管理 96
　──低下速度 101
　──の確認 98, 131
　──の計測 98
カフ空気注入部 96
カフ上部 120
　──吸引 103
カプノメトリー 151
カフリーク 163
ガムエラスティックブジー 36
カリウム 159
換気血流比不均等分布 112
肝機能障害 182
換気不全 179
換気モード 54, 62
　──の設定 14
　──の調整による段階的ウィーニング 176, 177
換気量 67
　──曲線 162
　──波形 162
間欠的陽圧換気 63
還元ヘモグロビン量 181
肝性脳症 122
感染予防 85
含嗽用ハチアズレ 138
γリノレン酸 122

き

気管吸引 84, 142
　──のガイドライン 84
　──の合併症 94
気管支鏡 95
気管支ファイバースコープ 36, 95
気管切開術 184
気管挿管 33
　──操作のときに必要な薬剤 37
　──補助用具 36
気管チューブ 35, 96
　──のカフ 96
　──抜去 104
　，──胸部X線写真による（確認） 40
キシロカイン®ゼリー 35
基線 163
拮抗性鎮痛薬 105
気道圧開放換気 53
気道確保 187
　──困難時のアルゴリズム 185
気道狭窄 179
気道クリアランス 113
気道抵抗 42
気道内圧 42, 66
　──曲線 162
　──上限/下限アラーム 27, 28
気道内細菌感染 90
気道分泌物の貯留 113
気道閉塞の特徴 75
機能低下 110
機能的残気量 110
気分不快 104
吸引カテーテル 86, 87
　──ビン 92
　──ホース 92
　──前の酸素投与 91
吸気 10, 42
　──圧 57
　──ガス 81, 183
　──側 18
　──時間の設定 14
　──終末プラトー 42
　──トリガー 48
救急カート 168
給水用ポート 21
急性呼吸窮迫症候群（ARDS） 5, 42, 63, 150, 175
急性呼吸不全による
　人工呼吸患者の栄養管理ガイドライン 116
急性の酸塩基平衡障害 157
吸入酸素濃度 7, 42
胸水の貯留 153
胸部X線写真による気管チューブの確認 40
胸部理学所見 114
緊急アラーム 167
筋弛緩薬 37

索引　191

く・け

筋の廃用萎縮	105
空腸チューブ	121
グラフィックモニタ	62
——を見るときのポイント	67
グルコースオキシターゼ	134
経口気管挿管	33
警告アラーム	167
経腸栄養剤	117
経腸栄養投与中の体位	119
——ポンプ	118
——療法	116
経鼻胃管	117
経鼻カニューレ	186
経鼻気管挿管	33
経皮酸素飽和度モニタ	85
経皮的気管切開セット	183
——酸素飽和度	182
——動脈血酸素飽和度	4
頸部膿瘍	142
痙攣	108
血圧低下	105
血液ガス	154
——の酸素化障害	155
血糖コントロール不良	122
結露水	83
下痢	120
検査値	148

こ

高圧低容量タイプ	102
口腔アセスメント	130, 131
——アセスメントシート	132
——ケア	130
口腔内潰瘍	131, 136
——乾燥	131
——逆流	120, 121
——出血	136, 137
——の清浄度	128
高血圧	108
喉頭蓋炎	142
喉頭鏡	35
喉頭浮腫	183
口内炎	131

高二酸化炭素血症	122
——許容療法	146
硬膜外ブロック	106
高流量酸素療法	186
誤嚥	120, 130
誤嚥性肺炎	182
呼気	11, 42
——側	18
——終末時の二酸化炭素濃度	152
——終末陽圧	7, 52
——分時換気量	64
呼吸回数	54
呼吸回路	16
——の交換	29
——の構成	17
呼吸筋の仕事量	8
——の疲労	8
呼吸困難感	108, 182, 186
呼吸サポートチーム	117
呼吸仕事量増加	180
呼吸性因子	156
呼吸と循環の維持	3
呼吸ドライブ	105
呼吸不全	2
——の診断基準	3
——の臨床的な診断	4
呼吸抑制	105, 108
呼吸理学療法	85
誤報アラーム	171
コミュニケーション	140
——方法	141
コントロールバルブ	92
コンプライアンス	8, 42
梱包タイプ	18

さ

サーベイランス	128
細菌増殖	118
酸塩基平衡	7, 154, 157
酸血症	157
酸素化	127
酸素化障害	5
酸素呼吸	38
——投与装置	85

| 濃度 … 54, 61
| 分圧 … 154
| 飽和度 … 114
| ボンベ … 168, 171
| マスク … 82
| 流量計 … 168

し

ジアゼパム … 108, 109
CO₂ナルコーシス … 42
C型のバイトブロック … 137
シーソー呼吸 … 70
| の特徴 … 71
| への対応 … 71
CDCガイドライン … 103
シーパップ（CPAP） … 51
| の設定 … 60
歯科口腔外科 … 137
死腔 … 42
自己膨張型バッグ … 169
四肢冷感 … 182
持続気道陽圧 … 51, 63
持続硬膜外鎮痛法 … 108
自動体外式除細動器 … 168
自発呼吸 … 10, 59
| あり … 44
| 温存療法 … 146
| テストの開始基準 … 175
| テストを用いるウィーニング … 176, 177
| トライアル … 127
| なし … 44
| モード … 50
ジャクソンリース回路 … 14, 33, 169
シャント … 42
修正Borg scale … 129
重炭酸イオン … 154
| 濃度 … 156
終末呼気CO₂分圧 … 40
出血 … 131
術後回復強化（ERAS） … 127
循環器症状 … 108
瞬時特別非常用電源 … 24
消炎鎮痛薬 … 106
消化管蠕動促進剤 … 121

消化性潰瘍 … 119
| 治療薬 … 125
静脈還流 … 12, 150
褥瘡 … 110
食物繊維 … 120
シリコーン製チューブ … 101
視力障害 … 182
腎機能障害 … 182
腎機能低下症 … 122
神経障害 … 110
人工気道 … 76
人工呼吸管理 … 187
人工呼吸器からの離脱 … 173
| 関連肺炎 … 42, 98, 124
| の組み立て方 … 16
| パラメータ … 114
| バンドル … 125
人工呼吸中の鎮静のためのガイドライン … 104
人工鼻 … 16, 76, 126
心電図 … 152
| モニタ … 75, 85
心拍出量 … 12
心拍数 … 114
深部静脈血栓症 … 105, 125
深部測定温 … 77

す

水分管理 … 85
スタイレット … 36
スタンダード口腔ケア … 130, 131
頭痛 … 108
ステロイド製剤 … 119
| 投与 … 184
スポント（spont） … 50
スリーブ … 90

せ

精神的援助 … 140
成人における鎮痛・鎮静薬の
　クリニカルプラクティスガイドライン … 127
生体情報モニタ … 168
接続ルート … 119
舌苔 … 131, 136
絶対湿度 … 79
セミファーラー位 … 119

前傾側臥位 113
洗浄 131
浅速換気指数 179
せん妄 108, 140, 142, 144, 172

― そ ―

挿管介助の手順 38
挿管患者の口腔ケア 133
挿管操作 38
早期離床 129
相対湿度 79
挿入カテーテル長 93

― た ―

体位変換 110, 113
代謝性因子 157
耐性 177
time cycle（時間サイクル）式 68
タッチパネル 54
ダブルカフ 102
単純酸素マスク 186

― ち ―

チアノーゼ 181, 182
チェーン・ストークス呼吸 82
中心陰影 152
中心静脈栄養法（TPN） 116
腸壊死 149
腸管麻痺 104
調節換気 44
直流除細動器 168
鎮静 104
鎮静・鎮痛 104
　　――レベルの評価 105, 106
鎮静薬 104, 143
鎮痛薬 104

― て ―

低圧高容量タイプ 102
低一回換気量換気法 146
T波の変化 152
Tピーストライアル 179
低酸素血症 86, 110, 149, 155, 181
ディスポーザブルタイプ 18
低二酸化炭素症 163
低流量酸素療法 186
デクスメデトミジン 107, 109

テスト肺 27, 163

― と ―

同一姿勢 110
同期式間欠的強制換気 48
動脈血酸素分圧（PaO_2） 3, 181
　　――の評価 155
動脈血二酸化炭素分圧 13
動脈血のpH 156
投与栄養剤 118
閉じた質問 141
徒手換気 13
トラックケアー® 93
トリガー感度 47, 59
努力様呼吸 180

― に・ね・の ―

II型呼吸不全 5
二酸化炭素分圧 154
二次救命処置 99
日本語版confusion assessment method for the ICU
 144, 145
日本集中治療医学会 126
乳酸菌 120
ネブライザー 82
粘性痰 88
脳圧亢進 95

― は ―

肺炎 6
背臥位 110
肺線維症 42
背側換気の低下 112
バイタルサイン 75, 119
バイトブロック 136
肺の酸素化障害 155
肺胞ガス交換 11
　　――換気 112
　　――虚脱 6, 112, 165
　　――低換気 165
ハイポキシミア 155
肺保護戦略 123
肺野 152
パイロットバルーン 96
バクテリアフィルター 78
バクテリアルトランスロケーション 122

播種性血管内凝固症候群（DIC）……… 115, 150
発汗……………………………………………… 108
抜管……………………………………………… 187
バッキング……………………………………… 104
バッグ加圧……………………………………… 183
バッグバルブマスク………………………… 13, 33
　――とジャクソンリース回路の違い …… 35
VAPバンドル……………………………… 124, 125
幅広いQRS波…………………………………… 152
歯ブラシを用いたブラッシング…………… 134
パルスオキシメータ………………… 4, 148, 152
パルスオキシメトリー………………………… 151
ハロペリドール………………………… 108, 109
ハンドル………………………………………… 35

――――――― ひ ―――――――

PEEP（ピープ）………………………………… 52
　――の効果………………………………………… 8
ピーエイチ（pH，ペーハー）……………… 154
PSVの原理……………………………………… 51
筆談……………………………………………… 106
表面麻酔………………………………………… 38
微量栄養素不足………………………………… 122
比例補助換気…………………………………… 53
頻呼吸…………………………………………… 108
頻脈……………………………………………… 108

――――――― ふ ―――――――

ファイティング………………………………… 29
VCVとPCVの考え方…………………………… 46
フィジカルアセスメント……………………… 70
フェイスマスク………………………………… 182
フェンタニル…………………………………… 105
フォームカフ…………………………………… 102
不穏……………………………………………… 144
　――状態……………………………………… 182
腹臥位…………………………………………… 112
　――療法の中止基準………………………… 114
不整脈…………………………………………… 182
不耐性…………………………………………… 177
ブプレノルフィン……………………………… 106
ブラッシング…………………………………… 131
　――後の洗浄………………………………… 134
プリベンション口腔ケア………………… 130, 138
不良姿勢………………………………………… 110

ブレード………………………………………… 35
プレッシャーコントロール…………………… 59
プレッシャーサポート（換気）……………… 50
フロー…………………………………………… 66
フロートリガー………………………………… 48
プロポフォール…………………… 107, 109, 143
ブロンコファイバースコープ………………… 36

――――――― へ ―――――――

平均気道内圧低下……………………………… 181
米国胸部専門医学会（ACCP）……………… 174
米国集中治療会議（SCCM）………………… 127
米国静脈経腸栄養学会（ASPEN）………… 116
閉鎖式吸引……………………………………… 90
　――器具……………………………………… 163
　――の手技…………………………………… 91
　――のメリット……………………………… 90
閉塞性無気肺…………………………………… 113
ヘモグロビン…………………………………… 159
　――酸素解離曲線……………………………… 4
　――の酸素飽和度…………………………… 151
ベルリン定義…………………………………… 115
ペンタゾシン…………………………………… 106
ベンチュリーマスク…………………………… 82
ベンチレーター…………………………………… 7
便秘……………………………………………… 120

――――――― ほ ―――――――

ホースアセンブリ……………………………… 24
ポジショニング………………………………… 113
保湿……………………………………………… 131
　――ジェルの塗布…………………………… 134
ボリュームコントロール……………………… 59
volume cycle（量サイクル）式……………… 68
ボンベ残量……………………………………… 170

―――――― ま・み ――――――

マイナートランキライザー…………………… 108
マウスピース…………………………………… 137
マッキントッシュ型…………………………… 35
慢性閉塞性肺疾患…………………………… 5, 42
未梱包タイプ…………………………………… 18
未熟児・新生児の呼吸不全……………………… 5
ミダゾラム……………………………… 108, 109
Miller & Johnsの分類（ミラー・アンド・ジョンソン）… 88

索引　195

む・め・も

無気肺	6, 42, 76, 105, 112
メジャートランキライザー	108
メチルプレドニゾロン	184
滅菌蒸留水	81
めまい	108
モニタリング	148
モビライゼーション	129
モルヒネ塩酸塩	105

ゆ・よ

有害事象	113
陽圧換気	160
用手換気	13
──器具	168, 169
──装置	85

ら・り・れ・わ

ラクトフェリン	134
ランツタイプ	102
リークテスト	19
──の方法	20
リクルートメント手技	146
リザーバー付き酸素マスク	186
リユーザブルタイプ	18
流量波形	75
量規定換気（VCV）	28, 46
──の特徴	29
輪状甲状靱帯穿刺	184
──キット	182
臨床治療指針	175
レジスタンス	8
レスピレーター	7
Yピース	19, 77, 163

欧文索引

A/C	55
above PEEP	58
ACCP	174
ACLS	99
acute respiratory distress syndrome	5, 63
AED	168
AIIA	99
airway pressure	42
airway pressure release ventilation	53
airway resistance	42
ALI	122
American College of Chest Physicians	174
American Heart Association	99
American Society for Parenteral and Enteral Nutrition	116
American Society of Anesthesiologists	185
analgesia based sedation	105
APRV	53
ARDS	5, 42, 63, 116, 122, 150
arterial O_2 pressure	4
ASA	185
ASPEN	116
automated external defibrillator	168
barotrauma	42
CAM-ICU	144, 145
cannot intubate, cannot ventilate	182
CC	110
chronic obstructive pulmonary disease	5
CICV	182
Clinical Practice Guideline	175
closing capacity	110
CMV	44
CMV/Assist	46
continuous positive pressure ventilation	63
continuous positive airway pressure	50
controlled mechanical ventilation	44
COPD	5, 42
CPAP	50, 51, 177
CPPV	63
dead space	42
DIC	115, 150
disseminated intravascular coagulation	115, 150
E	42
early mobilization	109
EIP	42
EN	116
end tidal CO_2	40
enhanced recovery after surgery	127
enteral nutrition	116
EPA	121
ERAS	127
E_TCO_2	152

expiratory minute ventilation	64	PSV	50, 177
face pain scale	106	rapid shallow breathing index	179
F_IO_2	7, 42	RASS	105, 106, 127, 143
fraction of inspired O_2	7	Raw	42
FRC	110	RDS	5
functional residual capacity	110	recruitment maneuver	146
HCO_3^-	154	respiration	7
heat and moisture exchanger	76	respiratory distress syndrome	5
HME	76	respiratory failure	3
HME-F	78	respiratory support team (RST)	117
hypoxemia	155	Richmond Agitation-Sedation Scale	105, 106, 127, 143
hypoxemic failure	5	RM	146
I	42	RSBI	179
IHI	125	saturation of percutaneous oxygen	4
IMV	48	SBT	127, 176, 177
intermittent positive pressure ventilation	63	SCCM	127
IPPV	55, 63	SIMV	48, 177
Japn Coma Scale (JCS)	143	SIMV/Control	55
minute ventilation	64	Society of Critical Care Medicine	127
minute volume	64	SpO_2	151
MV	64	spont	59
nasal-CPAP	53	spontaneous breathing trial	127
NRS	106	the Berlin Definition	115
NSAIDs	106	total parenteral nutrition (TPN)	116
NST	117	TV	42
numeric rating scale	106	UPS	24
nutrition support team	117	VAP	42, 98, 124
$PaCO_2$	13, 154	VAS	106
PaO_2	3, 154	VC-SIMV	48
PAV	53	VCV	28, 46
Paw	42	V_E	64
PC-SIMV	48	ventilator	7
PCV	28, 46	ventilator-associated pneumonia	98, 124
PEEP	7, 13, 61	ventilatory failure	5
$P_{ET}CO_2$	40	visual analogue scale	106
pH	154	volume control	59
positive end-expiratory pressure	7	volume control ventilation	28, 46
pressure control	59	VT	42
pressure control ventilation	28, 46		
pressure support	50		
pressure support ventilation	50		
proportional assist ventilation	53		
PS	50		

ここから始める！　人工呼吸ケア

2013年4月24日　第1版第1刷発行	編　集	磨田　裕
2016年3月9日　第1版第3刷発行	発行者	有賀　洋文
	発行所	株式会社　照林社
		〒112-0002
		東京都文京区小石川2丁目3-23
		電話　03-3815-4921（編集）
		03-5689-7377（営業）
		http://www.shorinsha.co.jp/
	印刷所	共同印刷株式会社

- 本書に掲載された著作物(記事・写真・イラスト等)の翻訳・複写・転載・データベースへの取り込み、および送信に関する許諾権は、照林社が保有します。
- 本書の無断複写は、著作権法上の例外を除き禁じられています。本書を複写される場合は、事前に許諾を受けてください。また、本書をスキャンしてPDF化するなどの電子化は、私的使用に限り著作権法上認められていますが、代行業者等の第三者による電子データ化および書籍化は、いかなる場合も認められていません。
- 万一、落丁・乱丁などの不良品がございましたら、「制作部」あてにお送りください。送料小社負担にて良品とお取り替えいたします。(制作部☎0120 87-1174)

検印省略（定価はカバーに表示してあります）
ISBN978-4-7965-2289-2
©Yutaka Usuda/2013/Printed in Japan